DIE

FETTMETAMORPHOSE

DES

HERZFLEISCHES

IN BEZIEHUNG

ZU DEREN URSÄCHLICHEN KRANKHEITEN.

DIE FETTMETAMORPHOSE DES HERZFLEISCHES IN BEZIEHUNG ZU DEREN URSÄCHLICHEN KRANKHEITEN

VON

D[R.] E. WAGNER
PROF. DER MED. IN LEIPZIG.

AUS „VERHANDLUNGEN DER MEDICINISCHEN GESELLSCHAFT ZU LEIPZIG, BAND I.“

LEIPZIG
VERLAG VON VEIT & COMP
1864.

INHALTS-VERZEICHNISS.

Seite

Allgemeines 1

Die Klappenfehler des Herzens und die Fettmetamorphose desselben 11

Die chronische Aortenentzündung und die Fettmetamorphose des Herzfleisches 49

Die Pericarditis und die Fettmetamorphose des Herzfleisches 53

Die Hindernisse im Lungenkreislauf, meist mit consecutiver Dilatation und Hypertrophie des rechten Vertrikels, und die Fettmetamorphose des letzteren . 67

Hindernisse im grossen Kreislauf, meist mit consecutiver Dilatation und Hypertrophie des linken Vertrikels, und die Fettmetamorphose des Herzfleisches 84

Chronische Krankheiten mit grossen Säfteverlusten, besonders chronische Eiterungen, und Fettherz 96

Die dunkle Hautfärbung und die Fettmetamorphose des Herzens 121

Die Intoxications- und die Infectionskrankheiten und die Fettmetamorphose des Herzfleisches 128

Die Blutungen und die Fettmetamorphose des Herzfleisches 148

Primäre Fettentartung des Herzfleisches 158

Die Fettentartung des Herzfleisches kommt so häufig und unter so verschiedenen Umständen vor, dass das geringe Interesse, welches die Mehrzahl der Praktiker an dieser Affection nimmt, auffallend ist. Die Ursache hiervon liegt wohl vorzugsweise darin, dass die Verfettung des Herzens keine Symptome gibt, welche gleich der Pericarditis, der acuten und chronischen Endocarditis nebst deren Folgen für die Percussion und Auscultation zugänglich wären; ferner aber darin, dass diese Verfettung nur selten als primäre und einzige Krankheit vorkommt, dass sie vielmehr fast immer Affectionen secundär ist, welche an und für sich schon die ganze Aufmerksamkeit des Arztes beanspruchen.

Die meisten englischen Pathologen haben für die Herzverfettung ein auffallend grösseres Interesse. Die Mehrzahl der deutschen und französischen Kliniker führen entweder nur die Beobachtungen der betreffenden englischen Autoren an; oder sie glauben, dass die Wichtigkeit der Fettkrankheit des Herzens zu hoch angeschlagen wird (z. B. Duchek); oder sie meinen, dass die Krankheit z. B. gleich der Gicht in England häufiger vorkomme als bei uns.

Die Wahrheit des ersten Satzes lehrt ein Blick auf die unten angeführte Literatur des Fettherzens. Den dritten Satz hoffe ich durch die folgende Arbeit zu widerlegen. Die Duchek'sche Ansicht hörte ich wiederholt auch von Aerzten aussprechen, wesshalb ich näher darauf einzugehen für nothwendig halte.

Dass die Fettmetamorphose in ihren höheren Graden die Function der betreffenden Gebilde vermindert oder ganz aufhebt, ist so allgemein angenommen, dass dieser Satz wenigstens für die willkürlichen quergestreiften Muskeln keines besonderen Beweises bedarf. Zahlreiche gewöhnliche Muskellähmungen, die Zustände bei der progressiven Muskelatrophie, die meisten chronischen schweren Gelenk- und Knochenleiden mit jahrelanger Unthätigkeit des betreffenden Gliedes liefern hiervon überzeugende Beispiele. Gleichzeitig lehren diese Fälle, dass ein fast ganz fettig entarteter Muskel unter gesteigertem Nerveneinfluss, wie durch den Willen, noch verhältnissmässig ausgiebigere Bewegungen ausführen kann, als nach der diagnosticirten Atrophie und nach dem spätern anatomischen

Befund wahrscheinlich erschien. Die nicht oder schwach verfetteten Fasern sind also jedenfalls im Stande, unter besondern Verhältnissen und auf kürzere Zeit die Thätigkeit der verfetteten bis zu einem gewissen Grade zu ersetzen. Bei der progressiven Muskelatrophie, vielleicht auch bei andern Muskellähmungen, übernehmen ausserdem, wie bekannt, ganz andere Muskeln die Function der untergegangenen, was beim Herzen selbstverständlich nicht möglich ist.

In allen übrigen Beziehungen aber gleichen sich gewiss die Verhältnisse am Herzen und die an den willkürlichen quergestreiften Muskeln. Selbst da, wo das Herz bei der Section ganz und gar fettig entartet erscheint, findet man bei genauerer Untersuchung noch eine grössere oder kleinere Anzahl nicht oder wenig verfetteter Muskelfasern. Letztere waren noch im Stande, die Arbeit des ganzen Herzmuskels eine Zeit lang und mehr oder weniger vollständig zu übernehmen, so lange nicht besondere Ereignisse, z. B. eine schwerere fieberhafte Krankheit, starke körperliche Anstrengungen, Gemüthsbewegungen, hinzutretende Herz- oder Lungenkrankheiten dies vereitelten.

Die allgemeinen Symptome und Folgen der Herzverfettung gleichen denen einer gewöhnlichen Dilatation des Herzens, wie nach den bekannten Klappenfehlern, und bestehen in einer Verminderung seiner Arbeitsgrösse. Es entsteht geringere Erfüllung der Arterien mit Blut, dagegen stärkere Erfüllung der Venen und der Capillaren. Diese beiden Zustände combiniren sich jedenfalls so vielfach, dass man bei einzelnen Organen, besonders z. B. beim Gehirn, nicht im Stande sein wird zu beurtheilen, ob die betreffenden Symptome mehr dem verminderten Blutgehalt der arteriellen oder mehr dem vermehrten Blutgehalt der venösen Gefässe ihre Entstehung verdanken.

Die speciellen Symptome der Herzverfettung, wie sie von Ormerod, Quain, Stokes und den meisten deutschen Pathologen angegeben werden, sind verschieden, je nachdem die Verfettung ein normales oder dilatirtes und hypertrophisches Herz befällt, je nachdem sie sich über einen oder über beide Ventrikel erstreckt. Gewöhnlich hat man auf diese Puncte keine Rücksicht genommen und eine Anzahl von Symptomen aufgeführt, welche dem Fettherzen im Allgemeinen angehören.

Diese Symptome im Speciellen sind:

1. *Erscheinungen von Seiten des Herzens:* Schwäche des Stosses der Herzspitze; bisweilen über das ganze Herz ausgebreitete schwache Pulsation; mehr oder weniger deutlich nachweisbare Dilatation des Herzens; Schwäche der Herztöne oder der Herzgeräusche; bisweilen systolisches Geräusch, besonders an der Mitralis. Bisweilen häufiges Herzklopfen; bisweilen dumpfer Schmerz in der Präcordialgegend.

2. *Die Erscheinungen von den Arterien* sind meist nicht characteristisch: der Puls ist bald anhaltend verlangsamt, bisweilen bis auf 40 und 30 Schläge; bald ist er anhaltend mässig beschleunigt; bisweilen ist er immer sehr schwach, oder unrhythmisch, oder aussetzend.

3. *Die Erscheinungen von den Venen* treten an den peripherischen Theilen selten oder nie so stark hervor, dass sie zur Diagnose benutzt werden könnten; wo ersteres der Fall war, lagen stets auch andere, venöse Hyperämie bedingende Störungen vor.

4. *Die Erscheinungen von Seiten der Respirationsorgane*, welche wahrscheinlich nur der Verfettung des rechten Ventrikels ihre Entstehung verdanken, sind unter Umständen, besonders beim Fehlen anderer Lungenkrankheiten, sehr characteristisch. Man sah häufig Kurzathmigkeit, besonders nach irgend stärkeren körperlichen Anstrengungen; nächtliche Anfälle von Orthopnöe; den Symptomencomplex der Angina pectoris. Stokes beschreibt noch eine eigenthümliche Art von Kurzathmigkeit.

5. *Die Erscheinungen von Seiten des Gehirns*, wahrscheinlich vorzugsweise durch Gehirnanämie bedingt, sind unter Umständen ebenso characteristisch: vorzugsweise sind dies die öfter wiederkehrenden Anfälle von Ohnmacht, die Anfälle sog. Pseudoapoplexie ohne folgende Lähmungen; die häufigen Anfälle von Schwindel; Müdigkeit nach leichten Anstrengungen; Schläfrigkeit oder Schlafsucht.

6. *Die allgemeinen Ernährungsstörungen* sind: Blässe oder schwachgelbliche oder graubräunliche Färbung der Haut; Schlaffheit derselben und des häufig fettreichen Unterhautbindegewebs; bisweilen Oedeme.

Alle diese Symptome aber sind nur dann für das Fettherz characteristisch, wenn andersartige Affectionen, in deren Folge sie gleichfalls eintreten, mehr oder weniger bestimmt ausgeschlossen werden können. Dass dies nicht immer möglich und dass überhaupt die Diagnose des Fettherzens nicht selten sehr schwer oder gar nicht zu machen ist, weiss jeder erfahrene Arzt. Insbesondere scheinen alle jene Symptome auch vielfachen älteren myocarditischen Schwielen zuzukommen, wie u. A. auch der folgende Fall beweist.

Der $54\frac{1}{2}$jährige Kranke, ein wohlhabender, mässig fetter, ziemlich viel Wein trinkender Mann, der seit seiner Jugend nie bettlägrig war, litt seit 1839 an Anfällen von Asthma, gegen welche häufig Aderlässe angewandt wurden. Die Anfälle kehrten später häufiger, vorzugsweise nach kleinen Excessen im Trinken wieder. Seit Mitte November 1861 konnte der Kranke das Zimmer nicht mehr verlassen. Er litt seitdem an fast vollkommener Schlaflosigkeit, an Kurzathmigkeit bei fast jeder Bewegung der Beine, wie der Arme; er ass nicht oder wenig, weil bald danach die Brustsymptome sich steigerten. — Am 7. December, wo ich den Kranken zuerst sah, bot er folgenden Status: Körper mässig genährt; Farbe normal, nicht cyanotisch. Herzdämpfung etwas ausgebreitet; Herzstoss in zwei Zwischenrippenräumen, sehr schwach; keine Geräusche am Herzen, aber die Töne klanglos; Puls sehr klein, regelmässig, ca. 100.

Lungen normal. Mässiges Oedem der Unterextremitäten, ohne Albuminurie. — In dieser Weise setzte sich der Zustand unter abwechselnden geringen Besserungen und Verschlimmerungen fort, bis der Kranke am 31. Januar vom Stuhl herabstürzte und nach wenigen Athemzügen starb.

Section am 1. Februar 1862. Körper klein, schwach genährt. Haut graugelblich, mit mässig reichlichen dunkeln Todtenflecken. Starke Starre. An der untern Hälfte beider Unterextremitäten mässiges Oedem. — Schädel- und Halsorgane nicht untersucht. — Mässiges Oedem beider Lungen. Mässige chronische Bronchitis. In jeder Pleurahöhle ca. 1½ Pfd. klare Flüssigkeit mit geringer Compression der Unterlappen.

Herzbeutel c. 2 ℥ klare Flüssigkeit enthaltend. Visceralblatt überall schwach, an einzelnen Stellen stärker verdickt. Herz, besonders im Breitendurchmesser, über die Hälfte grösser, von fast rundlicher Gestalt, sehr schlaff, mit mässig reichlichen frischen Gerinnseln. Linker Ventrikel über doppelt weiter, von rundlicher Gestalt, in der obern Hälfte normal dick, in der untern fast um die Hälfte dünner. Das Endocardium überall schwach, an einzelnen Stellen stark verdickt, in der untern Hälfte stellenweise pigmentirt. Die Papillarmuskeln sämmtlich in dünne, graugelbliche, rundliche oder platte, sehnige Massen verwandelt. Ebenso verhalten sich, mit sehr wenigen Ausnahmen, alle Trabeculae carneae. Ausserdem enthält das Herzfleisch, besonders in der hintern Wand des linken Ventrikels noch sehr zahlreiche, 1—6 □''' grosse, runde oder strahlige, sehnige Massen; der übrige Theil desselben ist blasser, etwas weicher, nicht fettig entartet. Die Sehnenfäden der Mitralis sind normal. Das Klappensegel enthält einzelne verdickte Stellen. Die Aortenklappen sind überall schwach, stellenweise stärker verdickt, aber sufficient. Der linke Vorhof, sowie die rechten Herzhöhlen normal weit, auch sonst normal.

Die Literatur des Fettherzens gibt zu dem im Obigen Ausgesprochnen nähere Belege.

Lancisi (de motu cordis. 1728. pag. 55), sowie

Morgagni (de sed. et caussis morborum. Epist. XXVII. Obs. 2.) kannten zuerst die Fettentartung des Herzfleisches, während die Hypertrophie des subpericardialen Fettgewebes schon viel früher, von Hippocrates und Celsus, gesehen wurde.

Duncan. Edinb. med. and surg. journ. 1816.

Cheyne (Dubl. hosp. rep. 1818. II, pag. 217) gibt schon einzelne characteristische Symptome des Fettherzens.

Laennec (De l'auscultat. méd. 1819. II. Uebers. von Meissner. 1832. II, pag. 439) trennt zuerst die Fetthypertrophie von der Fettdegeneration des Herzens scharf, kennt aber die klinischen Zeichen beider Krankheiten nicht, obgleich die von ihm geschilderten Symptome der Herzerweichung (pag. 416) vielfach denen des Fettherzens gleichen.

Adams (Dubl. hosp. rep. 1827. IV) bereicherte die Symptomatologie des Fettherzens.

Townsend. Dubl. journ. 1832. I, pag. 165.

Smith (Ibid. 1838. IX, pag. 411) fand freies Fett im Blute.

Elliotson. Lect. on med. 1839. p. 36.

Rokitansky (Oester. Jahrbb. 1840. XXIV. — Handb. d. path. Anat. III, pag. 462. — Lehrb. II, pag. 282) machte in Deutschland zuerst auf die Wichtigkeit der Fetthypertrophie und der Fettentartung des Herzens aufmerksam.

Hasse. Anat. Beschr. der Krankh. der Circulations- u. Respirationsorgane. 1841. pag. 213.

Williams (the pathol. and diagn. of the dis. of the chest. 1840. pag. 279) fand Fettentartung des Herzfleisches bei Pericarditis und Endocarditis.

Peacock. Monthly journ. 1844.

Stokes. Dubl. journ. 1846. I. pag. 491.

Paget (Med. gaz. 1847. II. — Lect. on surg. path. I, pag. 123) gibt eine gute pathologisch-anatomische und histologische Darstellung des Fettherzens, und hält dasselbe für die Ursache mancher plötzlicher Todesfälle, besonders nach Operationen.

Bellingham. Dubl. med. press. 1849. XXI.

Ormerod. Med. gaz. 1849. II. In Schmidt's Jahrbb. LXV, pag. 182.

Ormerod's Abhandlung ist ätiologisch, pathologisch-anatomisch und klinisch werthvoll. Sie enthält 25 theils eigne, theils fremde (Paget und Kirkes) Beobachtungen von Fettmetamorphose des Herzfleisches. 18 Kranke waren männlichen, 7 weiblichen Geschlechtes. Das Alter variirte von 8—64 Jahren. 9 Kranke waren voll oder fett, 6 mager, 2 blass; von 9 nichts bemerkt. 10 Kranke führten ein unmässiges Leben. — Neben der Herzverfettung fand sich Trunksucht (11 mal) und Delirium tremens, Paraplegie, Hydrops, Hydrothorax, Bronchitis, Emphysem (7 mal), Marasmus, Epistaxis (3 mal), Hämorrhagie von Placenta praevia, acute und chronische Phthisis (4 mal), Klappenkrankheiten, Krebs des Pericardium, Nierenkrankheiten, Pneumonie, Apoplexie und Typhus. — Die gewöhnliche Klage der Kranken war Erschöpfung, in 4 Fällen von Hämorrhagien, in 3 Fällen von Lungentuberculose, in 10 Fällen von Anasarca mit oder ohne nachweisbare Ursache. — In 6 Fällen sehr schneller Tod und zwar in 5 fast augenblicklich, aber ohne Ruptur des Herzens. — Unter 23 Fällen, wo der Sitz der Fettentartung genau aufgezeichnet wurde, waren 11 mal beide Ventrikel, 7 mal der rechte allein, 5 mal der linke allein entartet. Nie waren die Wände der Herzohren entartet. Interessant ist auch das gleichzeitige häufige Vorkommen von granulirter Niere und Fettentartung des rechten Herzens (5 Fälle).

Kennedy. Ibid. 1849. XXII. — Edinb. med. journ. Juli 1859. — Arch. gén. Mai 1860.

Quain. Med.-chir. transact. XXXIII, pag. 121. 1850. — On fatty diseases of the heart. 1851 — Royal med.-chir. soc. In Schmidt's Jahrbb. LXVIII, pag. 49.

Quain's Abhandlung ist nächst der Ormerod's das Werthvollste, was wir über Fettherz besitzen. Er beschreibt die beiden Arten des Fettherzens, welche er als fatty growth und fatty degeneration unterscheidet. — Ferner bereichert er die Aetiologie beider Arten des Fettherzens. Die Fettentartung des Herzens ist bald abhängig von allgemeinen oder constitutionellen Ursachen (unter 25 Fällen 3 von Hämorrhagie, 3 von Phthisis, je 1 von Delirium tremens und Krebs, 2 von Fieber), bald von örtlichen Ernährungsstörungen (unter 33 Fällen 13 mal Verknöcherung oder Verstopfung der Coronararterien des Herzens, — Entzündung des Herzfleisches, des Endocardium und Pericardium). — Darauf erörtert er die Folgen des Fettherzens für die Functionen des Herzens (Coma, Syncope, Dyspnöe, Schmerz, Angina pectoris u. s. w.) In 15 Fällen fand sich: 5 mal Schwindel und Coma, 8 mal Ohnmacht, 9 mal Kurzathmigkeit. 14 mal trat plötzlicher Tod ein und zwar 10 mal durch Ohnmacht oder dergl., 1 mal durch Coma und 3 mal durch Herzzerreissung. Unter 68 Fällen waren 39 mit Hypertrophie der Ventrikel verbunden und endeten 25 mit Ruptur, 54 mit plötzlichem Tode. — Zuletzt gibt er einen Abriss der Diagnose und Therapie des Fettherzens. — Im Anhang theilt Q. 83 Fälle mit: 1) 33 Fälle von Fettentartung des Herzens, theils eigne, theils von Peacock, Williams, Meade, Crisp, Key und Woollaston, Cadge, Latham, Stallard, Savage, Sankey, Corfe, Jenner, Beck, Waters, Parkes, Avery, Fletcher, West, Lankester und Young; — 2) 35 Fälle von Fetthypertrophie und wahrscheinlicher Fettentartung des Herzens; — 3) 15 Fälle von Fetthypertrophie des Herzens. — Der Tod trat ein bei 14 Kranken in dem Alter von 50—60, bei 18 in dem von 60—70, bei 14 in dem von 70—80 Jahren.

Canton (Lancet. Mai 1850. — Med. tim. and gaz. Jan. 1852) macht auf das gleichzeitige Vorkommen der Fettentartung des Herzens und der Hornhaut (des sog. Arcus senilis) aufmerksam.

Begbie. Monthly journ. März 1851. In Schmidts Jahrbb. LXXIII, pag. 176.

Richardson. Dubl. quart. journ. Nov. 1852. — Med. tim. and gaz. Jun. 1852.

Barlow. On fatty degeneration. 1853.

Cohn (Günsburg's Ztschr. f. klin. Med. 1854. V, pag. 461): klinisch wichtig.

Aran. Révue med.-chir. de Paris. Aug. 1855.

Gordon. Dubl. hosp. gaz. Mai 1855.

Dowell. Ibid.

Windscheid. De cordis adip. degen. Greifsw. Dissert. 1855.

Stokes (Die Krkh. des Herz. u. d. Aorta. Uebers. v. Lindwurm. 1855. pag. 249) vorzugsweise wichtig durch die Symptomatologie.

Die Diagnose dreht sich um drei Puncte: 1) das Vorhandensein physikalischer Zeichen und allgemeiner Symptome von verminderter Energie des Herzens; — 2) das Auftreten gewisser, besonders vom Gehirn ausgehender Symptome, welche entweder auf Anämie im arteriellen, oder auf Congestion im venösen System des Gehirnkreislaufes schliessen lassen; — 3) Respirationssymptome, welche von geschwächter Kraft des rechten Ventrikels zu kommen scheinen. Stokes gibt ferner eine genaue Analyse der einzelnen, von ihm und von andern Engländern, besonders Cheyne, Adams, Ormerod und Quain zuerst gefundenen Symptome, welche mehr oder weniger von den deutschen und französichen Pathologen recapitulirt werden, und zahlreiche eigne und fremde Krankengeschichten.

Buhl (Ztschr. f. rat. Med. 1856. VIII, pag. 1) beschreibt das Fettherz bei sog. Atheromatose (Marasmus senilis), — und (Klinik der Geburtsk. 1861, pag. 296) die acute Fettmetamorphose des Herzfleisches bei der sogenannten acuten Fettdegeneration der Neugebornen.

Weber (Virch.'s Arch. 1857. XII, pag. 326) sowie

Böttcher (Ibid. pag. 392) geben Beiträge zur chemischen Kenntniss des Fettherzens.

Weber verglich zwei fettig entartete Herzen mit zwei normalen und fand, dass erstere nicht mehr durch Aether ausziehbare Substanz enthielten (2, 2 und 2, 7%) als letztere (3, 2 und 3, 6%). Er vermuthet desshalb, dass die sog. fettige Entartung des Herzens möglicherweise nicht mit einer fettigen Entartung der Muskelfaser und auch nicht mit einer vermehrten Fettablagerung verbunden sei, sondern dass sie nur einen bestimmten Grad der rückgängigen Metamorphose darstelle, in welchem das einmal vorhandene, aber durch die innige Verbindung mit den übrigen Bestandtheilen der Muskelfaser unsichtbare Fett, nach Aufhebung dieser innigen Verbindung frei und dadurch sichtbar geworden sei.

Böttcher widerlegt Weber's Behauptung, dass Muskeln in der Fettmetamorphose durchweg weniger mit Aether extrahirbare Substanz besässen als normale, stellt aber auch fest, dass das Gegentheil ebenso wenig volle Gültigkeit habe. Er fand im nicht fettig entarteten Herzen 8, 9—12, 9, im fettig entarteten 10, 0 bis 16,7% Fett. Er weist vielmehr nach, dass der Fettgehalt der Musculatur vom Ernährungszustande des Gesammtorganismus abhängig sei, und entscheidet sich für eine durch den Process der Fettmetamorphose selbst bedingte Steigerung des Fettgehaltes der Musculatur, welche ihrerseits auf einen Zerfall stickstoffhaltiger Substanz zu beziehen ist.

Valentiner (Arch. f. wissensch. Heilk. 1860. V, pag. 63) widerlegt gleichfalls

Weber's Beobachtung und stimmt im Wesentlichen Böttcher bei. Er fand in in dem körnig, aber nicht deutlich fettig entarteten Fleisch des linken Ventrikels von 7 Potatoren 2, 38 — 2, 98% Fett, in 4 Herzen von Nichttrinkern 1, 85 — 2, 35%. Gleich Weber und Böttcher fand V., dass der microscopische Befund in Betreff des Fettgehalts der Musculatur keineswegs mit dem chemischen übereinstimmt.

Virchow (dessen Arch. 1858. XIII, pag. 266) beschreibt die acute Fettmetamorphose des Herzfleisches, besonders der äussern Schichten, bei Pericarditis.

Plazer (Spit.-Zeit. 1860. No. 21) beschreibt zwei Fälle von puerperaler Metrorrhagie, welche lange nach Sistirung der Blutung unter Dyspnöe und fortdauernder Anämie durch allgemeine Fettmetamorphose des Herzens tödtlich endigten.

E. Wagner (Arch. d. Heilk. 1863. pag. 359) beschrieb die acute Fettmetamorphose des Herzfleisches bei acuter Phosphorvergiftung.

Helbert (Tüngel. Klin. Mittheil. 1863. pag. 126) fand dasselbe.

Harley und **Embling** (Lancet. 1863. No. 22): 28jähriges, stattliches und blühend aussehendes Weib mit hysterieähnlichen Beschwerden, grosser Nervosität und Anfällen von Athemnoth und grosser Muskelschwäche. Plötzlicher Tod. — Die Section, allerdings erst drei Tage nach dem Tode vorgenommen, ergab Hypertrophie und Fettmetamorphose des Herzens.

Vergleiche ausserdem die Schriften über:

pathologische Anatomie von Andral, Heschl und Förster;

Herzkrankheiten von Hope, Bouillaud, Elliotson, Gendrin, Bellingham, Bamberger und Friedreich;

specielle Pathologie von Walshe, Grisolle, Wunderlich, Lebert, Niemeyer und Duchek;

Greisenkrankheiten von Geist und Durand-Fardel.

Die vorliegende Arbeit hat zum Zweck, die Häufigkeit und Wichtigkeit der Fettentartung des Herzfleisches im Allgemeinen und die Verhältnisse im Speciellen darzuthun, unter welchen sie vorkommt. Zu diesem Zweck wurden 2000 eigne Sectionsbefunde benutzt. Letztere machen allerdings nicht in gleicher Weise Anspruch auf Werth, da das erste Viertel dieser Sectionen mit zum Theil unzureichenden Kenntnissen gemacht und allen einschlägigen Verhältnissen nicht immer die gebührende Aufmerksamkeit geschenkt wurde. Aber in der einen Beziehung sind sie vertrauenswerth, dass nämlich sämmtliche mitgetheilte Fälle wirklich fettig entartete Herzen betrafen, da jedes Mal auch die microscopische Controle vorgenommen wurde. Ich hebe diess besonders hervor, da ein anämisches und schlaffes Herz in jeder andern Beziehung einem allgemein und diffus fettig entarteten ähnlich sein kann. Dass in einer wenn auch kleinen Anzahl von Fällen die Fettentartung des Herzens von mir übersehen ist, ist wahrscheinlich.

Pathologisch-anatomisch hat meine Arbeit geringeren Werth, da ich eben in erster Linie die Aetiologie, in zweiter die Folgen des Fettherzens im Auge hatte, und da die microscopische Untersuchung meist nur in so weit vorgenommen wurde, um die mit blossem Auge gestellte Diagnose sicher zu machen. Ich habe in den Sectionsberichten stets zwischen gleichförmiger und punctirter Fettmetamorphose unterschieden und bin dabei der gewöhnlichen Annahme der pathologischen Anatomen gefolgt. In einigen Fällen, wo die Fettmetamorphose andere Formen hatte, insbesondere die grösserer, scharf umschriebener oder diffuser gelber Flecke, ist dies besonders angegeben worden. In den meisten Fällen habe ich auch bemerkt, ob die Fettmetamorphose das Herzfleisch in seiner ganzen Dicke, oder nur oder vorzugsweise die innern oder äussern Schichten desselben betraf. Ich habe ferner gewöhnlich zwischen geringer, mittlerer und starker (oder hochgradiger) Fettmetamorphose unterschieden. Unter letzterer verstehe ich eine Verfettung fast aller Muskelfasern; unter mittlerer eine Verfettung von ungefähr der Hälfte der Muskelfasern; als gering oder schwach bezeichnete ich die Fettmetamorphose dann, wenn ungefähr ein Viertel der Muskelfasern die Entartung zeigte. Fälle, wo einzelne Muskelfasern fettig entartet sind, habe ich nicht mit aufgenommen, da dieselben zu häufig vorkommen und klinisch wohl noch nicht verwerthbar sind.

Die in Folge von frischer Myocarditis vorkommende Fettmetamorphose ist in diese Arbeit nicht mit aufgenommen worden, da dieselbe Folge einer gewöhnlichen Entzündung ist. Ausgebreitete Trübungen der Muskelfasern durch Eiweissmolecüle habe ich selbstverständlich gleichfalls nicht hier eingerechnet. Die Hypertrophie des subpericardialen Fettgewebes (*fatty growth* der Engländer) habe ich streng von der Fettmetamorphose (*fatty degeneration*) geschieden und erstere nur dann hier mit aufgenommen, wenn letztere gleichzeitig vorhanden war. Die Fettgewebsneubildung unter dem Endocardium habe ich ganz ausser Acht gelassen.

Manche andere Verhältnisse, welche gleichfalls von Interesse für die Fettentartung des Herzens sind, auf welche ich aber erst später aufmerksam wurde, habe ich nur in einzelnen Fällen beachtet. So z. B. das Verhalten der willkürlichen quergestreiften Muskeln in Fällen, wo das Fettherz Folge einer Intoxication oder Cachexie war. Denn dass das Herzfleisch nicht selten zugleich mit andern quergestreiften Muskelfasern erkrankt, zeigen die Fälle von acuter Phosphorvergiftung und einzelne von spontaner acuter Leberatrophie. Dass diese Muskeln aber auch mehr oder weniger allgemein eher als das Herz fettig entarten können, beweisen insbesondere die progressive Muskelatrophie, manche Spinalparalysen, zum Theil auch der Abdominaltyphus, in mancher Beziehung auch die Trichinenkrankheit.

Wenn sich das Fettherz bei Säufern fand, habe ich dies immer angegeben, soweit ich es in Erfahrung bringen konnte, was natürlich nicht immer der Fall war. Ich fand bei Säufern allerdings nicht selten Fettherz, aber, sowie auch die Fettleber, bei Weitem nicht so constant, als gewöhnlich angegeben wird. Vielmehr waren in derartigen Fällen meist noch andere Ursachen des Fettherzens aufzufinden.

Dass sich im hohen Alter häufig Fettherz findet, beweisen auch meine Fälle. Aber nur sehr selten fand sich das hohe Alter als alleinige Ursache, beinahe immer kamen gleichzeitig andere nähere oder entferntere ätiologische Momente vor.

Nach der chronischen Entzündung und Verknöcherung der Kranzarterien (Quain, Bizot u. A.) habe ich nicht immer gesucht. Dass dieselbe chronisches Fettherz machen kann, gebe ich zu; dass dieselbe aber nicht allen chronischen Fällen zu Grunde liegt, geht aus einer ganzen Reihe von Fällen hervor, wo ich dieselben ganz normal fand. Ebensowenig fand ich Friedreich's Angabe (l. c. pag. 303) bestätigt, dass dem Fettherzen häufig Verengerungen oder Knickungen der Kranzarterien in Folge von Verdickung oder schwieliger Verwachsung der beiden Blätter des Pericardiums zu Grunde liegen.

Eine Frage ist am Leichentisch vorzugsweise schwer oder gar nicht zu beantworten: die über das Alter der Fettmetamorphose. Wie unten ersichtlich ist, kamen mir Fälle vor, nach denen es wahrscheinlich ist, dass die Fettmetamorphose des Herzens in geringerem Grade schon binnen einigen Stunden, im höchsten Grade binnen einem oder wenigen Tagen eintreten kann: ersteres sah ich bei Verbrennungen, letzteres bei Phosphorintoxication, vielleicht auch bei Pericarditis. In allen diesen Fällen war die Fettmetamorphose diffus. In einigen Fällen, wo während des Lebens längere Zeit hindurch entsprechende Symptome vorhanden waren, fand sich bei der Section fleckige Fettmetamorphose des Herzfleisches. Es ist demnach wahrscheinlich, dass die diffuse Metamorphose meist ein acuter, die punctirte oder netzförmige meist ein chronischer Process ist.

Eine allgemeine Darstellung der Folgen des Fettherzens gebe ich nicht; letztere sind bei den einzelnen ursächlichen Momenten berücksichtigt. Mehrere der gewöhnlich angegebenen Folgen kamen nie zu meiner Beobachtung: so die Ruptur, welche ich nur bei Myocarditis sah, sowie das partielle Herzaneurysma. Ebenso wenig sah ich Heschl's weissliche Schwielen, noch Skrzeczka's (Virch.'s Arch. XI, pag. 181) cavernöse Entartung im fettig entarteten Herzen.

Die Klappenfehler des Herzens und die Fettmetamorphose desselben.

Von ganz besonderer und leicht ersichtlicher, auch von einem Theil der Kliniker vollständig anerkannter Wichtigkeit ist die Fettmetamorphose des Herzfleisches bei denjenigen Störungen desselben, welche schlechthin Herzfehler heissen und welche meist in einem anatomischen Moment ihren Grund haben, selten oder nie blos functioneller Natur sind, — bei den sogenannten Insufficienzen der Klappen und bei den Stenosen der Ostien.

Ein kleiner Theil jener sog. Klappenfehler verdankt der Fettmetamorphose des Herzfleisches, vorzugsweise der Papillarmuskeln seine Entstehung allein oder doch vorzugsweise. Die Entstehung von Insufficienz der Mitralis und Tricuspidalis durch diesen Process ist schon länger bekannt. Auch ich habe einige Fälle, welche nur oder vorzugsweise von dieser Entartung der Papillarmuskeln herrührten, beobachtet. In zwei andern Fällen war das ganze Herzfleisch, stärker in den innern Schichten fettig entartet: dieselben betrafen Individuen mit bedeutender Kyphose oder Scoliose. Ein Theil jener von Andern beobachteten Fälle, wo im Leben zweifellose Zeichen von Insufficienz der Mitralis oder der Tricuspidalis bestanden, während die Section den Klappenapparat normal oder doch so wenig verändert erwies, dass die Geräusche während des Lebens, die im Leben und in der Leiche beobachteten secundären Störungen nicht sicher darauf zurückgeführt werden konnten, hatte vielleicht gleichfalls in Fettmetamorphose der Papillarmuskeln seinen Grund; denn eine gleichmässige Fettentartung derselben ist nur von geübteren Augen zu erkennen. Endlich rühren vielleicht auch manche sogenannte relative Insufficienzen der Atrioventricularklappen nur von der Fettmetamorphose des Herzfleisches her.

Bristowe (Aus Brit. Rev. XXVIII, pag. 215 in Schm.'s Jb. 113, pag. 173) beschreibt fünf Fälle von Insufficienz der Mitralklappe bei normaler Beschaffenheit der Klappe selbst, mit Dilatation und Hypertrophie der betreffenden Höhlen und den consecutiven Veränderungen in Lungen, Leber und Nieren. Er nimmt ein Missverhältniss zwischen der Grösse der Ventrikelhöhlen einerseits und der Länge der Sehnenfäden und Papillarmuskeln andererseit als Ursache an.

Dowell (Dubl. quart. journ. XIV, XVI und XVIII) und Gairdner (Edinb. med. journ. Juli 1856) sahen ähnliche Fälle. — Vielleicht bestand in allen diesen Beobachtungen Fettentartung des Herzfleisches oder nur der Papillarmuskeln.

In der grösseren Mehrzahl der Fälle aber bedingt nicht die Fettmetamorphose den Herzfehler, sondern sie tritt erst ein, nachdem die verschiedenen Abtheilungen des Herzens dilatirt und hypertrophisch geworden sind, nachdem die secundären Veränderungen der andern Organe sich entwickelt haben. Die Fettmetamorphose wird in derartigen Fällen im Allgemeinen dadurch von Wichtigkeit, dass durch dieselbe die Wirkung der Hypertrophie, die Ueberwindung des betreffenden Hindernisses verloren geht, und dass die Folgen der reinen Dilatation der Herzhöhlen und die der Parese oder Paralyse des Herzfleisches eintreten, sowie dadurch, dass die schon früher vorhandene Dilatation durch die Fettmetamorphose des Herzfleisches vermehrt wird.

Unter 2000 Sectionen, welche ganz überwiegend Erwachsene, sehr wenige Kinder betreffen, fand ich 75 Klappenfehler. Darunter sind 47 ohne (oder mit sehr geringer Fettmetarmophose), 28 mit Fettmetamorphose mässigen oder höheren Grades.

Bei der Heraushebung der Sectionsfälle von Klappenfehlern bin ich so verfahren, dass ich nie die Veränderungen an den Klappen allein für massgebend ansah, sondern entweder die klinische Beobachtung; wenn mir dieselbe vertrauenswürdig schien, mit zur Beurtheilung herzuzog, oder, wo diese überhaupt nicht oder nicht von Sachkundigen stattgefunden hatte, die consecutiven Veränderungen an den Herzhöhlen, die der Lungen u. s. w. als Criterium benutzte. Ich habe demnach eher zu wenig Klappenfehler aufgezählt, indem namentlich die Fälle von frischerer oder doch nicht zu alter Endocarditis wegfallen, bei denen sich die secundären Veränderungen der Dilatation und Hypertrophie der entsprechenden Herzhälfte noch gar nicht oder nicht deutlich entwickelt hatten, — sowie die Fälle von chronischer Endocarditis, welche sich meist neben gleichzeitiger Endarteriitis bei alten Leuten entwickelt, und bei denen entweder keine secundäre Dilatation und Hypertrophie eintrat, oder bei denen bisweilen während des Lebens und von Sachkundigen nicht einmal ein deutliches Geräusch gefunden wurde.

Die verschiedenen pathologisch-anatomischen Arten der Insufficienz und Stenose, die Ursachen derselben (Rheumatismus mit acuter Endocarditis, chronische Endarteriitis mit chronischer Endocarditis) habe ich ausser Berücksichtigung gelassen, da die schliessliche Wirkung, die Insufficienz oder Stenose, wesentlich dieselbe ist. Ebenso habe ich die Ursachen der Fettmetamorphose des Herzfleisches mit Stillschweigen übergangen: bald fand ich überhaupt keine, bald chronische Entzündung der Coronararterien, bald Stauungen der Coronarvenen.

Bevor ich die Fälle von Fettmetamorphose des Herzfleisches bei Klappenfehlern aufzähle, theile ich die Klappenfehler ohne Fettmetamorphose tabellarisch mit, da ich diese weiter unten vielfach zur Vergleichung benutzen werde.

I. 34j. W. 16. Febr. 1857. Insuff. der Mitr. u. d. Aortenkl. Herz länger u. breiter.

Oedem d. unt. Extrem. Beiderseitiges hämorrh. Pleuraexs. Hämorrh. Infarcte von Lungen u. Milz. Vergrösserung u. Induration von Leber u. Nieren.

II. 60j. W. 27. Mai 1857. Insuff. der Mitr. u. d. Tricuspid. Herz stark verbreitert. Aeltere eitrige Myocarditis im l. Ventr.

Allgem. Oedem u. Hydrops. Chron. Bronchitis, Bronchiectasieen u. Bronchialobliterationen mit pigmentindurirter Umgebung. Part. Fettmetamorphose in Leber u. Nieren. Etc.

III. 16j. M. 28. Juni 1857. Insuff. der Mitr. u. d. Aortenkl. Herz länger u. breiter. Adhäsive Pericarditis.

Aelt. Infarcte von Milz u. Nieren. Embolie der l. Art. crur.: beginnende Gangrän des Fusses.

IV. 49j. M. 22. Sept. 1857. Insuff. u. Stenose am l. Ost. ven. Herz breiter.

Oedem d. unt. Extrem. Links. älteres Pleuraexsudat. Seröse Cyste im Gehirn. Consecut. Veränderungen von Leber, Milz und Nieren. Chronischer Magen- und Darmcatarrh. Hämorrhagische Pachymeningitis.

V. 40j. W. 1. Octbr. 1857. Insuff. der Mitr. Herz breiter u. länger.

Pigmentinduration der r. Lungenspitze. Starker subacuter Milztumor. Leberinduration.

VI. 20j. M. 4. Oct. 1857. Insuff. der Aortenklappen. L. Ventr. erweitert u. mässig hypertrophisch. Aelt. Myocard. im l. Ventr.

Allgem. Oedem u. Hydrops. Catarrh. Condensat. beid. Lungen. Acut. Milztumor. Vergrösserung der Nieren. Frisches oberflächl. Magengeschwür.

VII. 42j. M. 13. Nov. 1857. Insuff. d. Mitr. Atheromat. Process d. Arterien.

(Starb an Delirium tremens.) Gehirnödem. Lungenemphysem. Pneumonie. Chronische Bronchitis und Bronchiectasieen. Chron. Milztumor.

VIII. 54j. M. 16. Decbr. 1857. Insuff. d. Aortenkl. Starke chron. Arteriitis. Sehr bedeutende Dilatat. und Hypertr. d. l. Ventr.

Allgem. Wassersucht. Consecutive Veränderungen von Leber, Milz u. Nieren. Chronische Pachymeningitis (Nagel im Schädeldach).

IX. 76j. M. 3. Jan. 1858. Insufficienz und Stenose des Ost. aort. Starke chron. Arteriitis. Hypertr. des l. Ventrikels.

Chron. Bronchitis. Chronische, z. Theil granulirte Nephritis. Eitrige Peritonitis durch eitrige Entzündung des Sackes einer rechts. innern Leistenhernie.

X. 19j. W. 18. Jan. 1858. Insuff. und Stenose am l. Ost. ven. Herz breiter.

Pigmentinduration u. catarrh. Condensat. d. Lungen. Ac. Milztumor. Schwangerschaft im 6./7. Monat.

XI. 16j. M. 31. Jan. 1858. Ins. (d. Mitr. u.) d. Aortenkl. Hypertr. bes. d. l. V. Alte Pericard. Frische Endocard. d. Mitr.

Catarrhalische Condensation der Lungen. Plötzlicher Tod nach reichlicher Mahlzeit.

XII. 56j. W. 17. April 1858. Insuff. d. Mitr. Herz breiter.

Allg. Wassersucht. Frische Pneumonie des l. unt. Lappens; lobuläre Pneum. der übrigen Lappen. Intens. Bronchitis. Consecut. Veränder. v. Leber, Milz, Nieren.

XIII. 32j. M. 4. Juni 1858. Insuff. der Mitr. Herz stark erweitert. Intensive faserstoff. Pericarditis.	Allg. Wassersucht. Axendrehung des S. romanum mit localer frischer Peritonitis.
XIV. 53j. M. 24. Juni 1858. Insuff. u. Stenose am l. Ost. ven. Herz breiter. Thrombose im l. Herzohr. Adhäsive Pericarditis.	Geringe Wassersucht. Lungenemphysem. Consecut. Veränd. von Leber, Milz u. Nieren. Aelteres Magengeschwür.
XV. 64j. M. 14. Juli 1858. Insuff. d. Aortenkl. Mässige Hypertr. des l. Ventr.	Grosse Struma. Lungenemphysem. Eitrig-jauchige Periproctitis und Entzündung des subcutanen Bindegewebes der Beckengegend.
XVI. 66j. M. 10. Sept. 1858. Insuff. d. Mitr. Herz stark verbreitert.	Lungenemphysem. Grosse frische Gehirnhämorrhagie in den Wandungen des r. Gehirnventrikels mit Perforation desselben.
XVII. 62j. W. 29. Sept. 1858. Insuff. d. Mitr. u. d. Aortenkl. Hypertr. des Herzens, bes. des l. Ventr. Adhäs. Pericard. Alte Myocard. Frische Endocarditis.	Intensive chron. Bronch. Pneumonie des l. Unterlappens. Chron. Nephritis.
XVIII. 28j. W. 18. Oct. 1858. Insuff. d. Aortenkl. u. Erweiterung der aufsteigenden Aorta. Hypert. d. l. Ventr.	Allg. Wassersucht. Acute Elephantiasis der Oberschenkelhaut.
XIX. 29j. W. 4. Dec. 1858. Insuff. u. Stenose am l. Ost. ven. Herz breiter.	Mässige allg. Wassersucht; in der Bauchhöhle c. 20 Pfd. Serum. Verdickung des ganzen Peritonäum. Hämorrhag. Infarcte der Lungen. Induration der Leber.
XX. 26j. M. 4. März 1859. Insuff. u. Stenose am l. Ost. ven.; Insuff. d. Aortenkl. Herz breiter u. bes. länger. Aelt. eitr. Pericard. Alte Myocard.	Allgem. Wassersucht; starker Ascites. Speckmilz, Speck- und Fettentartung der Nieren.
XXI. 58j. M. 4. Mai 1859. Insuff. der Mitr. Herz breiter, etwas länger.	Beiders. Hydrothorax. In der l. Pleurahöhle Miliartuberculose und frischer Fibrinniederschlag. Starker Ascites. Induration u. Verkleinerung von Leber und Nieren.
XXII. 60j. W. 6. Mai 1859. Insuff. d. Mitr.; Atherom d. Aorta. Herz allseitig grösser.	Lungenemphysem. Chronische Bronchitis. Pleuritis u. Pneumonie des r. Unterlappens. Milztumor.
XXIII. 20j. M. 2. Juni 1859. Insuff. d. Mitr. u. d. Aortenkl. Geringe Erweiterung des Herzens. Aeltere fibrinöse Pericarditis (3‴ dicke Schicht).	Allgem. Wassersucht. Mehrere frische und ältere hämorrhagische Lungeninfarcte. Blutig-seröse Infiltr. des r. mittl. u. unt. Lungenlappens. Consecutive Veränderungen in Leber, Milz und Nieren. Hämorrhag. Leberinfarcte.
XXIV. 78j. W. 6. Aug. 1859. Insuff. d. Mitr.; chron. Arteriitis. Hypertr. d. l. Ventr.	Vielfache Altersveränderungen. Hypostatische u. lobuläre Pneumonieen.

XXV. 62j. M. 7. Sept. 1859. Insuff. d. Mitralis u. der Aortenkl. Herz grösser, bes. länger.	Mässige allg. Wassersucht. Starke Pigmentinduration d. obern Lungenlappen. Induration von Leber u. Nieren. (Starker Potator.)
XXVI. 42j. M. 20. Sept. 1859. Insuff. u. Sten. am Ost. aortic. Starke Dilatation u. Hypertr. des l. Ventrikels.	Allg. Wassersucht. Schlaffe Infiltration beider untern Lungenlappen; einzelne Lungeninfarcte. Consecut. Veränd. v. Leber u. Nieren. Zahlreiche kleine Hämorrhagieen.
XXVII. 47j. M. 1. Dec. 1859. Insuff. d. Mitr. Hypertr. u. Dilatat. bes. des r. Herzens. Weit offenes For. ovale.	Allg. Wassersucht. Hämorrhag. Lungeninfarcte. Consecut. Veränderungen von Leber, Milz und Nieren.
XXVIII. 19j. M. 9. Jan. 1860. Insuff. d. Aortenkl. Hypertr. des l. Ventr. Einzelne Schwielen im Fleisch des l. Ventrikels.	(Pat., mehrere Tage etwas unwohl, stürzte plötzlich todt nieder.)
XXIX. 74j. M. 3. Mai 1860. Insuff. d. Mitr. Starke Verbreiterung d. Herzens.	Oedem der untern Extrem., Hydrothorax u. Ascites. Consecut. Veränd. v. Leber. Milz u. Nieren. Frische (6''' lange, 3''' hohe, 4''' dicke) Hämorrhagie des Septum d. Gehirnventrikel.
XXX. 60j. W. 12. Juli 1860. Insuff. d. Mitr. Mässige Verbreiterung des Herzens.	Mässiges Oedem d. untern Extrem. Consecut. Veränd. v. Leber, Milz u. Nieren. Pneumonie des r. mittlern Lungenlappens. Hämorrhagie der Jejunalschleimhaut.
XXXI. 38j. W. 16. Juni 1861. Insuff. u. Sten. am l. Ost. ven. Herzerweiterung.	Allg. Wassersucht. Consecut. Veränd. v. Leber, Milz u. Nieren. Erweichter Infarct der Lunge u. pleuritisches Exsudat. Neubildung von Gehirnsubstanz im 4. Ventrikel.
XXXII. 52j. W. 2. Mai 1862. Insuff. d. Mitr. u. d. Aortenkl. Allg. Herzhypertrophie. Frische Endocarditis der Mitr. u. d. Aortenkl.	Gangrän des Scrotums; eitrige Entzündung des intermusculären Bindegewebes der Umgebung.
XXXIII. 42j. M. 3. Juli 1862. Insuff. der Aortenkl. Hypertrophie des l. Ventrikels.	Tuberculose v. Lungen, Larynx, Darm, Leber. Bindegewebshypertrophie von Leber und Nieren.
XXXIV. 49j. W. 19. Sept. 1862. Insuff. d. Mitr. Starke Herzverbreiterung.	Allg. Wassersucht. Beiderseit. serös-eitr. Pleuritis. Zahlreiche hämorrh. Infarcte beider unteren Lungenlappen.
XXXV. 35j. M. 6. Nov. 1862. Insuff. u. Sten. am l. Ost. ven. Starke Herzverbreiterung.	Allgem. Wassersucht. Consecut. Veränd. v. Leber, Milz u. Nieren.
XXXVI. 51j. M. 14. März 1863. Insuff. d. Mitr. u. der Aortenkl. Chron. Aortitis. Hypertrophie bes. d. l. Ventr.	Links. ält. Pleuraexs. Pneumonie des l. ob. u. d. r. unt. Lungenlappens. Consec. Veränd. v. Leber, Milz u. Nieren.
XXXVII. 64j. W. 31. Mai 1863. Insuff. d. Aortenkl. Hypertr. des l. Ventr.	Pneumonie der ganzen rechten Lunge.

XXXVIII. 80j. W. 7. Oct. 1863. Insuff. d. Aortenkl. Hypertr. des l. Ventr.	Eitrige Meningitis der Convexität u. Basis. Pneumonie des l. unt. Lungenlappens.
XXXIX. 49j. W. 15. Oct. 1863. Insuff. der Mitr. u. Tricusp. Herzverbreiterung.	Oedem der untern Extrem. Consecut. Veränd. von Leber, Milz und Nieren. Rechts. hämorrh. Pleuraexsud.
XL. 40j. M. 25. Oct. 1863. Insuff. u. Sten. am l. Ost. ven. Starke Herzverbreiterung.	Allg. Wassersucht. Emphysem u. zahlreiche hämorrhag. Infarcte der Lungen, sowie der Milz u. Nieren. Consecut. Veränd. von Leber, Milz u. Nieren.
XLI. 25j. M. 11. Dec. 1863. Insuff. d. Aortenkl. u. d. Mitr. Starke Vergrösserung des Herzens, bes. des l. Ventrikels.	Sehr starke catarrhalische Condensation der Lungen.
XLII. 48j. M. 14. Dec. 1863. Insuff. der Aortenkl. und Erweiterung der Aorta. Starke excentr. Hypertrophie des l. Ventrikels.	Pneumonie des grössten Theils des rechten Oberlappens.

XLIII—XLVI. Die Fälle von Tuberculose der Lungen und gleichzeitigem Herzfehler sind hier nicht mit aufgezählt. Ihre specielle Beschreibung folgt unten. Ebenso die eines Falles von Insufficienz der Mitralis und gleichzeitigem Krebs des Uterus (F. XLVII).

In vorstehender Tabelle habe ich theils die secundären Veränderungen des Herzens selbst und der übrigen Organe, soweit dieselben eine stärkere Entwickelung zeigten und Einfluss auf die Lebensfähigkeit des Kranken hatten, oder als todbringendes Moment zu betrachten waren, theils diejenigen Befunde aufgeführt, welche sich zufällig bei Herzkranken fanden und von gleicher Wichtigkeit oder geradezu Todesursache waren.

In obigen 47 Fällen war der Tod 11mal durch Störungen, welche ausser Zusammenhang mit dem Herzfehler standen, bedingt, und zwar 4mal durch Tuberculose der Lungen, je einmal durch Krebs des Uterus u. s. w., durch ein frisches Magengeschwür, durch Pneumonie mit Delirium tremens, durch eitrige Peritonitis, durch eitrige Periproctitis, durch Gangrän des Scrotum, durch eitrige Meningitis.

Von den vier Fällen von Lungentuberculose bei Herzfehlern theile ich hier drei im Detail mit.

Insufficienz der Aortenklappen und Erweiterung der Aorta. Herzhypertrophie. Chronische und acute Tuberculose der Lungen.

55j. Mann, secirt am 26. August 1859.

(Vergl. das Nähere über diesen Fall bei Geissler, Arch. d. Heilk. 1860. I, pag. 93.)

Im Allgemeinen ergab die Section: Körper ohne Oedem. Dolichocephalie durch Synostose der Pfeilnaht. Weiches Sarkom der Dura mater cerebri. Eitrige Entzündung der linken Parotis und rechten Submaxillaris. Narbige Einziehungen der Lungenspitzen: Schwielen, Pigmentindurationen und käsige Heerde im Gewebe daselbst. Mässig zahlreiche frische Miliartuberkel an den meisten Stellen beider Lungen; stellenweise schlaffe Infiltrationen. Chronische Bronchitis. Embolus im rechten untern Lungenlappen. Herz im linken Ventrikel stark dilatirt, mässig hypertrophisch. Rechter Ventrikel und Vorhof mässig erweitert. Mitralklappe schwach, Aortenklappen stark verdickt und verkürzt. Chronische Entzündung und mässige Erweiterung der Aorta bis zum Zwerchfell. Mässiger Milztumor. Leber und Nieren fester.

Tuberculose von Lungen, Larynx, Darm, Mesenterialdrüsen und Leber. Insufficienz der Aortenklappen: Hypertrophie des linken Ventrikels.

42jähriger Mann, secirt am 3. Juli 1862.

Körper gross, stark abgemagert. Haut bleich, mit spärlichen, blassen Todtenflecken. Schwache Starre. Unterhautzellgewebe fettlos. Musculatur spärlich, blass.

Schädeldach und harte Hirnhaut normal. Weiche Hirnhäute an der Convexität schwach, an der Basis, besonders über dem Kleinhirn, stark getrübt. Hirnsubstanz blutarm, mässig ödematös; in der Umgebung der Ventrikel weiss erweicht; die Ventrikel selbst etwas weiter, mit schwach trüber Flüssigkeit erfüllt.

Ueber dem hintern Theile des Stimmbandes der rechten Seite findet sich ein $^1/_2$'' langes und 2''' breites, scharfrandiges Geschwür mit käsigem Grund und eben solchen Rändern. — Schilddrüse normal.

Linke Lunge ausser an der Basis und der unteren Hälfte des unteren Lappens ringsum kurz und fest verwachsen. In der Pleurahöhle ungefähr $^1/_4$ Pfd. graugelbe schwach trübe Flüssigkeit. Der untere Lappen grösstentheils mit einer dünnen gleichmässigen, stellenweise mit einer dicken frischen Fibrinschicht überzogen; eine gleiche an einzelnen Stellen des obern Lappens. Unter dieser, vorzüglich am obern Lappen, sehr zahlreiche, gleichmässig vertheilte, frische Miliartuberkel. Die linke Lunge enthält in der Spitze eine gegen ganseigrosse, in den übrigen Theilen zahlreiche, bisweilen wallnussgrosse, meist glattwandige und mit grüner schleimig eitriger Flüssigkeit erfüllte Höhlen. Das übrige Lungengewebe ist theils von zum Theil erbsengrossen gelben und käsigen, theils von frischen hell- oder graurothen, meist granulirten, feuchten oder trockenen Infiltraten durchsetzt, übrigens vollständig luftleer. Der untere Lappen ist ungefähr zu $^1/_3$ lufthaltig, zu $^2/_3$ von kleinen Höhlen, älteren bis erbsengrossen Tuberkeln und eben solchen Infiltraten, wie der obere Lappen durchsetzt. Intensive chronische Bronchitis mit reichlichem, grünlichen, eitrigen Secrete. Bronchialdrüsen mässig vergrössert, theils schwarz und fest, theils gelb und käsig. — Rechte Lunge allseitig, besonders an der Spitze, kurz und fest verwachsen. Die Lunge am vordern Rand etwas emphysematös. In der Spitze eine ganseigrosse, darunter mehrere kleinere Cavernen. Das übrige Gewebe nur an einzelnen Stellen lufthaltig, an den meisten Stellen schwielig, pigmentirt, und von denselben Infiltraten durchsetzt, wie links. Der mittlere und untere Lappen zum grössten Theil lufthaltig und blutarm, stellenweise blutreich, von mässig reichlichen, theils einzelnen, theils in Gruppen stehenden erbsengrossen Miliartuberkeln durchsetzt. Bronchien und Bronchialdrüsen wie links.

Im Herzbeutel eine geringe Menge klare Flüssigkeit. Visceralblatt überall gleichförmig, stellenweise fleckig stark getrübt, das Herz fast um die Hälfte grösser, besonders länger. Linker Ventrikel fest, rechter schlaff anzufühlen. Linker Ventrikel fast doppelt verdickt; sein Fleisch braunroth, glänzend, Papillarmuskeln gleichfalls verdickt; vorderer Zipfel der Mitralis schwach verdickt. Das *Ostium aorticum* normal weit; die rechte und linke Semilunarklappe der Aorta sind gegen 5‴ weit mit einander verwachsen. Am Ende der Verwachsungsstelle findet sich an der Ventrikelfläche der Klappen eine gegen 2 □‴ grosse, unregelmässig vertiefte, graue Stelle. Die Pulmonalklappen an den Nodulis stark, übrigens schwach verdickt. Aorteninnenfläche übrigens normal.

Bauchhöhle ohne Flüssigkeit. — Leber in beiden Lappen etwas zungenförmig, übrigens normal gross. Kapsel überall schwach getrübt. Leber auf dem Durchschnitt fester, in den grössern Gefässen blutreich, braunroth gefärbt. Die Acini sehr deutlich, sehr verschieden gross. Das interacinöse Bindegewebe nicht auffallend vermehrt. Spärliche Miliartuberkeln. Galle spärlich, dunkel. — Milz fast um die Hälfte grösser. Kapsel mässig getrübt, das Gewebe braunroth, ziemlich gleichmässig, von normaler Consistenz und normalem Blutgehalt.

Nieren etwas grösser; Kapsel normal; Rinde braunroth, glatt; am obern Ende mehrere durch die ganze Dicke der Rinde bis in die Hälfte der Pyramiden reichende, mit seröser Flüssigkeit gefüllte Cystoide. Die Rinde etwas breiter, grau und roth gestreift, homogen, etwas glänzend. Pyramiden klein, blass.

Magen klein; Schleimhaut vielfach gefaltet, mit zähem Schleim überzogen, an zahlreichen Stellen schwach injicirt. Im Dünndarm gegen zehn, $\frac{1}{2}$—2 □″ grosse, frische, und gegen dreimal soviel linsengrosse, gleiche tuberculöse Geschwüre. Im Ileum ein 2″ langes Meckel'sches Divertikel von der Dicke des Dünndarms; von seinem Ende geht ein fast 3″ langer halbliniendicker fester Faden an die vordere Fläche des Mesenteriums ab. — Im Dickdarm einzelne kleine tuberculöse Geschwüre. Einzelne Mesenterialdrüsen stark vergrössert und von zahlreichen käsigen Heerden durchsetzt.

Chronische hochgradige Lungen- und Darmtuberculose. Insufficienz der Aortenklappen; Hypertrophie des linken Ventrikels.

(32jähriger Mann, secirt am 22. Dec. 1862.

Körper klein, stark abgemagert. Haut bleich, mit spärlichen blassen Todtenflecken. Starke Starre. Unterhautzellgewebe fettarm; Musculatur spärlich, sehr bleich.

Beide Tonsillen mit zahlreichen Narben und mit einzelnen tiefen, käsige Massen enthaltenden Gruben. Schleimhaut der Ligam. aryepiglott. etwas blauroth, mässig ödematös. An der hinteren Fläche derselben 2 bis linsengrosse, flache, undeutliche tuberculöse Geschwüre. Schleimhaut der Stimmbänder und der Sinus Morgagni gleichfalls mässig ödematös. Die Schleimhaut der unteren Larynxhälfte gleichmässig verdickt und mit einzelnen flachen Exulcerationen. Schilddrüse in beiden Lappen circa doppelt grösser, theils einfach hypertrophisch, theils mit Colloidknoten durchsetzt.

Schädeldach dicker. Dura mater normal. Weiche Hirnhäute der Convexität mässig getrübt. Hirnsubstanz blutarm, etwas weicher; Seitenventrikel gegen doppelt weiter; Septum verdünnt.

Linke Lunge allseitig mässig fest verwachsen, normal gross; der obere Lappen zu circa $\frac{3}{4}$ Theil lufthaltig; das übrige $\frac{1}{4}$ aus unregelmässig gestalteten Heerden einer schwärzlichen schlaffinfiltrirten Substanz mit mässig reichlichen, meist älteren und grösseren Miliartuberkeln bestehend. Aehnliche Heerde in viel geringerer Menge im unteren Lappen. Das übrige Gewebe des Lappens an den meisten Stellen blutreich, an einzelnen, meist scharf umschriebenen, blutarm. In den Bronchien reichliche blutige, zum Theil schleimige Flüssigkeit. Die Schleimhaut gleichmässig geröthet, wenig geschwollen. Bronchialdrüsen wenig vergrössert, schwarz, fest. — Rechte Lunge allseitig kurz, namentlich über dem oberen Lappen sehr fest verwachsen, in dem unteren Lappen etwas kleiner, überall fest anzufühlen und im oberen Lappen mit einer bis 1''' dicken festen Schwarte überzogen. Der obere Lappen besteht zu c. $^1/_3$ aus kleinen bis wallnussgrossen, theils regelmässig runden, theils unregelmässigen Cavernen, die theils mit käsigem Eiter, zum kleinen Theil mit weichen Blutgerinnseln erfüllt sind. Das übrige Gewebe des Lappens ist vollständig luftleer und grösstentheils grau und gelb gefleckt, dabei stellenweise reticulirt, zum kleinen Theil pigmentindurirt und von spärlichen käsigen Infiltraten durchsetzt. Aehnlich verhält sich der mittlere Lappen, in dem ausserdem zahlreiche mit dickem Eiter erfüllte Bronchiectasien liegen. Der untere Lappen ist gleichfalls zum grössten Theil luftleer, gleich dem oberen, aber ohne Cavernen, zum kleineren Theil lufthaltig, sehr blutarm. In den Bronchien starker chronischer Catarrh; Schleimhaut in den grösseren vielfach ulcerirt, alle mit den Cavernen communicirend.

Im Herzbeutel gegen ℥jj klare Flüssigkeit. Visceralblatt, namentlich des linken Ventrikels, mit zahlreichen Sehnenflecken. Herz auffallend conisch, normal breit, über die Hälfte länger. Linker Ventrikel fast doppelt weiter; Fleisch um die Hälfte dicker, blass; Endocardium stellenweise getrübt. Die Sehnen der Mitralklappe normal lang, etwas dicker; die Segel überall schwach, am Rande stärker verdickt. Aortenklappen normal breit, mindestens um die Hälfte kürzer, alle drei am grössten Theile ihres Randes $^1/_2$—1''' dick, nach den Sinus zu umgekrempt, am freien Rande vielfach zackig, nirgends deutlich exulcerirt. Aorta selbst normal weit; Innenfläche stellenweise gelblich gefleckt. Rechtes Herz normal gross, übrigens normal. Linkes Herz blutleer; im rechten sehr spärliches Blut.

Bauchhöhle ohne Flüssigkeit. Leber stark zungenförmig, etwas platter, schlaff. Kapsel gleichmässig schwach getrübt. Gewebe sehr blutarm, weicher, deutlich acinös; die Acini im Centrum blass, an der Peripherie braunroth. Galle spärlich, blass. — Milz um die Hälfte grösser; ihr Gewebe blass-braunroth, sehr blutarm.

An der linken Niere ist die Kapsel normal; Oberfläche mit mässig reichlichen, theils flachen, theils tiefen bis linsengrossen Narben. Die Rinde um die Hälfte breiter, mässig injicirt, fester. Pyramiden blass, mit deutlichem Kalkinfarct. — Rechte Niere ziemlich normal gross, mit denselben Narben. Rinde weniger breit; Pyramiden ebenso.

Im Oesophagus und Magen spärliches Blut. Schleimhaut auf der Faltenhöhe blutig gefärbt; im unteren Dünndarm zahlreiche bis kaffeebohnengrosse tuberculöse Heerde, die stellenweise an der Oberfläche exulcerirt sind.

Neunmal fand sich keine Todesursache. Darunter sind zwei Fälle von plötzlichem Tod, ferner ein Potator und eine Schwangere.

Unter den übrigen 25 Fällen fanden sich folgende, mehr oder weniger unzweifelhaft den Tod bringende Veränderungen:

Affectionen des Herzens, und zwar

frische Endocarditis mit Gangrän des Fusses (F. III);
eitrige Myocarditis (F. II);
frische Pericarditis (F. XIII, XX und XXIII).

Affectionen der Lungen fanden sich 15 mal. Ich habe dieselben stets als abhängig vom Herzfehler betrachtet, insoweit sie in Hyperämie, catarrhalischer Condensation, Hämorrhagie und Entzündung bestanden. Dass manche Fälle von Pneumonie fälschlich hierzu gerechnet sind, mag sein; aber die Häufigkeit terminaler Pneumonien bei Herzkranken ist zu auffallend, als dass man an ein stets zufälliges Nebeneinandervorkommen beider Krankheiten denken könnte. Das gewöhnliche Lungenödem habe ich ausser Berücksichtigung gelassen. Nie sah ich die Bronchitis so stark, dass sie als alleinige Todesursache hätte angesehen werden können.

Die genannten Lungenaffectionen bestanden 4mal in zahlreicheren hämorrhagischen Infarcten (F. XXVII, XXXI, XXXIV und XL), 10mal in Entzündung eines oder mehrerer Lungenlappen (F. XII, XVII, XXII, XXIII, XXIV, XXVI, XXX, XXXVI, XXXVII, XLII). Die catarrhalische Condensation der Lungen fand ich in einer Anzahl von Fällen, besonders alleiniger oder gleichzeitiger Insufficienz der Mitralis, so bedeutend, dass sie zweifellos für das Befinden der Kranken von grösstem Einfluss gewesen war, aber nur in einem Falle (XLI) schien sie die alleinige Todesursache gewesen zu sein.

Pleuritische Exsudate höheren Grades waren 4mal die wahrscheinliche Todesursache (F. I, IV, XXXI und XXXIX.)

Affectionen der Verdauungsorgane kommen bei Herzfehlern bekanntlich sehr häufig vor und bestehen in mechanischer Hyperämie derselben und ihren Folgen (Atrophie der drüsigen Bestandtheile, Hypertrophie des Drüsenbindegewebes, Catarrh der Schleimhäute u. s. w.) Die hier von den Meisten mit aufgezählte Speckentartung von Leber, Milz, Nieren u. s. w. fand ich nur einmal bei einem 26jährigen Mann mit Insufficienz der Mitralis und der Aortenklappen und Stenose des linken venösen Ostium. Trotzdem halte ich die Speckentartung nicht für eine Folge des Herzfehlers, da die etwaige vorausgegangene Eiterung vielleicht bei der Section übersehen wurde. Ebensowenig fand ich bei Herzfehlern die eigentliche Cirrhose der Leber.

So wichtig die genannten Affectionen auch für das Gesammtbefinden des Kranken sind, so haben sie doch selten unmittelbar todbringenden Einfluss. Einmal (F. XIX) fand ich Ascites, welcher die übrigen Erscheinungen des Hydrops weit überwog, mit bedeutender Verdickung des Peritonäum. Einmal waren im Leben schwere Magenblutungen vorhanden, so dass ich ein perforirendes Magengeschwür diagnosticirt hatte, während der bald erfolgende Tod die Magenschleimhaut ganz normal erwies. Mehrmals kamen verschiedene Blutmassen besonders im obern Dünndarm vor, während in keinem Falle bei Lebzeiten blutige Stuhlausleerungen beobachtet waren.

Die Veränderungen der Nieren, so constant sie auch Herzfehler begleiten, konnte ich in keinem Falle als alleinige Todesursache ansehen.

Von Gehirnaffectionen schwerer Art fanden sich zweimal Hämorrhagieen (F. XVI und XXIX).

Vergleichen wir hiermit die 28 Fälle von Fettmetamorphose bei Herzfehlern, so war

19 mal keine weitere todbringende Störung bei der Section nachweisbar,

9 mal fanden sich Störungen, welche von Einfluss für das Aufhören des Lebens sein mussten, und zwar:

4 mal zahlreichere hämorrhagische Infarcte der Lungen,
je 1 mal Pneumonie und pleuritisches Exsudat,
2 mal Gehirnerweichung,
1 mal Magengeschwüre mit arrodirten arteriellen Gefässen.

Was das Vorhandensein wassersüchtiger Erscheinungen bei Herzfehlern mit Fettmetamorphose des Herzfleisches anlangt, so fand sich:

9 mal allgemeine Wassersucht,
10 mal Oedem der untern Extremitäten;
9 mal fehlte die Wassersucht (in einem dieser Fälle war sie vorhanden, aber von Venenthrombose abhängig).

Insufficienz der Aortenklappen.

Bei der Insufficienz der Aortenklappen wird bekanntlich die nachtheilige Wirkung der fast stets hohe Grade erreichenden Dilatation des linken Ventrikels durch dessen Hypertrophie mehr oder weniger ausgeglichen. Erreicht diese Hypertrophie, wie Manche annehmen, einen höheren Grad, als zur Compensirung der Insufficienz nöthig ist, tritt eine abnorm starke Füllung der Gefässe des grossen Kreislaufs ein, dann kann wohl eine geringe oder mässige Fettmetamorphose des Herzfleisches von günstigem Einfluss sein. Unter andern Umständen aber, sowie wenn die Verfettung in dem vorher genannten Falle höhere Grade erreicht, fällt zunächst der vortheilhafte Einfluss der Hypertrophie weg, und weiterhin entstehen die gewöhnlichen Folgen des Fettherzens.

Ich fand die reine Insufficienz der Aortenklappen, ohne oder mit Erweiterung der Aorta, 14 mal. Nur in drei Fällen fand sich ausgebreitete Verfettung des linken Ventrikels: daneben kam keine Störung vor, welche als Todesursache hätte betrachtet werden können; zwei der Kranken waren ohne alles Oedem (F. I u. II).

1. Insufficienz der Aortenklappen: Hypertrophie und Fettmetamorphose des linken Ventrikels.

38jähriges Weib, secirt am 28. Dec. 1856.

Körper nicht ödematös. Geringer Hydrothorax. Mässiges Lungenemphysem. Herz im linken Ventrikel dilatirt und stark hypertrophisch, von zahlreichen fettig entarteten Stellen durchsetzt. Zwei Semilunarklappen der Aorta etwas verdickt; die dritte sehr verkürzt und mit der Aortenwand verwachsen. Starke chronische Entzündung der Aorta und ihrer Aeste. Geringe Vergrösserung von Leber, Milz und Nieren. Chronischer Magencatarrh.

2. Insufficienz der Aortenklappen: Hypertrophie und Fettentartung des linken Ventrikels. Spondylitis.

17jähriger Mensch, secirt am 30. Januar 1858.

(War vor 2 Jahren wegen Spondylitis cervicalis mit dem Glüheisen gebrannt worden. Bald danach Symptome der Herzkrankheit.)

Körper mässig abgemagert. Der Atlas gegen den Epistropheus nicht in gewöhnlicher Weise beweglich, sondern seine rechte Hälfte glitt beim Vorwärtsdrehen etwas über den Gelenkfortsatz nach unten auf den Wirbelkörper, so dass er c. 3''' vor dem Epistropheus vorstand, wobei die Rückenmarkshöhle im Durchmesser von vorn nach hinten fast um die Hälfte verkürzt wurde. Die entsprechenden Gelenktheile stellenweise cariös. Das Rückenmark an jener Stelle platt gedrückt, übrigens macroscopisch und microscopisch normal. — Gehirn und Halsorgane normal. — Hochgradiges Lungenödem. Chronische Bronchitis. — Herz gegen dreimal grösser. Linker Ventrikel hochgradig erweitert; sein Fleisch dick, in den innern Schichten punctirt, übrigens gleichmässig fettig entartet. Mitralklappe in Segel und Sehnenfäden schwach verdickt, nicht verkürzt. Aortenklappen um die Hälfte kürzer, stark verdickt, insufficient. Linker Vorhof mässig weit. Rechter Ventrikel auffallend klein (viele Fasern stark fettig entartet). Rechter Vorhof doppelt weiter. Aorta normal. — Leber um die Hälfte grösser, etwas fester, sehr blutreich. Milz normal gross, fester. — Nieren ebenso. — Acuter Magencatarrh.

3. Insufficienz der Aortenklappen: Hypertrophie und Fettentartung des linken Ventrikels.

44jähriger Mann, secirt am 7. Mai 1863.

Körper überall mässig, an den untern Extremitäten und Genitalien stark ödematös.

Beiderseitiger Hydrothorax, besonders rechts. — Mässiges Lungenemphysem. Chronische Bronchitis. — Herz über doppelt breiter und länger, links stark hypertrophisch: alle Fasern mässig, viele stark fettig entartet. Mitralklappe schwach, Aortenklappen stark verkürzt und verdickt. Starker Ascites. — Consecutive Veränderungen von Leber, Milz und Nieren. Starker chronischer Magencatarrh.

Vergleichen wir damit die elf Fälle von Insufficienz der Aortenklappen ohne Fettmetamorphose des hypertrophischen linken Ventrikels, so erfolgte der Tod:

dreimal durch Tuberculose der Lungen (s. pag. 15 u. folg.);
einmal durch eine Blutung aus einem frischen Magengeschwür (F. VI.);
einmal durch eitrig-jauchige Periproctitis (F. XV);
je einmal durch Entzündung der ganzen rechten Lunge (F. XXXVII) und durch Entzündung des rechten Oberlappens (F. XLII);
einmal durch eitrige Meningitis der Convexität und Basis (XXXVIII).

In drei Fällen endlich war keine letzte Todesursache nachweisbar: in dem einen dieser Fälle stürzte „der vorher Gesunde" plötzlich todt nieder.

Stenose des Aortenostium.

Der Einfluss der Fettmetamorphose des meist stark hypertrophischen, in geringem Grade dilatirten linken Ventrikels bei Stenose des Aortenostium ist leicht ersichtlich. Ich habe nur einen einzigen reinen Fall dieser Art beobachtet, dem ich noch dazu keinen ohne diese Metamorphose entgegensetzen kann.

4. Stenose des Ostium aorticum; Hypertrophie und Fettmetamorphose des linken Ventrikels.

76jähriges Weib, secirt am 26. März 1858. (Dr. Hennig).

Körper mässig abgemagert, an den Unterextremitäten schwach ödematös. — Altersemphysem und starke Pigmentirung beider Lungen. Beiderseitiger Hydrothorax. Chronische Bronchitis. — Herz ½ grösser und länger, im linken Ventrikel doppelt dicker; Fleisch bleich, mürbe, stark fettig entartet. Mitralklappe mässig verdickt. Aortenostium federkieldick durch Verdickung und Verkalkung der Klappen. Mässiges Atherom der Aorta. — Geringer Ascites. Wallnussgrosser Nabelnetzbruch. Altersatrophie von Leber und Milz. In der Gallenblase zwei grosse, aneinander articulirende Gallenfarbstoffconcremente. Granulirte Nierenatrophie.

Insufficienz der Aortenklappen und Stenose des Aortenostium

kam 4 mal vor. Der Einfluss der Fettmetamorphose des Herzfleisches auf diese Klappenfehler ist nach dem Mitgetheilten leicht einzusehen. Nur in einem Falle dieser Klappenstörung betraf die Fettentartung den linken Ventrikel.

5. Insufficienz und Stenose des Aortenostium; Hypertrophie und Fettmetamorphose des linken Ventrikels.

77jähriges Weib, secirt am 23. Mai 1859.

Körper nicht ödematös. Partielle Pachymeningitis. Altersemphysem der Lungen. Chronische Bronchitis. Hypertrophie und Fettmetamorphose des linken Ventrikels. Verdickung der Mitralklappe, Schrumpfung ihrer Papillarmuskeln. Aortenklappen dick, verkreidet, starr; das Ostium stark verengt. Rechtes Herz normal. — Leber altersatrophisch, mit zwei cavernös entarteten und einer verkalkten Stelle. Partielle polypöse Entartung der Magenschleimhaut. In den Nieren oberflächliche Narben und Colloidcysten.

In einem andern Falle von gleicher Klappenstörung fand sich das Fleisch des linken Ventrikels normal, das des rechten punctirt fettig entartet, der rechte Vorhof gegen doppelt weiter, der Ventrikel selbst normal weit.

6. Insufficienz und Stenose am Aortenostium. Hypertrophie des linken, Fettmetamorphose des rechten Ventrikels.

42jähriges Weib, secirt am 2. März 1861.

Körper mittelgross. Obere Hälfte mager; untere mässig ödematös. Haut graugelblich, mit reichlichen violetten Todtenflecken. Starke Starre.

Schädeldach dick, compact, an der Pfeilnaht sparsames Osteophyt. Hirnhäute mässig getrübt an der Convexität und an der Basis. Hirnsubstanz mässig bluthaltig, ziemlich fest.

Tonsillen beiderseits etwas grösser, mit zahlreichen Narben. Weicher Gaumen schwach ödematös. — Schleimhaut des Larynx und der Trachea mit reichlichem Schleim belegt, theils ziemlich gleichmässig geröthet, theils mit mässig zahlreichen Apoplexien.

Beide Pleurahöhlen angefüllt mit ungefähr 2 Pfd. gelbröthlicher trüber Flüssigkeit. Lungen in den obern Lappen vielfach verwachsen, in den untern bis zur Hälfte comprimirt. Schnittfläche stark pigmentirt Lungengewebe im obern Lappen mässig lufthaltig, im untern luftleer. Im letztern ausserdem mehrere bis wallnussgrosse, scharfumschriebene Stellen, dunkelroth, glatt, reichliche blutige Flüssigkeit entleerend (hämorrh. Infarcte). Bronchien etwas weiter, sparsame schleimige Flüssigkeit enthaltend. Bronchialdrüsen grösser, schwarz, fester.

Herzbeutel geringe Menge klarer Flüssigkeit enthaltend. Herz 6" im Längs-, 5" im Breitedurchmesser. Auf dem Visceralblatt, besonders der Herzbasis, zahlreiche kleine Hämorrhagieen. Linker Ventrikel am obern Theil gegen zolldick, an der Spitze stellenweise nur liniendick; das Fleisch grauroth, stellenweise zunächst dem Endocardium schieferfarben oder blass gefärbt. Die Papillarmuskeln sämmtlich etwas verlängert, schlaff, an den Spitzen sehr platt, fibrös, ziemlich allmählig in die Sehnenfäden übergehend. Sehnenfäden gleichmässig verdickt, etwas kürzer. Klappensegel sehr schwach verdickt, normal lang. Der linke Ventrikel gegen doppelt weiter, mit reichlichem dunklen Blut erfüllt. Linker Vorhof wenig erweitert; mehrere Stellen seiner Innenfläche umschrieben stark verdickt. Rechter Ventrikel normal weit; sein Fleisch normal dick, sehr welk und überall, besonders zunächst dem Endocardium, fein gelb punctirt. Tricuspidalis und Pulmonalklappen normal. Rechter Vorhof gegen doppelt weiter, allmählig in die obere Hohlvene übergehend. Der Vorhof in allen Theilen etwas dünner. Die Aortenklappen fast um die Hälfte kleiner, gleichmässig, besonders an ihren Insertionen stark verdickt und in weiter Ausdehnung mit der Aorta verwachsen. Das Ostium aorticum kaum für die Spitze des kleinen Fingers durchgängig. Aorteninnenfläche theils stark faltig, theils von zahlreichen, unregelmässig untereinander zusammenhängenden, wenig erhabenen, grauen, vielfach gelb punctirten Stellen, stellenweise mit flachen verkalkten Platten versehen. In derselben Weise verhalten sich auch die übrige Aorta, sowie ihre Hauptäste.

Bauchhöhle ungefähr 3 Pfd. klare Flüssigkeit enthaltend. Leber in beiden, besonders im rechten Lappen, stark zungenförmig. Der Querdurchmesser normal gross, der Dickedurchmesser geringer. Auf der convexen Fläche des rechten Lappens die Serosa sehr stark verdickt. Die Leberoberfläche in der hintern Hälfte schwach, in der vordern deutlich granulirt. Das Lebergewebe etwas fester, sehr blutreich. Die Acini nicht deutlich begrenzt, central blass, mit deutlicher Centralvene; peripherisch grau und grauroth.

Galle sparsam, braungelb. — Milz in allen Durchmessern um die Hälfte grösser; ihre Kapsel gleichmässig verdickt. Gewebe braunroth, blutreich, etwas fester.

Linke Niere etwas dicker; ihre Kapsel verdickt, fester ansitzend. Oberfläche fein granulirt und mit zahlreichen flachen Narben versehen. Rinde normal breit, etwas fester. Malpighische Körper stark injicirt. Pyramiden dunkel, mit einzelnen halberbsengrossen Fibroiden. — Rechte Niere liegt an der Innenfläche des stark zungenförmigen rechten Leberlappens circa 2'' von ihrem normalen Standorte entfernt und ist theilweise mit dem Leberlappen verwachsen. Ihr Gewebe ebenso wie das der linken Niere.

Magen etwas grösser. Schleimhaut violett, gleichmässig verdickt, mit Schleim belegt, in der rechten Hälfte stark faltig. Dünndarm in der obern Hälfte theils schleimig eitrige, theils blutige Flüssigkeit enthaltend; Schleimhaut ziemlich gleichmässig blauroth, mässig verdickt. In der untern Hälfte reichliche gallige Flüssigkeit; Schleimhaut ebenso verändert.

Mesenterialdrüsen etwas grösser, fester, einzelne grösstentheils verkalkt. Dickdarmschleimhaut überall mit reichlichem schleimigen Eiter bedeckt, übrigens ebenso verändert wie die Dünndarmschleimhaut.

Uterus fast 4'' lang, entsprechend breit und dick; seine Serosa sowie die der Umgebung gleichmässig verdickt. Muscularis über doppelt dicker als normal; in der Höhle reichliche blutige Flüssigkeit. Appendices normal.

In zwei Fällen gleicher Klappenstörung ohne Fettmetamorphose des Herzfleisches fand sich je einmal als Terminalaffection:

eitrige Peritonitis durch eitrige Entzündung des Sackes einer rechtseitigen innern Leistenhernie (F. IX);

schlaffe Infiltration beider unteren Lungenlappen (F. XXVI).

Insufficienz der Mitralklappe.

Die Insufficienz der Mitralklappe kam 21 mal vor, 12 mal ohne, 9 mal mit Fettmetamorphose des Herzfleisches.

Bei der Insufficienz der Mitralklappe findet sich constant Erweiterung des linken Vorhofs, sowie des rechten Herzens. Dadurch, sowie durch die consecutive Hypertrophie des rechten Ventrikels, werden die nachtheiligen Wirkungen dieses Klappenfehlers, besonders die langsamere Circulation, die schwächere Erfüllung der Arterien und die Ueberfüllung der Venen des grossen Kreislaufs wenigstens theilweise ausgeglichen. Die nachherige Fettmetamorphose des rechten Ventrikels hebt die günstigen Wirkungen der Hypertrophie dieses Ventrikels wieder auf und kann so jedenfalls alleinige Todesursache werden.

Letzteres war der Fall in den folgenden sechs Beobachtungen, vielleicht mit theilweiser Ausnahme der beiden letzten.

7. Insufficienz der Mitralis etc. Fettmetamorphose des Herzens.

(Klinische Diagnose: „reine Insufficienz der Mitralis.")

74jähriges Weib, secirt am 28. März 1861.

Körper gross, kräftig; an der obern Hälfte mässig, an der untern im höchsten Grade ödematös. Haut graugelblich, mit sehr reichlichen violetten Todtenflecken.

Mässige Starre. Unterhautzellgewebe stark ödematös. Musculatur blass, spärlich. — Schädeldach und harte Hirnhaut normal; weiche Hirnhäute mässig getrübt. Hirnsubstanz viel weicher, bluthaltiger. Ventrikel weiter.

Schleimhaut des Larynx und der Trachea stark blauroth, injicirt, geschwollen. Schilddrüse gegen doppelt grösser, theils colloid, theils fibrös entartet.

Linke Lunge im obern Lappen frei, im untern durch sehr stark ödematöse Adhäsionen verwachsen und um die Hälfte kleiner. Lungengewebe im obern Lappen stark ödematös und stark pigmentirt; im untern Lappen ebenso pigmentreich und an den meisten Stellen bis zur Luftleere comprimirt. Bronchien ziemlich stark erweitert; Schleimhaut dunkel geröthet, mässig geschwollen, mit sehr spärlichem Secret. — Rechte Lunge mit Ausnahme des obern Lappens überall ebenso fest verwachsen wie der linke untere Lappen, besonders fest an der Basis. Das Gewebe ebenso pigmentreich und ödematös, wie links; einzelne Stellen, besonders des untern Lappens in hohem Grade comprimirt und blauroth, schlaff infiltrirt. Bronchien, wie links.

Im Herzbeutel ungefähr ℥j schwachtrübe Flüssigkeit und einzelne fibrinös eitrige Flocken. Das Visceralblatt an zahlreichen Stellen sehnig und stellenweise mit reichlichen kleinen Hämorrhagieen besetzt. Herz 6" breit, 4" lang. Linker Ventrikel und Vorhof wenig erweitert. Fleisch des linken Ventrikels nicht verdickt, grauroth, weicher. Papillarmuskeln klein, schlaff; Sehnenfäden mässig verkürzt und verdickt; ebenso das Klappensegel, besonders dessen Aortenzipfel. Rechter Ventrikel über doppelt weiter, sehr starr anzufühlen; das Endocardium desselben, sowie der angrenzende Theil der Muskelsubstanz überall, besonders an den Papillarmuskeln und Sehnenfäden fein gelb gefleckt; das Herzfleisch übrigens grauröthlich, deutlich fasrig, kautschukähnlich. Tricuspidalis ebenso wie die Mitralis. Pulmonalklappen normal. Aortenklappen etwas kürzer, zum Theil untereinander verwachsen, in allen Theilen etwas verdickt.

In der Bauchhöhle ungefähr 6 Pfund schwachtrübe gelbröthliche Flüssigkeit. Leber in allen Durchmessern kleiner; Kapsel stark getrübt. Vorderer Rand, besonders des rechten Lappens, in hohem Grade atrophisch. Leber auf dem Durchschnitt blutreich, undeutlich acinös, die Centren der Acini gelblich punctirt und gestreift, mit sichtbarer Centralvene, die Peripherie braunroth: das Aussehen im Ganzen muscatnussfarbig, mit stellenweise vorwiegender rother, stellenweise gelber Färbung. Die Scheiden sämmtlicher Lebergefässe verdickt. Galle reichlich, dunkel, dick. — Milz etwas kleiner; Kapsel gleichmässig stark verdickt; Durchschnitt braunroth, mässig bluthaltig, fest.

Nieren um die Hälfte grösser, Kapsel fester ansitzend, etwas verdickt. An der Oberfläche mehrere bis zweierbsengrosse Colloidcysten. Rinde gegen doppelt dicker, homogen. Die Malpighischen Körperchen deutlich als rothe Puncte sichtbar; das Gewebe etwas fester. Pyramiden etwas dunkler; in einer Pyramide ein halberbsengrosses Fibroid.

Magen gross; auf der Schleimhaut reichlicher Schleim; Schleimhaut dunkel geröthet, mässig verdickt. Auf der Schleimhaut des ganzen Dünndarms sehr reichlicher gelbgrüner Schleim; Schleimhaut dunkel geröthet, ziemlich stark geschwollen. Auf der untern Hälfte der Dickdarmschleimhaut ebensolcher Schleim; übrige Verhältnisse normal.

Uterus normal gross, am innern Muttermund nach vorn geknickt; an der Serosa mehrere kleine Concretionen.

Ovarien atrophisch. Tuben untereinander verwachsen und zum Theil hydropisch.

8. Insufficienz der Mitralis: Erweiterung des rechten Ventrikels. Fettmetamorphose des Herzfleisches.

c. 50jähriger Mann, secirt am 17. März 1857.

Körper mager, in der untern Hälfte stark ödematös. Chronischer Hydrocephalus. Herz um die Hälfte breiter. Mitral- und Tricuspidalklappe mässig verdickt. Linker Ventrikel sehr eng, rechter stark erweitert; Herzfleisch links normal dick, rechts doppelt dicker, dort gleichmässig stark, hier stellenweise fettig entartet. Chronische Arteriitis. — Mässiges Lungenemphysem; stellenweise netzförmige Pigmentinduration. Intensive chronische Bronchitis.

Leber kleiner, fester. Milz fest. Intensiver chronischer Catarrh des Magens und Jejunums. Nieren grösser, fester, flach granulirt. Kleine Schleimcyste der Blasenschleimhaut. Fibroide der Prostata.

9. Insufficienz der Mitralklappe: Erweiterung des Herzens. Fettmetamorphose besonders des rechten Ventrikels.

c. 74jähriges Weib, secirt am 18. Mai 1863.

Körper gross, stark abgemagert, an den untern Extremitäten stark, an den oberen etwas weniger stark ödematös geschwollen. Haut hellgraugelb, mit ausgebreiteten dunklen Todtenflecken. Unterhautzellgewebe fettarm; Musculatur sehr dürftig und hellgrauroth. Starre gering.

Schädeldach sehr schwer, überall $1/2''$ dick, an der äussern Fläche des linken Scheitelbeins mit einer linsengrossen, flachen Exostose; an der Innenfläche im Verlauf der Pfeilnaht höckeriges Osteophyt. Dura mater mässig verdickt. Weiche Hirnhäute überall gleichmässig und stark getrübt, dabei im hohen Grade ödematös geschwollen. Gehirnsubstanz mässig bluthaltig, sehr weich, zäh, mit feuchtem Glanz, übrigens ohne gröbere Veränderung. Gehirnarterien hochgradig atheromatös entartet.

Rachen- und Halsorgane: hochgradige diffuse Röthe ihrer Schleimhaut und einige kleine Blutextravasate in derselben.

Linke Lunge seitlich und an der Spitze fest mit der Costalpleura verwachsen. In der Pleurahöhle c. 8 Unzen gelber, klarer Flüssigkeit. Die Spitze des oberen Lappens besteht aus knorpelhartem, pigmentindurirtem Gewebe mit narbigen Einziehungen an der Oberfläche. Das übrige Lungengewebe ist etwas comprimirt, blutarm, lufthaltig, stark pigmentirt und in einzelnen Partien ödematös. Bronchien mit blutigem Schleim überzogen; ihre Schleimhaut fleckig geröthet und etwas geschwollen. Bronchialdrüsen zum Theil mässig vergrössert, härter, schwarz. — Rechte Lunge an der Spitze fest verwachsen. In der Pleurahöhle gegen 1 Pfd. gelber, klarer Flüssigkeit. Die Spitze des oberen Lappens besteht aus pigmentindurirtem Gewebe mit narbigen Einziehungen und mit mehreren bis erbsengrossen Bronchiectasien, welche mit bröcklichen oder dickbreiigen, gelbgrauen Massen erfüllt sind. Das Gewebe des oberen und mittleren Lappens wie links. Der untere Lappen im äussersten Grade comprimirt, vollständig luft- und blutleer, schlaff, von dunkelgraugrüner Farbe. Bronchien und Bronchialdrüsen wie links.

Im Herzbeutel 1 Unze gelber, klarer Flüssigkeit; Visceral- und Parietalblatt des Pericardium gleichmässig stärker geröthet. Das Herz ist circa 5'' breit, fast $3\frac{1}{2}''$ lang. Der linke Ventrikel hat normal dicke Wandungen; sein Fleisch ist ziemlich fest, braunroth, stellenweise punctförmig fettig entartet, seine Höhle mit lockeren Blutgerinnseln ausgestopft; das Endocardium normal. Papillarmuskeln an ihrer Spitze stark fettig entartet; die Sehnenfäden des hintern Mitralklappensegels stark verdickt und nur 2—3''' lang; die des vorderen Segels normal dick und lang; das hintere Klappensegel ist beträchtlich verdickt, aber nicht starr, und auf die Breite von circa 2''' reducirt, während das vordere Klappensegel zwar auch verdickt, aber in seiner Form kaum verändert ist. Das Ostium atrioventriculare des linken Ventrikels nicht verengt. Der rechte Ventrikel ist 3—4mal weiter als im Normalzustand; seine Wand wenig verdickt; sein Fleisch fest, braunroth, in den innern Schichten punctirt fettig entartet, seine Höhle mit lockern Blutgerinnseln erfüllt. Endocardium, Papillarmuskeln und Sehnenfäden normal; Tricuspidalklappe ähnlich wie die Mitralis verdickt, aber von normaler Gestalt. Pulmonal- und Aortenklappen normal. Aorta stark fettig entartet.

In der Bauchhöhle mindestens 12 Pfd. klarer, gelber Flüssigkeit. — Leber normal gross; ihre Serosa auf der Convexität streifig getrübt und verdickt. Lebergewebe auffallend hart, unter dem Messer knirschend, sehr blutreich, das Aussehen der Muscatnussleber darbietend und die Klinge schwach fettig beschlagend. Gallenblase mit einer mittleren Menge dunkelgrüner, eingedickter Galle. — Die Milz normal gross, fester, dunkelgrauroth, ohne auffallende Abnormität.

Nieren etwas kleiner, besonders weniger dick. Kapsel schwer abziehbar und verdickt. Die Nierenoberfläche unter der Kapsel ganz schwach granulirt; das Nierengewebe um Vieles fester, schwerer zu durchschneiden. Die Corticalsubstanz dünner, hellroth, blutarm; Pyramiden blauroth, blutreich.

Magen klein, fast leer; Schleimhaut mit etwas trübem Schleim überzogen, im Allgemeinen bleich, nur an beschränkten Stellen stark geröthet.

Dünndarm mit einer mässigen Menge dünnen gelben Inhalts. Der Dickdarm ist allgemein verdickt; die Schleimhaut geschwollen und gleichmässig und ziemlich stark geröthet.

Dickdarm meteoristisch aufgetrieben, mit festweichen, gelben Kothmassen. Schleimhaut geröthet, kaum geschwollen. Mesenterialdrüsen normal.

Uterus normal gross. Seine Schleimhaut aufgelockert, sehr stark geröthet und blutig unterlaufen. Ovarien in kleine, narbenförmige Massen umgewandelt. Tuben normal.

10. Insufficienz der Mitralis. Dilatation, Hypertrophie und Fettmetamorphose des Herzens.

23jähriger Mann, secirt am 14. August 1863.

Körper nicht ödematös. Emphysem der linken, catarrhalische Condensation beider Lungen. Chronische Bronchitis. Mässige eitrig-fibrinöse Pericarditis. Dilatation und Hypertrophie besonders des rechten Ventrikels durch Insufficienz der Mitralklappe. Punctirte Fettmetamorphose beider Ventrikel. Geringe consecutive Veränderungen in Leber, Milz und Nieren.

11. Insufficienz der Mitralklappe; Fettmetamorphose des Herzfleisches.

53jähriges Weib, secirt am 2. Februar 1857.

Körper mässig icterisch, in der obern Hälfte schwach, in der untern stark ödematös. Rechtseitiges, 3 Pfd. schweres, fibrinös-hämorrhagisches Pleuraexsudat; starke Compression des mittlern und untern Lungenlappens. In der linken Lunge mehrere bis eigrosse frische hämorrhagische Infarcte. Chronische Bronchitis. Zahlreiche Emboli der Aeste der rechten Lungenarterie. Herz doppelt breiter. Mitralklappe mässig, einzelne Sehnenfäden stark verdickt; Papillarmuskeln verkürzt, schwielig. Innere Hälfte des Herzfleisches beider

Ventrikel, sowie die linkseitigen Papillarmuskeln punctirt fettig entartet. Fast vollständige Verschrumpfung einer Aortenklappe. Chronische Endarteriitis. Consecutive Veränderungen von Leber, Milz und Nieren; ältere Milzinfarcte. Chronische Metritis.

12. Insufficienz der Mitralklappe. Dilatation und Hypertrophie des Herzens. Fettmetamorphose des rechten Ventrikels.

71jähriges Weib, secirt am 7. Mai 1862.

Körper mittelgross, in der oberen Hälfte mässig, in der unteren stark ödematös. Haut graugelblich, mit spärlichen violetten Todtenflecken. Geringe Starre. Unterhautzellgewebe fettarm. Musculatur spärlich, blass, weich.

Schädeldach dick und compact. Dura mater überall dicker; weiche Hirnhäute mässig getrübt und stark ödematös. Hirnsubstanz blutarm, mässig ödematös.

Die Schleimhaut des Rachens, Larynx und der Trachea mit glasigem Schleime bedeckt, mässig injicirt. Schilddrüse normal gross, mit zahlreichen Colloidcysten durchsetzt.

Beide Lungen hängen an zahlreichen Stellen mit der Brustwand und dem Zwerchfell zusammen. Die Pseudomembranen sind in hohem Grade ödematös. Beide Lungen sind etwas kleiner. Die linke enthält in der Spitze spärliche Pigmentindurationen, und dazwischen mässig erweiterte Bronchien. Der übrige obere Lappen ist stark pigmentirt und ödematös. Im vorderen Ende dieses Lappens findet sich ein peripherischer, $1\frac{1}{2}''$ im Durchmesser haltender, dunkelrother, schlaffer, hämorrhagischer Infarct. Der untere Lappen ist kleiner, ziemlich stark comprimirt, ebenso pigmentirt wie der obere Lappen. — Die Pleura des rechten oberen Lappens ist an zahlreichen Stellen mit sehr kleinen, grauweissen, festen Körnchen besetzt. Der obere Lappen verhält sich wie der linke obere, nur sitzt der Infarct an der äussern Seite des oberen Lappens und ist in seinem Centrum in der Ausdehnung von $\frac{1}{2}''$ breiig erweicht. Der mittlere und untere ebenso. Beiderseitige chronische Bronchitis. Bronchialdrüsen schwarz und fest.

Das äussere Blatt des Herzbeutels ist in seiner rechten Hälfte mit denselben feinen Körnchen besetzt, wie die rechte Pleura. Im Herzbeutel eine geringe Menge klarer Flüssigkeit. Das Visceralblatt an zahlreichen Stellen verdickt und über dem rechten Herzen ziemlich regelmässig gelb gefleckt. Das Herz 5″ breit, fast ebenso lang, links derber, rechts schlaff. Im linken Herzen finden sich spärliche frische Blutgerinnsel. An der vorderen Wand des Ventrikels findet sich ein 1″ von der Spitze beginnendes, nach dem Aortenostium zu laufendes, stellenweise 4‴ dickes, dunkelrothes und graurothes Gerinnsel, das an seinem unteren Ende von einem sehnig entarteten Fleischbalken festgehalten wird. Daneben liegt ein gleich dickes Gerinnsel, durch das ein gleicher Balken mitten hindurch geht. In den Vertiefungen zwischen den Fleischbalken finden sich ähnliche, theils rundliche, theils unregelmässig zackige Gerinnsel. Der linke Ventrikel ist übrigens um die Hälfte grösser, vorzüglich breiter, sein Endocardium überall stark getrübt und verdickt. Die meisten Fleischbalken in dünne, sehnige Stränge verwandelt. Die Papillarmuskeln kürzer, an der Spitze sehnig entartet. Die Sehnenfäden ebenfalls theilweise um die Hälfte kürzer, theils normal dünn, theils wenig verdickt. Der vordere Zipfel des Mitralklappensegels mässig verkürzt, der hintere um die Hälfte kürzer, ersterer mässig, letzterer schwach verdickt. Das Herzfleisch dieses Ventrikels in der oberen Hälfte kaum um die Hälfte dicker, nach unten zu nimmt es allmählig an Dicke ab, so dass es stellenweise nur liniendick ist. An allen Stellen ist es grauröthlich und fester. Der linke Vorhof ist fast doppelt weiter, sein Endocardium ist mässig verdickt. Das rechte Herz ist im Ventrikel und Vorhof ungefähr um die Hälfte weiter. In beiden finden sich spärliche Blutgerinnsel; in den Vertiefungen zwischen den Fleischbalken einzelne globulöse Vegetationen. Das Endocardium nach der Pulmonalarterie zu mässig getrübt, an allen übrigen Stellen mässig verdickt. Das Herzfleisch an den meisten Stellen um die Hälfte dicker und im rechten Ventrikel von zahlreichen gelben Flecken durchsetzt. Die Pulmonalarterie auf der Innenfläche fettig entartet; die Klappen normal. Die Klappen der Aorta gleichmässig schwach verdickt. Die Aorta um die Hälfte weiter, ihre Innenfläche schwach fettig entartet.

In der Bauchhöhle gegen 3 Pfd. klare Flüssigkeit. Die Leber in beiden Lappen stark zungenförmig; in der Mitte des rechten Lappens ein 2½" breiter, sehniger Streifen, dem entsprechend die Leber nach oben umgeklappt werden kann. Eine ähnliche Stelle findet sich an der Oberfläche des linken Lappens. An letzteren Stellen ist der Durchmesser stellenweise nur ½" dick. An allen übrigen Stellen ist der Durchmesser der Leber um die Hälfte kleiner, die Schnittfläche fester, enthält in den grösseren Gefässen reichliches, flüssiges Blut. Auf dem Durchschnitte sieht man ein unregelmässiges graugelbes Netzwerk, welches sehr feine centrale Puncte und dunkelrothe Inseln enthält. Die Scheide der grösseren Venen ist stark verdickt. Galle spärlich, dünn, dunkelbraun. — Milz 4" lang, entsprechend breit und dick; die Kapsel gleichmässig stark verdickt. Am oberen Theile eine ¼ □" grosse bis 1''' tiefe Narbe; dieser entsprechend ist das Gewebe stellenweise in der Dicke von 3''' graugelb, homogen, brüchig. Das übrige Milzgewebe ist dunkelroth, gleichmässig reich an Stroma. Am hinteren Rande des oberen Theils ein gleicher Infarct.

Magen gross, seine Schleimhaut mit reichlichem zähen Schleim überzogen, in der linken Hälfte dunkel geröthet, in der rechten schieferfarben. Die Schleimhaut des Dünn- und Dickdarms gleichfalls mit zähem Schleim überzogen, grob injicirt.

Linke Niere kaum 3" lang, im breiten und dicken Durchmesser noch stärker verkleinert; ihre Kapsel mässig verdickt, sehr fest ansitzend; die Oberfläche enthält mehrere bis 1 □" grosse und 1''' tiefe Einziehungen. Ausserdem ist die ganze übrige Oberfläche gleichmässig schwach granulirt. Die Rinde ist überall um die Hälfte, an den stark vertieften Stellen noch mehr verdünnt, braunroth, sehr fest. Die Pyramiden verhältnissmässig wenig verkleinert, grauroth, sehr fest, stellenweise mit sehr schwachem Kalkinfarct. — Rechte Niere etwas grösser, als die linke; Kapsel ebenso; auf der Oberfläche flachere Narben als links und dieselben schwachen Granulirungen. Schnittfläche ebenso, wie die der linken Niere. Nierenbecken und Kelche in ihrer Schleimhaut normal, mässig verdickt. Die Schleimhaut der Harnblase dunkel geröthet, stellenweise ecchymosirt.

Uterus in der innern Hälfte seiner Schleimhaut hämorrhagisch infarcirt. Ovarien und Tuben vielfach untereinander verwachsen.

Fettmetamorphose des linken Ventrikels bei Insufficienz der Mitralis kam viermal vor: zweimal ohne wichtige andere Störungen, zweimal mit solchen.

13. Insufficienz der Mitralis; Erweiterung des rechten, Fettmetamorphose des linken Ventrikels. Embolie mit ausgebreiteter Gehirnerweichung; metastatische Heerde in Milz und Nieren. Grosses Uterusfibroid. Thrombose der linkseitigen Venen der untern Körperhälfte; Embolie der Lungenarterie.

(Das 44jährige unverheirathete Weib fiel am 19. April 1859 beim Wasserholen zusammen. Der herbeigeholte Arzt fand eine vollständige linkseitige Hemiplegie. Tod am 1. Mai.)

Section am 2. Mai 1859, 24 h. p. m.

Körper mittelgross, mässig genährt. Unterschenkel und Fuss linkerseits schwach ödematös. In den Hals- und Nackenmuskeln, in den Brustmuskeln, Intercostalmuskeln, in Zwerchfell, Bauchmuskeln, in Psoas und Iliacus, in der Zunge, im Pharynx und in den Kehlkopfmuskeln fanden sich, an ersteren Muskeln zahlreiche, an letzteren sparsame (auf einem Quadratzoll keine, 1 oder 2) Exemplare von verkalkter Trichina spiralis. Andere Muskeln konnten nicht untersucht werden. Musculatur übrigens blass, weicher. Unterhautzellgewebe ziemlich fettreich.

Schädeldach dick, mit der Dura vielfach fest verwachsen. Weiche Hirnhäute mässig bluthaltig. In der rechten Art. fossae Sylvii, von deren Anfang an bis in die Theilungen 2. Ordnung, ein allseitig verstopfendes, grauröthliches, peripherisch glattes, übrigens mürbes, stellenweise dickbreiiges Gerinnsel, an dessen Enden dünne Stränge dunkeln, frisch geronnenen Blutes sich ansetzten. Ein gleiches Gerinnsel von $1^1/_2$''' Länge im Anfang der rechten Art. corporis callosi. Arterieninnenfläche und Wand vollkommen normal. Uebrige Hirnarterien leer, normal. — Die Umgebung des rechten Seitenventrikels, sowie die ganze Marksubstanz der rechten Grosshirnhemisphäre und einzelne kleine Partieen der angrenzenden grauen Substanz waren in verschiedenen Graden weich, stellenweise auseinanderfliessend, die weisse Substanz von weisser, die graue von schmutziggelblicher Farbe, beide durchsetzt von zahlreichen kleinsten, auffallend dunkelrothen Gefässen. Am hintern Theil der rechten Grosshirnhemisphäre lag eine eigrosse, nicht scharf umschriebene Stelle, welche weicher, im höchsten Grade injicirt und ecchymosirt war; in gleicher Weise verhielten sich die darüber liegenden Hirnhäute. — Uebrige Hirnsubstanz blass, zäher, blutarm.

Halsorgane normal. Ebenso die Halsarterien, ausser stellenweiser Fettentartung der Innenhaut.

Pleura normal. Lungen mässig bluthaltig, stark ödematös. Geringe chronische Bronchitis. In den Haupt- und in den mittlern Aesten der Lungenarterie beider Unterlappen zahlreiche total verstopfende, graurothe, mürbe Gerinnsel; Gefässwand normal.

Herzbeutel normal, ausser einer groschengrossen zottigen Bindegewebsmasse an der Vorderfläche des linken Ventrikels. Herz etwas breiter; alle Herzhöhlen etwas weiter, spärliche dunkle frische Gerinnsel enthaltend. Mitralklappe an Sehnenfäden und Segel verkürzt und besonders an letzterem stark verdickt, an der Oberfläche glatt, ohne anhängende Gerinnsel. Aortenklappen in allen Theilen mässig verdickt, an den Rändern linienweit verwachsen. Rechter Ventrikel etwas weiter, sonst normal. Herzfleisch links etwas dicker, blass, mürbe, stark fettig entartet. Papillarmuskeln linkerseits normal gross, ihr Fleisch fleckweise graugelb, undeutlich fasrig, sehr mürbe. Auf der Aorteninnenfläche sparsame fettig entartete Stellen. Uebrige Arterien theils normal, theils gleich beschaffen.

Bauchhöhle normal. Leber etwas grösser, schlaff, blutreicher. Gallenblase bis auf den Fundus verschrumpft, undurchgängig; im letzteren ein kirschengrosser, peripherisch weicher Cholestearinstein. Ductus cysticus und hepaticus schwach erweitert. Milz etwas grösser; in der obern Hälfte nahe beieinander zwei wallnussgrosse, braungelbe, mürbe, scharf umschriebene metastatische Heerde. — Magen und Darm normal, ausser geringer alter Schwellung einzelner Solitärfollikel des Dickdarms. Mesenterialdrüsen normal.

Nieren normal gross. In der rechten an der Spitze zahlreiche erbsengrosse runde, an den übrigen Stellen mehrere über bohnengrosse, scharf umschriebene, gelbe, homogene, mürbe Heerde, welche ganz oder grösstentheils in der Rindensubstanz lagen; nach den Kelchen zu das Gewebe ziemlich gleichmässig stark injicirt, weicher. Malpighische Körper überall, zum Theil auch in den gelben Heerden stark injicirt. Uebrige Nierensubstanz, Kelche etc. normal.

Im kleinen Becken lag überall innig mit dem Uterus zusammenhängend eine kindskopfgrosse runde Geschwulst. Dieselbe sass im obern und rechten Theil des Uterus, in dessen Höhle sie, überall von Schleimhaut und einer dünnen Schicht Muskelsubstanz umgeben, halbkuglig hervorragte. Sie war leicht ausschälbar; ihre Oberfläche unregelmässig uneben durch zahlreiche erbsen- bis fast kirschengrosse Knollen. Durchschnitt an verschiedenen Stellen 3 und 4" im Durchmesser, bestehend aus zahlreichen erbsen- bis kirschengrossen, runden, länglichen und unregelmässigen, grauröthlichen, ziemlich festen, (aus Bindegewebe und organischen Muskeln bestehenden) Massen, welche durch eine dünne Schicht röthlichen, weichen Gewebes voneinander getrennt waren. Im Uteruscervix ein einfacher, gleichbeschaffener, haselnussgrosser, polypös prominirender Tumor. Mehrere kleinere sassen in der Muskelsubstanz des übrigen Uterus. Ein lang- und schmalgestielter sass an dessen Aussenfläche. — Ovarien gross, schlaff, runzlig. Uebrige Genitalien ohne besondere Abnormität.

Im untersten Theil der Cava inferior lag ein dieselbe halb, in der V. iliaca communis sin., interna und deren Aesten, externa und Anfang der Cruralis (weitere Strecken letzterer durften nicht eröffnet werden) ein das Lumen ganz erfüllendes und etwas erweiterndes Gerinnsel, welches nirgends mit der Wand zusammenhing, peripherisch graugelb und dunkelroth, gerippt, central mürbe, zum Theil breiig weich war. Sein oberes, an frisch geronnenes Blut sich anschliessendes Ende unregelmässig. Gefässinnenfläche und Wand ganz normal.

14. Chronische Endocarditis der Mitralis: Hypertrophie und Fettentartung des linken Herzens.

35jähriges Weib, secirt am 16. April 1862.

(Die für ganz gesund gehaltene Frau starb zu Ende der Schwangerschaft an sehr acutem Lungenödem. Der unmittelbar nach dem Tode gemachte Kaiserschnitt brachte ein todtes Kind zur Welt.)

Körper gross, sehr gut genährt. Haut blass, mit reichlichen blassen Todtenflecken. Mässige Starre. Unterhautzellgewebe fettreich. Musculatur reichlich, blassroth, fest.

Schädeldach dünn, ohne Osteophyt. Dura mater normal; weiche Hirnhäute an der Convexität und an der Basis schwach getrübt. Gehirnsubstanz fest, in der Rindensubstanz mässig, in der Marksubstanz stärker blutreich. Ventrikel normal.

Die Schleimhaut des Larynx und der Trachea ziemlich gleichmässig stark geröthet und geschwollen. Schilddrüse gegen doppelt grösser, blauroth, etwas fester.

In der linken Pleurahöhle gegen 2 Unzen schwachblutige Flüssigkeit. Die Pleura costalis und diaphragmatica normal; die Pleura pulmonalis zeigt mit Ausnahme der Spitze ein unregelmässiges Netzwerk mit $\frac{1}{2}$—1''' grossen dunkelrothen Lücken.

Die Stränge des Netzwerkes selbst sind $1/6 - 1/2'''$ breit, theils cylindrisch, theils unregelmässig varikös, bläulich weiss, nicht erhaben. Ueber einzelnen dieser Stränge (erweiterte Lymphgefässe) sieht man quere äusserst feine Blutgefässe. Die Lunge selbst ist auffallend schwer und etwas kleiner, als normal. Auf dem Durchschnitt sind nur einzelne diffuse Stellen lufthaltig, die anderen entleeren nur schaumige Flüssigkeit. An letzteren Stellen ist das Lungengewebe bläulichroth, fest, glatt oder undeutlich granulirt, nur bei starkem Darüberstreichen einen blutigen Inhalt entleerend; derartige Stellen schwimmen unter der Oberfläche des Wassers. Die Bronchien enthalten spärliche schleimig-seröse Flüssigkeit; ihre Schleimhaut verhält sich ebenso, wie die der Trachea. Die Bronchialdrüsen sind grösser, schwarz, weicher; in den grösseren Lungengefässen ist reichliches flüssiges Blut. — Die rechte Pleura, Lunge etc. verhält sich in allen Stücken ebenso, wie die linke, nur ist der untere Lungenlappen zum grösseren Theile lufthaltig, stark hyperämisch. Die Lunge selbst ist etwas grösser als die linke.

Im Herzbeutel 2 Unzen klare Flüssigkeit. Visceralblatt gleichmässig schwach getrübt. Das Herz selbst 6" im Längs- und Querdurchmesser, rechts fest, links schlaff. Im linken Vorhof und Ventrikel reichliche Blutgerinnsel. Beide Herzhöhlen um die Hälfte weiter. Das Herzfleisch links um die Hälfte dicker, in den inneren Schichten bleich, mässig fettig entartet, in den äusseren dunkel. Die Papillarmuskeln dicker, an den Spitzen sehnig; die Sehnenfäden etwas kürzer und stark verdickt. Dass das Segel der Mitralklappe dicker, stellenweise liniendick, grau und gelb gefärbt; am freien Rande ringsherum auf der Vorhoffläche eine bis 2''' hohe und ebenso breite, grauröthliche, papilläre, weiche, der Oberfläche fest aufsitzende Masse. Alle übrigen Herzklappen normal. Der rechte Ventrikel und Vorhof wenig erweitert, mit mässig reichlichen Gerinnseln. Die Aorta normal weit; ihre Innenfläche stellenweise fettig.

Der Unterleib zeigt vom Nabel bis nahe zur Symphyse eine Schnittfläche, in deren Umgebung keine Reaction sichtbar ist. Der Uterus reicht bis 3" unter den Nabel; seine Umgebung und seine vordere Fläche, sowie der 3" lange Schnitt an letzterer enthalten ziemlich reichliche frische Blutgerinnsel.

Die Leber ist in allen Durchmessern etwas grösser; ihr Gewebe ist grauroth, von normaler Consistenz, deutlich acinös. Die Galle ist spärlich, blass, dünnflüssig. — Die Milz ist mit der Umgebung stellenweise verwachsen, gegen 6" lang. Unter ihrer Kapsel einzelne frische Hämorrhagien, ihr Gewebe schmuzig grauroth, weicher.

Beide Nieren normal gross; Kapsel stellenweise fest ansitzend; an der Oberfläche einzelne flache Narben; die Rinde mässig injicirt, undeutlich faserig, fester, deutlich glänzend; Pyramiden normal.

Magen sehr gross, Schleimhaut mässig gefaltet, auf der Höhe der Falten überall gleichmässig blassroth.

Dünndarm, Dickdarm und Mesenterialdrüsen normal.

Der Uterus wurde nicht weiter untersucht, war übrigens dem äusseren Ansehen nach normal. Ebenso die Mammae.

15. Insufficienz der Mitralklappe. Dilatation und Hypertrophie des rechten Ventrikels, Hypertrophie und Erweiterung der Aorta, Fettmetamorphose besonders des linken Ventrikels.

63jähriges Weib, secirt am 7. Juli 1862.

Körper mittelgross, überall in hohem Grade ödematös, namentlich an den unteren Extremitäten. Haut graugelblich, mit reichlichen violetten Todtenflecken. Mässige

Starre. Unterhautzellgewebe am untern Bauch noch gegen zolldick. Musculatur spärlich, bleich, mürbe, mit spärlichen Trichinen.

Schädeldach dünn; an der Aussenfläche des vorderen Endes des linken Scheitelbeins eine $1^1/_2$ linsengrosse flache Exostose. An der Innenfläche des Stirnbeins spärliches Osteophyt. Weiche Hirnhäute an der Convexität mässig getrübt, überall schwach ödematös. Hirnsubstanz mässig bluthaltig, weicher.

Rachen- und Halsorgane normal. Schleimhaut blauröthlich, mit spärlichem Schleim bedeckt, stellenweise, besonders am Kehldeckel und auf dem innern Larynx ecchymosirt. Klappenapparate an den beiderseitigen Bulbi venae jugularis vollkommen sufficient.

Beide Lungen ringsum kurz und mässig fest verwachsen; die Adhäsionen theilweise in hohem Grade ödematös; nur in der rechten Pleura findet sich hinten eine gegen faustgrosse Ansammlung von gelbröthlicher Flüssigkeit. Der obere Lappen der linken Lunge ist normal gross, der untere etwas kleiner; das Lungengewebe überall mässig lufthaltig, mässig bluthaltig und mässig ödematös, von reichlichen grossen schwarzen und ebenso zahlreichen hellrothen Flecken durchsetzt. In den Bronchien ziemlich reichliche blutig schleimige Flüssigkeit. Schleimhaut dunkel geröthet und mässig geschwollen, das Lumen derselben mässig erweitert. Bronchialdrüsen mässig vergrössert, schwarz. Die Lungenarterie und ihre Aeste etwas weiter, faltig; die Innenfläche ziemlich gleichmässig fettig entartet. — Die rechte Lunge verhält sich in allen Stücken wie die linke, nur ist das untere Drittel des unteren Lappens zur Luftleere comprimirt und das Lungengewebe stärker ödematös.

Im Herzbeutel gegen 2 ℥ klare Flüssigkeit, das Visceralblatt theils gleichmässig, theils fleckig getrübt und an zahlreichen Stellen fein ecchymosirt. **Herz fast 6" breit, wenig verlängert**, linkerseits schlaffer, als rechts. Im linken Ventrikel mässig reichliche Blutgerinnsel, **der linke Ventrikel mässig erweitert, der Vorhof gegen doppelt weiter. Das Herzfleisch grauroth, weicher.** Einzelne Papillarmuskeln normal, an der Spitze sehnig. **Die Sehnenfäden überall stark verdickt**, aber wenig verkürzt. **Das vordere Klappensegel wenig, das hintere stark verkürzt, an den meisten Stellen gegen 1''' dick, an der Vereinigungsstelle rechts in der Länge von $^1/_2$'' steinig hart anzufühlen.** Das Endocardium des linken Ventrikels überall schwach getrübt. Das Ostium venosum wenig enger. Der rechte Ventrikel gegen doppelt weiter, mit reichlichen Blutgerinnseln; sein Endocardium nur stellenweise getrübt, die Sehnenfäden und angrenzenden Theile derselben nur schwach verdickt, wenig verkürzt. Die Klappensegel nur am Rande bis $1^1/_2$''' dick, das Herzfleisch grauroth, fester, der rechte Vorhof doppelt weiter. Im Herzohr ein dasselbe ganz erfüllendes, in der Mitte weiches Gerinnsel. Die Aortenklappen ragen wie im geschlossenen Zustande nach innen, wobei der Schluss vollständig ist. Ihr mittlerer Theil stark verdickt; an der Innenfläche nach der Arterie zu stellenweise vorspringende Kalkmassen; 2 Klappen sind 2—3''' weit mit einander verwachsen. Die Aorta ist weit; ihre Innenfläche enthält mehrere stark vorspringende, zum Theil verkalkte Massen.

In der Bauchhöhle ungefähr 15 Pfd. grauröthliche, in den oberen Theilen klare, in den unteren trübe Flüssigkeit. Das Zwerchfell bis zum obern Rand der 4. Rippe reichend. Die Leber in allen Durchmessern um die Hälfte kleiner; ihr scharfer Rand besonders am linken Lappen und über der Gallenblase hautartig dünn; ihre Oberfläche theils gleichmässig getrübt, theils mit sehr reichlichen, dicht stehenden, sehr feinen, festen, grauweissen Zotten besetzt, neben welchen dieselbe vorzugsweise am linken Lappen fein granulirt ist. Die Schnittfläche fester, undeutlich acinös; die Acini sehr klein; Centralvene deutlich erweitert; die Umgebung derselben grau- oder gelbröthlich gefärbt. Nur die venösen Gefässe enthalten mässig reichliches, flüssiges Blut. Die Consistenz der Leber ist ziemlich stark vermehrt. Galle spärlich, dickflüssig. — Milz normal lang, etwas dicker, ihre Kapsel vielfach getrübt, ihr Gewebe braunroth, fester, mässig bluthaltig.

Linke Niere etwas kleiner. Kapsel fester ansitzend, Oberfläche unregelmässig fein granulirt, grauroth, die Rinde schmaler, grauroth, die Malpighischen Körper deutlich injicirt. Das Rindengewebe fester und homogener. Rechte Niere etwas grösser, als normal, übrigens ebenso, wie die linke, nur deutlicher granulirt. Die Rinde stellenweise etwas breiter. In Becken und Kelchen beider Nieren einzelne Hämorrhagieen.

Magen normal gross; seine Schleimhaut, vorzüglich in der rechten Hälfte mit sehr zähem, fest ansitzendem Schleim bedeckt, darunter theils gleichmässig, theils fleckig geröthet, mässig geschwollen.

Dünndarm eng; seine Schleimhaut dunkel geröthet, mässig geschwollen; in der untern Hälfte reichliche gallige Flüssigkeit, im obern Theile reichlicher graugelber, trüber Schleim. Im obersten Theile blutig schleimige Flüssigkeit. Die Schleimhaut des Proc. vermiformis in seiner äussern Hälfte mit glasigem Schleim bedeckt; seine innere Hälfte verdickt. Dickdarmschleimhaut gleichfalls an den meisten Stellen ziemlich dunkelroth, überall mässig ödematös. Das grosse Netz und die Appendices epiploicae fast fettlos, vorzugsweise aus Bindegewebe bestehend. Das Pancreas sehr fest; seine acinöse Structur auffallend deutlich; Schnittfläche fest, blutarm.

Uterus mit seinen Anhängen ringsum langfädig verwachsen, in allen Durchmessern über doppelt grösser, in allen Theilen gleichmässig hypertrophisch. Am äussern Muttermund ragt ein gegen halbkirschengrosser blasiger Körper hervor, welcher an dem angrenzenden Theile des Cervix stielförmig aufsitzt. Die ganze Uterusschleimhaut stark hämorrhagisch infiltrirt. Tuben nnd Ovarien vielfach untereinander verwachsen; letztere theils fest, theils in Cysten verwandelt, in ersteren Catarrh.

16. Insufficienz der Mitralklappe (und der Aortenklappen?): Hypertrophie und Fettmetamorphose besonders des linken Ventrikels. Lungeninfarcte.

61jähriges Weib, secirt am 17. Mai 1863.

(Diagnose: Insufficienz der Mitralklappe.)

Körper mittelgross, mager; Haut schwach icterisch gefärbt, an der Rückenfläche mit ausgebreiteten dunklen Todtenflecken. Beträchtliches Oedem der unteren Extremitäten. Unterhautzellgewebe mässig fetthaltig; Musculatur dürftig, bleich, sehr schlaff. Starre mittleren Grades.

Schädeldach normal; dura mater schwach icterisch gefärbt; weiche Hirnhäute an der Basis stark getrübt. Gehirnsubstanz weich, zäh, sehr glänzend; stellenweise, besonders in den Centraltheilen des Gehirns, diffus hellrosenroth gefärbt. Grosse Gehirngefässe mässig gefüllt; Ventrikel normal.

Die Schleimhaut der Rachen- und Halsorgane zeigt eine diffuse, livide Röthe und zahlreiche erweiterte und stark injicirte Gefässe.

In der linken Pleurahöhle befinden sich etwa 8 Unzen schwach blutige Flüssigkeit. Die Lunge ist allseitig frei, um mindestens den vierten Theil kleiner. Die Lungenpleura ist geröthet. Der obere Lappen besteht aus mässig emphysematösem und mässig pigmentirtem Lungengewebe, welches auf dem Durchschnitt eine rothe Farbe mit einem starken Stich ins Gelbe zeigt. Der untere Lappen fühlt sich fester an. Auf dem Durchschnitt sieht man zunächst mehrere luftleere, meist keilförmige, bis hühnereigrosse Partien von schwarzrother Farbe, welche sich sehr fest anfühlen, und aus deren Schnittfläche bei schwachem Druck sich flüssiges, dunkelrothes, nicht schaumiges Blut entleert. Neben diesen dunkeln Partieen befinden sich, den Rest des Lappens bildend, hellere von graurother Farbe, welche zwar noch Luft enthalten, aber in geringerer Menge als im normalen Zustand. Die Schleimhaut der Bronchien des unteren Lappens ist mit blutigem Schleim überzogen, stark geröthet und etwas geschwollen; die Bronchialschleimhaut des oberen Lappens ebenfalls geröthet, mit trübem, sehr schwach blutigem Schleim bedeckt. Bronchialdrüsen mässig geschwollen, schwarz, weich. — In der rechten Pleurahöhle gegen $^3/_4$ Pfd. durchscheinender, intensiv gelber Flüssigkeit; Lunge allseitig frei. Der obere Lappen verhält sich wie der obere linke; der mittlere und untere wie der linke untere. Bronchien und Bronchialdrüsen wie links.

Im Herzbeutel ca. 1 Unze klarer, gelblicher Flüssigkeit. Visceralblatt normal. Das Herz ist 5" breit und ebenso lang, an seiner Spitze abgerundet. Der linke Ventrikel, dessen Wände ungefähr die normale Dicke haben, ist stark ausgedehnt. Die Wände des rechten Ventrikels sind verhältnissmässig wenig verdickt. Das Herzfleisch ist sehr schlaff und leicht zerreisslich und hat eine graubraune Farbe. Die Fleischbalken sind in den Ventrikeln sehr dünn. Das Endocardium besonders des linken Ventrikels ist überall mehr oder weniger getrübt, stellenweise verdickt und zeigt ein gelb geflecktes Aussehen. Unter der verdickten Stelle des Endocardium ist das Herzfleich stärker fettig entartet. Alle Muskelfasern der innern Hälfte des linken Ventrikels und die Papillarmuskeln sind stark fettig entartet. Die Segel der Mitralklappe sind im Durchschnitt auf die Breite von $^1/_4$" reducirt. Das Klappensegel ist mässig verdickt. Die Sehnenfäden sind dicker und kürzer ($^1/_4$ — $^1/_2$" lang). Die Aortenklappen sind stellenweise schwach verdickt, erscheinen etwas zusammengezogen, sind aber dehnbar. Tricuspidal- und Pulmonalarterienklappen normal. Aorta ziemlich stark fettig entartet.

In der Bauchhöhle 10—12 Unzen klarer, intensiv gelb gefärbter Flüssigkeit. — Leber wenig verkleinert; ihre Serosa im Verlaufe eines Schnürstreifens verdickt. Das Lebergewebe ist hart, knirscht unter dem Messer, zeigt auf der Schnittfläche das Aussehen der sogenannten Muscatnussleber. Stellenweise sieht man kleine, schwach strahlige, narbige Einziehungen nicht blos in der Nähe der Serosa, sondern auch im inneren Lebergewebe. Die Leber ist mässig bluthaltig; die Klinge wird sehr schwach fettig beschlagen. Galle reichlich, dickflüssig, dunkel, braungrün. — Die Milz ungefähr normal gross, sehr fest, dunkelgrauroth; die Schnittfläche ist glatt, homogen.

Nieren etwas grösser, besonders dicker als normal. Kapsel ziemlich leicht abziehbar, nicht verdickt. Die Corticalsubstanz ist blassroth, weicher. Die Pyramiden sehr blutreich, übrigens normal.

Magen klein, mit spärlichem trüben Inhalt. Schleimhaut mit etwas graurothem Schleim überzogen, gleichmässig stark geröthet und geschwollen. Dünndarm mit dünnem bräunlichen Inhalt; Schleimhaut mässig geschwollen, aber ziemlich beträchtlich und gleichmässig injicirt. Dickdarm meteoristisch aufgetrieben, mit spärlichen festen Kothmassen. Schleimhaut normal.

Uterus normal gross, im Halse nach hinten gebogen. Portio vaginalis mit flachen Erosionen; Canal des Collum verengt; Uterushöhle mit wenig blutigem Schleim erfüllt. Schleimhaut intensiv dunkelroth, stark geschwollen. Ovarien mit erbsengrossen Cysten, keine Follikel enthaltend und aus narbiger Masse bestehend. Tuben normal.

In den zwölf Fällen von Insufficienz der Mitralis ohne Fettmetamorphose des Herzfleisches fand sich einmal (F. V) keine weitere Störung. Uebrigens war Todesursache:

viermal Pneumonie verschiedener Art (F. XII, XXII, XXIV, XXX); zweimal mehrfache hämorrhagische Lungeninfarcte (F. XXVII und XXXIV), einmal zugleich mit beiderseitiger Pleuritis; einmal Pneumonie (und Delirium tremens) (F. VII); einmal linkseitige Pleuritis und Pleuratuberculose (F. XXI); einmal Pericarditis (F. XIII); zweimal grössere frische Gehirnhämorrhagieen (F. XVI u. XXIX).

Stenose des linken venösen Ostium.

Die Stenose des linken Ostium venosum kam allein oder mit geringer Insufficienz der Mitralklappe zwölfmal vor. Die secundären Veränderungen des Herzens und der übrigen Organe gleichen im Allgemeinen denen der Mitralklappeninsufficienz, nur dass der linke Ventrikel selten erweitert. fast stets verengt ist. Daraus lässt sich auch der Einfluss der Fettmetamorphose auf den Herzfehler erklären.

Die Fettmetamorphose des Herzfleisches kam fünfmal bei Stenose des linken venösen Ostium vor: zweimal betraf sie den rechten, einmal beide, zweimal den linken Ventrikel. Unter letzteren Fällen wurde einmal keine weitere Todesursache gefunden; einmal fand sich Hirnerweichung (und Hemiplegie).

17. Stenose am linken Ostium venosum. Partielle Verfettung des rechten Herzens.

61jähriges Weib, secirt am 30. Sept. 1861.

Körper mittelgross, in der linken obern Körperhälfte und in der ganzen unteren Körperhälfte stark ödematös. Haut sehr bleich, fast ohne Todtenflecke. Geringe Starre. Musculatur sehr sparsam, blass.

Schädeldach und harte Hirnhaut normal. Weiche Hirnhäute mässig getrübt. Hirnsubstanz normal.

Halsorgane normal.

Linke Lunge allseitig kurz und mässig fest verwachsen, in allen Durchmessern kleiner, sehr welk; ihr Gewebe blutarm, mässig pigmentirt; ausserdem stellenweise sowohl am untern, als obern Lappen bis zur Luftleere comprimirt. Bronchien ohne Secret; Schleimhaut mässig injicirt; die kleinern mässig erweitert. Rechte Lunge über dem obern Lappen mässig fest, über dem untern sehr kurz und fest verwachsen; ihr Gewebe ebenso wie links, nur stark ödematös. Bronchien wie links.

Im Herzbeutel ungefähr 2 Unzen schwach trübe Flüssigkeit; das Visceralblatt an der obern Hälfte stellenweise mit einer dünnen frischen Fibrinschicht bedeckt, übrigens vielfach verdickt. Herz in allen Durchmessern etwa um die Hälfte grösser. Der linke Vorhof über doppelt weiter, mit spärlichen Blutgerinnseln; im Herzohr ein dasselbe ganz ausfüllendes grauröthliches Gerinnsel. Das Ostium spaltförmig, höchstens $1\frac{1}{2}'''$ breit, nach dem Vorhof zu stark verdickt, an einer zwei Linsen grossen Stelle verkalkt und rauh. Der linke Ventrikel normal weit. Papillarmuskeln nur an den Spitzen sehnig, meist stark atrophisch. Sehnenfäden um die Hälfte kürzer und dicker. Klappensegel am freien Rande 1—1½''' dick. Rechter Vorhof ebensoweit, als der linke. Rechter Ventrikel um die Hälfte weiter; Tricuspidalis an ihren Sehnenfäden und dem Segel stark verkürzt; letzteres am freien Rande bis ½''' dick. Herzfleisch übrigens wenig verdickt, blass, im rechten Ventrikel stellenweise stark, sonst überall schwach fettig entartet. Aortenklappen kürzer und mässig verdickt; Pulmonalklappen mässig verdickt. Innenfläche der Aorta mit sparsamen, die der Pulmonalis und ihrer Lungenäste mit reichlichen erhabenen gelben Flecken.

In der Bauchhöhle ungefähr 10 Pfd. blassgelbe klare Flüssigkeit und spärliche fibrinöse Gerinnsel. Das Peritonaeum parietale, die Serosa der Leber und Milz theils gleichmässig, theils netzförmig stark verdickt, ausserdem stellenweise ecchymosirt und pigmentirt. — Leber in allen Durchmessern ungefähr um die Hälfte kleiner, sehr schlaff, fest anzufühlen, schwer zu durchschneiden. Acini undeutlich, kleiner, im Centrum blassgelb, in der Peripherie braun; die Centralvenen deutlich erweitert. Milz kleiner, die Kapsel stellenweise ¾''' dick; am obern Ende der Peripherie findet sich ein halbkirschengrosser, rundlich zackiger, graugelber, homogener, scharf umschriebener Heerd; das übrige Milzgewebe braunroth, fester.

Nieren um die Hälfte kleiner; die linke injicirt, die rechte zeigt an der Oberfläche zahlreiche tiefe Narben, ist ausserdem blass, stellenweise unregelmässig granulirt. Die Rinde stellenweise um die Hälfte schmaler, überall grau, fest. Pyramiden klein, fest.

Serosa des Magens und des Endes des Dünndarms gleichmässig stark verdickt. Mehrere Dünndarmwindungen fest untereinander und mit der Bauchwand verwachsen. Die Schleimhaut des Magens überall, besonders in der rechten Hälfte, mit reichlichem zähem Schleim überzogen, ausserdem stark verdickt und an zahlreichen Stellen frisch ecchymosirt. Auf der Schleimhaut des Dünndarms reichlicher Schleim; Schleimhaut selbst normal, ebenso die Dickdarmschleimhaut.

Die Serosa des Uterus und der übrigen Genitalien ebenso verdickt, stellenweise frisch injicirt. Uterus selbst etwas kleiner, Schleimhaut der Körperhöhle hämorrhagisch infiltrirt. Ovarien stark granulirt, sehr fest.

In der rechten Inguinalgegend findet sich eine faustgrosse, mit gelblicher klarer Flüssigkeit erfüllte Cyste, deren Innenfläche ebenso verdickt ist, wie das parietale Peritonäum, und die nach dem Annulus cruralis einen deutlichen Fortsatz schickt.

18. Stenose des linken Ostium venosum etc. Fettentartung des Herzfleisches.

38jähriges Weib, secirt am 13. Juli 1857.

Körper mässig ödematös. Hydrops der rechten Pleura, des Pericardium und Peritonäum. Chronische Bronchitis. Herz fast doppelt länger und fast dreimal breiter; sein Fleisch wenig dicker, gleichmässig fettig entartet. Mitral- und Aortenklappen mässig verdickt. Linkes Ostium venosum in hohem Grade verengt, seine Umgebung, stellenweise auch das anliegende Muskelfleisch verknöchert. Leber etwas, Milz über doppelt grösser und fester. Nieren grösser, mässig fettig entartet. Hypertrophie des Uterus; Schleimhautpolyp seiner Höhle.

19. Insufficienz der Mitralis. Stenose des linken Ostium venosum. Herzhypertrophie; Fettmetamorphose des linken Ventrikels.

23jähriges Weib, secirt am 22. April 1860.

Allgemeines mässiges Oedem; ziemlich starke Abmagerung. Hirnhäute schwach ödematös. Linkseitiges fibrinös-seröses Pleuraexsudat, c. $1^1/_2$ Pfd.; rechte Lunge allseitig verwachsen. In beiden Lungen acht bis ganseigrosse, peripherische, keilförmige, ziemlich frische hämorrhagische Infarcte. Chronische Bronchitis. Verstopfung der zu den Infarcten führenden Aeste der Lungenarterie. Sparsames fibrinös-seröses Pericardialexsudat. Hypertrophie des Herzens, besonders des rechten ums Doppelte; Fettmetamorphose unter dem Endocardium des rechten Ventrikels. Sehr starke Schrumpfung und Verdickung der Mitralklappe, geringere der Tricuspidalis, besonders der Segel, stellenweise mit Concrementbildung. Hochgradige Stenose des linken venösen Ostium. Mässige Verdickung aller und geringe Verwachsung von zwei Aortenklappen. In der Bauchhöhle 1 Pfd. trübe röthliche Flüssigkeit. Induration von Leber, Milz und Nieren. Chronischer Catarrh von Magen, Ileum und Colon. Netzverwachsung. Alte Periuterinverwachsungen.

20. Stenose des linken Ostium venosum. Thrombose im linken Herzohr Fettmetamorphose des linken Ventrikels. Gehirnerweichung.

58jähriges Weib, secirt am 25. December 1857.

(Diagnose: seit einem halbem Jahre linkseitige Hemiplegie.)

Körper mässig fettreich. — Rechtes Corpus striatum und Thalamus opticus grau erweicht. Gehirnhöhlen weiter. Hirnarterien nicht atheromatös, an den betreffenden Stellen embolisch verstopft. — Mässiges Lungenemphysem. Chronische Bronchitis. — Im Herzbeutel eine geringe Menge trübe Flüssigkeit und frische Fibrinmassen. Visceralblatt rechts sehr fettreich. Starke Stenose des linken venösen Ostium durch starke Schrumpfung aller Klappentheile. Erweiterung des linken Vorhofs und des rechten Herzens. Herzfleisch linkerseits gleichmässig stark fettig entartet, rechts etwas fester. — Consecutive Veränderungen von Leber, Milz und Nieren. In letzteren mehrfache frische und ältere hämorrhagische Infarcte. — Narbe eines perforirenden Geschwürs an der linken Hälfte der grossen Magencurvatur. — Atresie des äussern Muttermundes.

21. Stenose des linken Ostium venosum. Erweiterung des Herzens.

26jähriger Mann, secirt am 9. November 1859.

(Pat. ist seit c. 5 Jahren krank. Vor 3 Tagen kam er in Behandlung: geringer Icterus ziemlich starkes Oedem der untern Extremitäten und des Bauches: rechtseitige Dämpfung (Hydrothorax); alle Verhältnisse des Herzens normal; Ascites; Harn sehr spärlich, vollständig normal. — Diagnose: allgemeiner Hydrops, wahrscheinlich durch Speckkrankheit.)

Körper mittelgross. Gesicht schwach icterisch; obere Körperhälfte mager untere, besonders auch Genitalien, stark ödematös. Geringe Todtenstarre.

Innenfläche des Schädeldaches, besonders längs der Pfeilnaht, mit zartem Osteophyt. Auf der Höhe beider Hemisphären geringe Pachymeningitis interna. Alte Trübungen der Hirnhäute. Hirnsubstanz blutarm, schwach ödematös.

Halsorgane normal.

Beide Lungen allseitig kurz und ziemlich fest verwachsen. Ihr Gewebe lufthaltig, überall etwas fester, nicht ödematös, mit sehr zahlreichen kleinen runden schwarzen Stellen, dazwischen vielfach schwach gelbroth gefärbt. — Intensive chronische Bronchitis. — Alle Zweige der Lungenarterie bis zu den kleinsten etwas weiter; ihre Innenhaut theils sulzig grauröthlich, theils gelblich, stark erhaben.

Herzbeutel normal. Herz um die Hälfte breiter. Linker Ventrikel normal weit: Muscularis normal dick, mürber, gleichmässig fettig entartet. Einzelne kleine Stellen des Endocardiums sehnig verdickt. Papillarmuskeln lang, normal dick, an den Spitzen sehnig entartet. Sehnenfäden theils stark verdickt, wenig kürzer, grösstentheils membranartig untereinander verwachsen. Klappensegel einen in den Ventrikel vorspringenden, starren Kegel bildend, dessen Ostium spaltähnlich, kaum 3‴ lang und $^3/_4$‴ breit war. Vorhoffläche der Segel stark vorspringend, mit unregelmässig drusigen, zum Theil liniendicken, kalkigen Massen besetzt, von denen einzelne Ausläufer bis in die angrenzende Vorhofsubstanz ausliefen. Vorhof um die Hälfte weiter, etwas dicker. — Rechter Ventrikel fast doppelt weiter. Trabeculae carneae stark, Papillarmuskeln mässig verdickt. Klappensegel etwas kürzer, an mehreren Stellen des freien Randes gallertig verdickt. Rechter Vorhof fast doppelt weiter. Alle Venenostien erweitert, besonders stark das der Vena coronaria; die Valvula Thebesii sehr entwickelt, vielfach fein durchlöchert. In der Umgebung der grossen Venenmündungen zahlreiche unregelmässige bis bohnengrosse erhabene sulzige Stellen. — Aortenklappen etwas verdickt. Aorta enger, mit einzelnen fettig entarteten Stellen.

In der Bauchhöhle ca. 6 Pfd. klare gelbliche Flüssigkeit und einzelne spinnwebartige Flocken. — Leber von normaler Grösse; vorderer Rand stumpf; Kapsel vielfach getrübt und verdickt. Ihre Schnittfläche gelb und dunkelroth gefleckt; die gelben, runden, länglichen oder unregelmässigen, hirsekorngrossen bis über linienlangen Stellen entsprachen dem Umkreis der kleinsten Lebervenen, die rothen der Peripherie der Leberacini; letztere selbst nirgends scharf begrenzt; das ganze Lebergewebe fester. Die Hauptäste der Lebervene sämmtlich sehr bedeutend, manche bis doppelt weiter, ihre Häute verhältnissmässig dicker; im Lumen reichliches Blut. Pfortader enger als normal. Gallengänge normal. Gallenblase klein, dunkle dicke Galle enthaltend. — Milz wenig grösser. Gewebe blutarm, zäher, etwas trocken.

Magen und Darmkanal ohne besondere Abnormität.

Nieren normal gross. Kapsel normal. Oberfläche blass, glatt; an der Peripherie der linken ein bis zur Papille reichender alter metastatischer Heerd, vollständig vernarbt. Rinde grauroth, fester (Fettmetamorphose der Epithelien; Bildung faserigen Bindegewebes im Stroma); Malpighische Körper grösser, stark injicirt. Pyramiden normal.

In den sieben Fällen, in welchen das Herzfleisch bei Stenose des linken venösen Ostium nicht fettig entartet war, fanden sich einmal (F. XL) zahlreiche hämorrhagische Lungeninfarcte; einmal (F. X) bei einer Schwangeren starke catarrhalische Condensation der Lungen; einmal (F. XIX) starke Wasseransammlung in der Bauchhöhle durch chronische Peritonitis; einmal (F. XXXI — vergl. das Detail im Arch. der Heilk. II, pag. 572) grosses linkseitiges Pleuraexsudat durch brandige Erweichung eines hämorrhagischen Lungeninfarctes. In den übrigen Fällen (F. IV, XIV und XXXV) kam keine bemerkenswerthe Todesursache vor.

Insufficienz der Tricuspidalklappe ohne weitere Klappenveränderungen kam nur einmal vor, zugleich mit Fettmetamorphose des linken Ventrikels.

22. Endocarditis der Tricuspidalklappe. Herzerweiterung.

36jähriger Mann, secirt am 4. October 1857.

Körper mässig abgemagert, an den untern Extremitäten stark ödematös.

Schädel- und Halsorgane nicht eröffnet.

Geringer Hydrothorax. Obere Lappen pigmentirt, stark ödematös; in den unteren zahlreiche bis eigrosse, frische und alte, runde oder keilförmige, meist peripherische Infarcte. In den zugehörigen Aesten der Lungenarterie zahlreiche ältere Gerinnsel. Chronische Bronchitis. — Im Herzbeutel ℥jv röthliche trübe Flüssigkeit. Am Visceralblatt nahe der Spitze ein zolllanges Büschel sehniger Fäden. Herz gegen doppelt breiter, wenig verlängert; alle Höhlen stark erweitert, mit reichlichen Gerinnseln. Klappen links normal. Herzfleisch links etwas dicker, blassgrauroth, leicht zerreisslich, gleichmässig fettig entartet. Der äusere Zipfel der überall mässig geschrumpften Tricuspidalis ist an der Vorhoffläche normal; an der Ventrikelfläche findet sich eine haselnussgrosse, buchtige, gelbliche und grauliche, derbem Faserstoff ähnliche Masse. An der gleichen Fläche der übrigen Klappenzipfel, sowie auf einzelnen Sehnenfäden und Trabekeln hirsekorn- bis linsengrosse, graurothe, fest aufsitzende Massen. Rechtes Herz stark erweitert.

In der Bauchhöhle einige Pfund grünlichgelbe Flüssigkeit. Leber gegen doppelt grösser, blutreich, fester. Milz c. 12" lang, entsprechend breit und dick, fester. Nieren grösser und fester.

Combinirte Klappenfehler.

Unter den combinirten Klappenfehlern sind, wenn man von der gleichzeitigen Insufficienz und Stenose desselben Ostiums absieht, die Insufficienz der Mitralis (ohne oder mit Stenose des venösen Ostium) und die Insufficienz der Tricuspidalis am häufigsten. Fälle dieser Art sind bei den Insufficienzen der Mitralis und Stenosen des Ostium venosum mitgetheilt, da man am Leichentisch meist kein sicheres Urtheil über das Vorhandengewesensein der Tricuspidalinsufficienz hat.

Nächstdem kommen am häufigsten Insufficienzen der Mitralis und der Aortenklappen zusammen vor. Diese stellen sich in ihren Rückwirkungen auf die Herzhöhlen, zum Theil auch auf die übrigen Organe sehr verschieden dar, je nachdem die eine oder andere primär und vorwaltend ist. Dem entsprechend wird sich auch der Einfluss der Fettmetamorphose verschieden darstellen.

Unter dreizehn Fällen der genannten Klappenaffection fanden sich vier Fälle, in denen das Herzfleisch beiderseits oder vorzugsweise im linken Ventrikel fettig entartet war. Nur in einem dieser Fälle war der Tod höchst wahrscheinlich Folge einer Magenblutung.

23. Insufficienz der Aortenklappen und der Mitralis: Hypertrophie und Fettmetamorphose besonders des linken Ventrikels. Aortitis.

45jähriger Mann, secirt am 15. Sept. 1862.

Körper mittelgross, mässig ernährt. Haut grau, mit einem Stich ins Gelbliche. Ziemlich reichliche Todtenflecke. Starke Starre. Unterhautzellgewebe mässig fetthaltig. Musculatur mässig entwickelt, blass.

Schädeldach normal. Dura mater mit der Tabula vitrea fest verwachsen, sonst normal. Weiche Hirnhäute überall mässig getrübt. Hirnsubstanz blutarm, weicher.

Rachen und Halsorgane normal. Ihre Schleimhaut bleich.

Pleuren leer. Lungen nicht verwachsen, in der Mittellinie näher aneinander reichend. Lungengewebe überall aus den feinsten Bronchien reichliche schmuzige Flüssigkeit entleerend; an den meisten Stellen grauröthlich, eigenthümlich fest, fast luftleer, an anderen Stellen blass, an noch anderen von einzelnen frischen und älteren Hämorrhagieen durchsetzt. Ränder beider Lungen schwach emphysematös, die Ränder des unteren Lappens stellenweise luftleer, comprimirt. In den grösseren Bronchien spärliche schleimige Flüssigkeit; in den kleineren schaumiges Serum. Bronchialdrüsen wenig vergrössert, schwarz, fest. — Im Herzbeutel 3 Unzen klare Flüssigkeit; Visceralblatt überall schwach, stellenweise stärker getrübt. Herz gegen 7'' im queren und ebensoviel im Längsdurchmesser, vorzugsweise aus dem linken Ventrikel bestehend. Linker Ventrikel von reichlichen Blutgerinnseln erfüllt, in allen Durchmessern über doppelt weiter. Herzfleisch ausser an der Spitze um die Hälfte dicker; seine äussern Schichten grauroth, deutlich fasrig; die inneren Schichten, Papillarmuskeln und Fleischbalken gelbröthlich, theils gleichmässig, theils gelb gefleckt. Die Papillarmuskeln lang, aber glatt, die Sehnenfäden wenig verkürzt, etwas dicker. Der hintere Zipfel der Mitralis stellenweise mässig verdickt; der Aortenzipfel der Mitralis längs des freien Randes, sowie einzelne der angrenzenden Sehnenfäden stellenweise mit einer grauweissen, weichen, unebenen, festansitzenden Masse bedeckt, welche sich sowohl an der vorderen als hinteren Fläche dieses Zipfels findet. Von den Aortenklappen ist nur die rechte noch theilweise erhalten, ungefähr doppelt kleiner, bis $^3/_4$''' dick und weich, die hintere ist nach der rechten zu an einer linsengrossen Stelle perforirt, in ihrem übrigen Theil $^1/_2$—2''' dick, theils mit einer ähnlichen Masse bedeckt, wie die Mitralis, theils verkalkt. Diese Klappe ist gegen 3''' weit verwachsen mit der linken, welche gleich der hinteren ungefähr normal gross, aber mit denselben Massen besetzt ist, wie die Mitralis. Zwischen dieser Klappe und dem angrenzenden Theil der Aorta, also an deren vorderer Wand gelegen, findet sich eine 1□'' grosse Stelle, deren Grund bläulich weiss, ziemlich glatt, oben aber von einzelnen kleinen Ausbuchtungen und sehnigen Strängen durchsetzt ist; der Rand dieser Stelle ist 1—3''' hoch, zum Theil von der letztgenannten Aortenklappe gebildet, zum Theil scheint er aus der unterwühlten, aber senkrecht stehenden Innenhaut der Aorta zu bestehen. — Das rechte Herz fast doppelt weiter; Wand normal dick, mit mässig reichlichen Gerinnseln erfüllt; Fleisch bleich, sonst gleich den Klappen normal. Der rechte Vorhof gegen doppelt weiter. Aorta normal weit; Innenfläche fettig entartet.

Bauchhöhle ohne Flüssigkeit.

Leber in allen Durchmessern, mit Ausnahme des dicken, etwas grösser; ihre Oberfläche stellenweise unregelmässig und flach granulirt. Schnittfläche bloss in den grösseren Gefässen bluthaltig, undeutlich acinös. Centrum der Acini weiss, mit erweiterten Centralvenen. Peripherie grauroth. Lebergewebe etwas fester. Wand der grossen Gefässe normal. Galle spärlich, dunkel. — Milz 6 ' lang, verhältnissmässig breit und dick; Kapsel mässig verdickt; Milzgewebe grauroth, von sehr zahlreichen bis hirsekorngrossen, festen, weissen Stellen durchsetzt. Am äussern Rande des obern Theils der Milz eine tiefe Narbe, in deren Grund sich eine gegen bohnengrosse, weisse und gelbe, homogene, ziemlich feste Masse befindet.

Nieren etwas grösser. Kapsel dünn, leicht abziehbar; Oberfläche glatt; Rinde etwas breiter, grauroth, ziemlich homogen, fester, mattglänzend; Pyramiden blass normal gross; an einem Nierenkelche mehrere kleine gelbliche Concremente. An der hinteren Fläche der linken Niere ein ähnlicher, viel kleinerer Infarct, als der der Milz. Becken und Kelche der rechten Niere sämmtlich gegen doppelt weiter; einzelne Kelche enthalten sehr reichliche gelbe, rundliche Concremente. In der Schleimhaut einzelne Hämorrhagieen.

Im Magen sehr reichliche, ziemlich frische Speisereste; Schleimhaut theils blassröthlich, theils grünlich gefärbt, etwas dicker. — Im obern Dünndarm sehr reichliche gelbweisse schleimige Flüssigkeit; Schleimhaut fast überall wenig hyperämisch und stellenweise frisch hämorrhagisch. Dickdarm normal.

Die Wirbelsäule zeigt in ihrem mittleren Thoraxtheil eine sehr starke Krümmung, deren Convexität nach rechts sieht. Die Aorta liegt an der Concavität dieser Krümmung, ist in ihrem Lumen vollständig normal, ihre Innenfläche stellenweise fettig.

24. Insufficienz der Mitralis und der Aortenklappen. Erweiterung und Fettmetamorphose des Herzens.

17jähriger Mensch, secirt am 11. März 1863.

(Kam vor 5 Monaten mit acutem Gelenkrheumatismus in's Spital. Später Endocarditis und Insufficienz der Mitralklappe.)

Körper mittelgross, stark abgemagert; Haut gelbgrau, mit reichlichen violetten Todtenflecken und stellenweise mit Miliaria. Am linken Trochanter ein thalergrosser, am rechten ein zweithalerstückgrosser, dort oberflächlicher, hier bis auf den Knochen dringender Decubitus. Schwache Starre. Unterhautzellgewebe fast fettlos; Musculatur spärlich, blass.

Schädeldach dünn. An der Aussenseite beider Scheitelbeine zahlreiche bis linsengrosse, meist flache, auf dem Grund zum Theil vascularisirte und meist etwas weiche Vertiefungen, über welchen das Periost leicht abziehbar ist. Dura mater normal - weiche Hirnhäute schwach getrübt. Hirnsubstanz blutarm, etwas weicher.

Rachen- und Halsorgane normal.

In der linken Pleurahöhle etwa $^1/_4$ Pfd. klare Flüssigkeit. Lunge stellenweise langfädig verwachsen, im obern Lappen normal gross, im unteren mässig comprimirt, fester anzufühlen und schwer. Das Gewebe des oberen Lappens fast überall nur in den Bronchien lufthaltig, an den meisten Stellen eigenthümlich gelbröthlich gefärbt nur stellenweise schwach schieferfarben, dabei glatt, homogen, beim Darüberstreichen reichliche lufthaltige, gelbröthliche Flüssigkeit ergiessend. Unterer Lappen mässig bluthaltig, braunroth, mässig lufthaltig. In den Bronchien spärlicher blutiger Schleim. Bronchien des oberen Lappens blass, die des unteren in der Schleimhaut stärker geröthet und geschwollen. Bronchialdrüsen klein, schwach und fest. — Rechte Pleura wie links. Unterer Lappen schwach comprimirt; der obere und mittlere Lappen gleich dem linken oberen; der untere Lappen fast vollständig luftleer, gleichmässig braunroth, undeutlich fein granulirt. Bronchien wie links. Bronchialdrüsen etwas grösser, theils schwarz, theils grau und mürbe.

Im Herzbeutel gegen ℥ij schwach trübe Flüssigkeit. An der Umschlagsstelle des Herzbeutels finden sich spärliche Reste von theils blassem, theils dunklem Faserstoff. Herz in beiden Durchmessern fast doppelt grösser, vorzugsweise aus dem stark hervortretenden linken Ventrikel bestehend. Der linke Ventrikel über doppelt weiter, mit reichlichen Gerinnseln; sein Fleisch, auch abgesehen von der Erweiterung, um die Hälfte dicker, nach der Spitze hin an Dicke zunehmend, gelbröthlich, stellenweise, besonders zunächst dem Endocardium, gelblich gefärbt, überall stark fettig entartet; Papillarmuskeln normal gross, gleichmässig graugelb, homogen, weicher, stark fettig entartet. Sehnenfäden stark verdickt und wenig verkürzt. Klappensegel wenig verkürzt und nur längs des freien Randes mässig verdickt. Aortenklappen schwach verdickt; an den Rändern stellenweise perforirt, leicht beweglich. Linker Vorhof, rechter Ventrikel und rechter Vorhof stark erweitert. Fleisch des rechten Ventrikels normal dick, übrigens ebenso wie links oder noch stärker fettig entartet. Die meisten Papillarmuskeln schwach gelb gefleckt. Pulmonalarterie und Aorta normal.

In der Bauchhöhle ungefähr 1 Pfd. schwach trübe gelblichrothe Flüssigkeit. — Leber in beiden Lappen über die Hälfte grösser; im rechten Lappen stark zungenförmig, bis 2" vom Darmbein reichend; ihre Oberfläche schwach getrübt; Rand des linken Lappens scharf, der des rechten stumpf. Lebergewebe etwas fester, braun und grauroth gefärbt, weniger deutlich acinös. Galle spärlich, schleimig. — Milz gegen doppelt grösser, dunkel, derb.

Linke Niere ungefähr doppelt grösser. Kapsel leichter abziehbar; Oberfläche glatt, in der vorderen Hälfte blass, in der hinteren mässig injicirt; Rinde mässig verbreitert, an der vorderen Fläche gelblich, an der hinteren grauroth, homogen, fester. Rechte Niere kleiner als die linke, blutärmer, sonst ebenso.

Magen in der Pförtnerhälfte schwach geröthet, sonst normal. Im unteren Dünndarm einzelne solitäre Follikel schwach vergrössert. Mesenterialdrüsen etwas grösser, graugelb, derb. Dickdarm normal.

Blase normal. Urachus und fötale Nabelgefässe auffallend deutlich.

25. Chronische und acute Endocarditis der Mitralis und der Aortenklappen. Fettmetamorphose besonders des linken Ventrikels. Drei runde Magengeschwüre; in einem derselben vier offene Gefässe. Blut im Darmkanal.

19jähriger Mann, secirt am 9. November 1862.

Körper mittelgross, stark abgemagert, an den unteren Extremitäten mässig ödematös. Haut sehr bleich, mit reichlichen blassen Todtenflecken.

Schädeldach dünn; in der Gegend der grossen Fontanellen mehrere Schaltknochen. Dura mater normal; weiche Hirnhäute an der Convexität schwach getrübt, in hohem Grade anämisch. Hirnsubstanz sehr blutarm, schwach ödematös, sonst normal.

Rachen- und Halsorgane normal.

Linke Lunge überall mässig fest verwachsen; Pleurahöhle ohne Flüssigkeit; die Lunge im oberen Lappen wenig, im unteren stärker verkleinert. Das Gewebe des oberen Lappens auffallend schwach lufthaltig, nur aus den kleineren Bronchien lufthaltige Flüssigkeit ergiessend, grauröthlich, an zahlreichen bis zwei Linsen grossen Stellen blassroth, seltener dunkelroth gefärbt. Der untere Lappen von demselben Luftgehalt, auch übrigens gleich beschaffen, nur durchaus heller gefärbt. Bronchien schwach erweitert; Schleimhaut der obern blass, die der unteren mässig geröthet. — In der rechten Pleurahöhle circa 2 Pfund gelblich klare Flüssigkeit. Lunge frei; grössere untere Hälfte des unteren Lappens fast um die Hälfte kleiner; unter der Pulmonalpleura des mittleren und oberen Lappens sind die Lymphgefässe deutlich sichtbar, rothgefärbt. Das Gewebe des oberen Lappens enthält nur in den kleineren Bronchien nachweisbare Luft; ihre Schnittfläche theils gelblich, theils gelb; an wenigen Stellen dunkelroth oder schwarz gefärbt. Das Gewebe sehr undeutlich zellig, meistens homogen und fester anzufühlen. Der mittlere Lappen ebenso. Der untere in seinem untern Drittel gleichmässig braunroth, glatt, luftleer. Bronchien wie links; Bronchialdrüsen wenig vergrössert, schwarz, fest.

Im Herzbeutel circa ℥jj gelbgrüne, schwach trübe Flüssigkeit mit spärlichen Fibringerinnseln; das Visceralblatt an den betreffenden Stellen fettreich; an der Basis des Herzens über den grossen Gefässen und längs der Vasa coronaria theils gleichmässig roth gefärbt, theils sehr zahlreiche kleine bis linsengrosse Hämorrhagieen zeigend. Herz gleichmässig vergrössert, $4^1/_2$" breit, ebenso lang, schlaff; im linken Herzen spärliche Gerinnsel; linker Ventrikel um $^1/_2$ grösser; Endocardium normal; Papillarmuskeln an den Spitzen in der Höhe von 1—$1^1/_2$''' sehnig entartet; Sehnenfäden am vorderen Zipfel fast um $^1/_2$ kürzer, am hinteren weniger kurz, überall stark verdickt. Das Klappensegel des vorderen Zipfels wenig verkürzt, das des hinteren nur noch 2—3''' breit, beide an ihrem freien Rande in der Breite von 1—2''' bis $^1/_2$''' dick, grauweisslich, zahlreiche sehr kleine Vegetationen zeigend; an einer Stelle ein halb linsengrosses Loch, nahe am freien Rande. Im rechten Herzen reichlichere Gerinnsel; rechter Ventrikel normal gross, an der Oberfläche der Tricuspidalklappe nahe dem freien Rande sehr zahlreiche, feine Vegetationen. Endocardium des normal weiten Vorhofes vielfach getrübt; Klappen der Pulmonalarterie normal; Arterie selbst auffallend eng. Aortenklappen kleiner; an ihrer hinteren Fläche eine 1''' breite und 1''' hohe gleiche Auflagerung wie an der Mitralklappe. Herzfleisch links etwas dicker; in beiden Herzhälften gelblich röthlich, weicher: links ziemlich stark, rechts mässig fettig entartet.

In der Bauchhöhle 2 Pfd. klare gelbe Flüssigkeit. Leber am linken Rand des linken Lappens fest mit dem Magen verwachsen; Kapsel vielfach getrübt. Gewebe graugelb und roth gefleckt; Acini deutlich, im Centrum graugelb, peripherisch dunkel, von normaler Consistenz; grosse Gefässe normal. Galle reichlich, graubraun, dünn. — Milz normal gross; in ihrer oberen Hälfte nahe dem hinteren Rand ein gegen $^3/_4$" langer, bis 4''' breiter scharf umschriebener hämorrhagischer Infarct; nach aussen davon ein kleinerer, weniger deutlich umschriebener.

Der Magen hängt mit dem linken Rand des linken Leberlappens an einer circa quadratzollgrossen Stelle kurz zusammen, ist gegen die Leber herangezogen und lässt daselbst eine Härte fühlen. Auch das Pancreas hängt in seiner linken Hälfte kurz und fest mit dem Magen zusammen. Auf der Magenschleimhaut sieht man an der kleineren Curvatur, vorzüglich an der hinteren Wand, 2" von der Cardia eine ovale, 1□" grosse, gegen 2''' tiefe Grube, in welche sich die Schleimhaut wenig fortsetzt, deren Grund ziemlich glatt ist, und 4 $^1/_2$—1erbsengrosse, warzenförmige Höcker zeigt, in deren Mitte mit röthlicher Flüssigkeit erfüllte Canäle (arrodirte Arterien) liegen. Dieser Stelle gegenüber eine 2kaffeebohnengrosse narbige Stelle; unterhalb der ersten Narbe findet sich eine gleiche ovale $^1/_4$□" grosse Stelle. Die übrige Magenschleimhaut wenig geschwollen, mit zähem Schleim belegt, ohne Blut. — Im oberen Jejunum gelblicher Chymus. Im übrigen Dünndarm reichliche theils blutrothe, meist aber theerartige Flüssigkeit. — Im Dickdarm dieselben Massen.

Nieren normal gross; Kapsel normal; Oberfläche vorn blass, hinten geröthet, glatt; Rinde normal breit, homogen, fester.

26. Chronische Endocarditis der Mitralis und der Aortenklappen: Dilatation und Hypertrophie des linken, mässige Fettmetamorphose beider Ventrikel. Lungenemphysem.

55jähriger Mann, secirt am 22. Juli 1862.

Körper mittelgross, ziemlich abgemagert, von den Knieen an mässig ödematös. Haut graugelblich, mit sehr reichlichen dunklen Todtenflecken. Mässige Starre. Unterhautzellgewebe fast fettlos, Musculatur spärlich, blassroth.

Schädeldach dünn. In der Dura mater ein kleiner stachlicher Knochen. Weiche Hirnhäute an der Convexität und Basis schwach getrübt. Hirnsubstanz blutarm.

Schleimhaut des Larynx und der Trachea mit spärlichem zähen Schleim belegt darunter geröthet, mässig geschwollen. Schilddrüse normal.

Die Lungen reichen vorn in der obern Hälfte gegen 2" übereinander, so dass die rechte vor der linken liegt, sind an ihren vorderen Rändern mässig emphysematös, schlaff anzufühlen. In der linken Pleurahöhle ungefähr 1 Pfd. braunrothe, schwach trübe Flüssigkeit. Die linke Lunge an der Spitze verwachsen, ihr oberer Lappen mit zahlreichen Flecken, zwischen denen das Gewebe vielfach hellroth ist. Der untere Lappen mit denselben Flecken, zwischen denen die Pleura an den meisten Stellen braunroth ist; an der Basis ausserdem noch eine dünne Fibrinschicht. In der rechten Pleurahöhle gegen 2 Pfd. klare gelbliche Flüssigkeit; die Lunge über dem oberen Lappen stellenweise verwachsen, der untere Lappen etwas kleiner. Beide Lungen $1\frac{1}{2}$ — bis 2" tiefer stehend. — Der linke obere Lappen ist überall lufthaltig, schwach ödematös, von zahlreichen schwarzen und weniger reichlichen blassrothen Flecken durchsetzt. Der untere Lappen fester anzufühlen, von sehr zahlreichen bis kirschengrossen, meist peripherischen, nicht scharf begrenzten, braunrothen, etwas festeren Stellen durchsetzt. Der hintere untere Theil dieser Lunge ist in der Höhe von 4" gleichmässig braunroth, luftleer, reichliche trübe blutige Flüssigkeit entleerend, unregelmässig und grob granulirt. In den Bronchien reichliche blutig-schaumige Flüssigkeit. Schleimhaut mässig geröthet und wenig geschwollen. Die Bronchien im untern Lappen gleichmässig schwach erweitert. — Die rechte Lunge verhält sich im obern Lappen gleich dem linken untern. Der mittlere ist vorn ebenso beschaffen; der grösste Theil seiner hintern Partie ist luftleer, braunroth. Der hintere Theil des untern Lappens ist grösstentheils luftleer, glatt, reichliche trübe Flüssigkeit ergiessend.

Im Herzbeutel ca. 1 Unze gelbliche klare Flüssigkeit. Das Herz gegen doppelt grösser, beiderseits fest anzufühlen. In allen Herzhöhlen reichliche dunkle Gerinnsel. Der linke Ventrikel gegen doppelt weiter, die Trabekeln theils etwas dicker, theils sehnenartig dünn. Die Papillarmuskeln grösstentheils um die Hälfte grösser und dicker, die Sehnenfäden zum kleinern Theil normal lang, grösstentheils über doppelt dicker, und vielfach untereinander verwachsen. Der vordere Zipfel des Klappensegels ist um die Hälfte kürzer, etwas nach hinten umgekrempt; der hintere Zipfel wenig verkürzt, stark in den Ventrikel hineinragend. Der Durchschnitt stellenweise bis 2''' verdickt, theils einfach fibrös, an vielen Stellen verkalkt. An der Vorhoffläche des hintern Zipfels ist eine gegen $\frac{1}{2}\square$" grosse Fläche, welche aus vollständig verkalkter, ulcerirter Masse besteht. Der linke Vorhof schwach erweitert. Die Aortenklappen ragen weit in das Lumen herein, schliessen aber. Ihre Berührungsstellen sind 2—3''' weit miteinander verwachsen, ihr Gewebe stellenweise verdickt und mit kalkigen Concrementen besetzt. Die Aorta etwas enger, mit Auflagerungen. Der rechte Ventrikel etwas kleiner, als normal; seine Klappen normal, das Segel der Tricuspidalis etwas verdickt. Der rechte Vorhof wenig erweitert. Die Pulmonalklappen normal. Das Herzfleisch links im Verhältniss zur Weite des Herzens fast doppelt dicker, grauroth, beiderseits, besonders links unter dem Endocardium, stellenweise gelb punctirt. In der Bauchhöhle gegen 3 Pfund klare Flüssigkeit. Leber in allen Durchmessern fast um die Hälfte kleiner, an der Oberfläche glatt, stellenweise unregelmässig schwach granulirt. Die Schnittfläche etwas fester, in den grössern Gefässen blutreich, aus einem gelben Netzwerk mit rothen Inseln bestehend, in ersterem an zahlreichen Stellen die Centralvenen sichtbar. Galle reichlich, dunkel. — Milz normal gross; Kapsel mässig getrübt und verdickt; Gewebe braunroth, fester, reicher an Stroma.

Nieren etwas kleiner; Kapsel fester ansitzend; Oberfläche braunroth. Rinde fester, fein roth punctirt. Pyramiden braunroth, mit reichlichen Kalkinfarcten.

Magen weit; mässiger chronischer Catarrh der Schleimhaut. Geringer chronischer Catarrh des Dünndarms und stärkerer chronischer Catarrh des ganzen Dickdarms.

In den übrigen neun Fällen von Insufficienz der Mitralis und der Aortenklappen ohne gleichzeitige Fettmetamorphose des Herzfleisches war der Tod bedingt:

- dreimal durch Pneumonie, einmal zugleich mit Pericarditis (F. XVII, XXIII und XXXVI);
- einmal durch sehr starke und allgemeine catarrhalische Condensation der Lungen (F. XLI);
- einmal durch doppelseitiges hämorrhagisches Pleuraexsudat (F. I);
- je einmal durch beginnende (embolische) Gangrän einer Unterextremität (F. III), und durch Gangrän des Scrotum (F. XXXII).

In zwei Fällen fand sich keine letzte Todesursache: einmal trat der Tod ganz plötzlich ein (F. XI); der andere Fall betraf einen Säufer (F. XXV).

Combinationen von mehr als zwei Klappenfehlern sah ich nur dreimal. In zwei Fällen fand sich Fettmetamorphose des ganzen Herzens. Einmal fehlte die Fettmetamorphose, der Tod war wahrscheinlich Folge einer älteren eitrigen Pericarditis (F. XX).

27. Fehler mehrerer Herzklappen. Fettmetamorphose des Herzfleisches.

46jähriger Mann, secirt am 4. December 1856.

Körper mässig icterisch und mässig ödematös. Beiderseits mässiger Hydrothorax und starkes Emphysem der obern Lungenlappen. Drei grosse frische Infarcte im rechten Unterlappen. Condensation des Lungengewebes. Allgemeine starke Herzhypertrophie durch Verschrumpfung der Mitralis, der Aortenklappen, theilweise auch der Tricuspidalis, und Stenose am linken venösen Ostium. Punctirte und streifige Fettmetamorphose des gesammten Herzfleisches. Consecutive Veränderungen der Bauchorgane.

28. Insufficienz der Mitral- und der Aortenklappen; Stenose des linken Ostium venosum: Hypertrophie und Fettmetamorphose des Herzens. Induration von Leber, Milz und Nieren.

27jähriger Mann, secirt am 10. April 1860.

Körper mittelgross, schwach genährt. Haut schmuzig-gelblich; ausgebreitete violette Todtenflecke. Starke Starre. Untere Extremitäten von den Knieen an links schwach, rechts stärker ödematös. Musculatur verhältnissmässig reichlich, blass.

Schädeldach dick, compact: überall schwaches villöses Osteophyt. Am linken Scheitelbein, $1^1/_2$'' von der Pfeilnaht, eine 1'' lange, 2''' breite und 1''' tiefe, glatte Furche, die sehr durchsichtig ist. Nahe der Pfeilnaht mehrere andere kleine durchsichtige Stellen. Dura mater normal dick, an ihrer inneren Fläche längs der Pfeilnaht ein gelbröthlicher, sehr dünner, weicher Anflug. Auf den weichen Hirnhäuten ebendaselbst reichliche Pacchionische Granulationen. Hirnhäute der Convexität in den Furchen getrübt, mässig ödematös. Hirnwindungen etwas abgeplattet. Hirnsubstanz etwas feuchter. In der weissen Substanz die Gefässe durchschnittlich auffallend weit.

Larynx normal. Die hintere Wand des Larynx und der Trachea grauroth, mässig geschwollen. — Schilddrüse gross, gleichmässig colloid entartet.

In der linken Pleurahöhle ca. 2 Pfd. braungelbe, klare Flüssigkeit. Die Lunge an der Basis des unteren Lappens und am untern äusseren Theil der Convexität mit einer dünnen, fibrinösen Schicht bekleidet und darunter roth gefärbt. Jener Stelle entspricht ein 2'' im längsten, $1^1/_2$'' im kleinsten Durchmesser haltender, scharf umschriebener, stellenweise zackiger, dunkelrother, glatter, auf der Schnittfläche reichliches Blut entleerender Infarct. In zwei zu demselben führenden Aesten der Lungenarterie finden sich 2 weiche ältere Gerinnsel. Nahe der Lungenwurzel finden sich im untern Lappen mehrere linsengrosse, unregelmässige, nicht scharf umschriebene, hellrothe, schlaff infiltrirte Stellen. Das übrige Lungengewebe ist reichlich schwarz gefleckt, dazwischen theils blass, theils gelbröthlich. Bronchien in den feinern Verzweigungen weiter, mit eitriger Flüssigkeit erfüllt; in den grössern eine mässige Menge glasigen Schleimes. Der untere Lungenlappen ca. $^1/_3$ kleiner. — In der rechten Pleurahöhle dieselbe Flüssigkeit in etwas reichlicherer Menge. Die Lunge an der Spitze verwachsen, um die Hälfte comprimirt, der untere, mittlere und die Hälfte des oberen Lappens mit einer einige Linien dicken Fibrinschicht bekleidet. Oberer und mittlerer Lappen wie der linke obere, ebenso der grösste Theil des unteren Lappens. An der Basis findet sich ein ganseigrosser, scharf umschriebener, braunrother, etwas schlaffer Infarct, auf dessen Durchschnitt zahlreiche kleine Aeste der Lungenarterie verstopft sind. An einer Stelle setzt sich der Thrombus bis zu einem $1^1/_2$'' dicken Ast fort. Bronchien wie linkerseits. Die gröbern Aeste der Art. pulm. in beiden Lungen zeigen ausgebreite gelbe, wenig vorragende Flecke.

Im Herzbeutel ca. 3 Unzen gleiche Flüssigkeit wie in der Pleura. Herz 6'' lang, an der breitesten Stelle 9'' breit, fast kugelig. Das Pericardium über dem rechten Atrium fleckig getrübt. An zahlreichen Stellen des rechten Ventrikels eine ausgebreitete fein gelbe Fleckung, welche kaum $^1/_2$'' weit in die Muscularis hereinragt (Fettmetamorphose derselben). Der linke Ventrikel auffallend eng. (von der halben normalen Weite). Linker Vorhof doppelt weiter. Das Endocardium des letzteren an verschiedenen Stellen trüb gefleckt;

vor dem Eingang in das gleichfalls doppelt weitere Herzohr findet sich eine ¾''' lange, fast ½'' breite, einige Linien dicke, ovale Erhebung, welche aus dunkelgraurothem, meist älterem Faserstoff besteht und mit dem Endocardium innig zusammenhängt. Das Ostium venosum hat die Form einer dreieckigen Spalte, deren jede Seite c. 3'' lang ist. Das Klappensegel ist nach dem Ventrikel hereingezogen; an einer Stelle der Vorhoffläche erhaben, steinig anzufühlen, letzteres bis zur Dicke von 3'''. Das übrige Segel ist überall stark, stellenweise bis 1½''' verdickt. Von den Sehnenfäden findet sich nur ein einziger linienlanger und linienbreiter. Papillarmuskeln etwas dünner und länger; das Herzfleisch links normal dick, blass. Rechter Vorhof und rechter Ventrikel ca. 3mal weiter als normal. In beiden sehr viel Blutgerinnsel. Alle Fleischbalken des rechten Ventrikels und Atriums stark verdickt. Unter dem Endocardium des rechten Ventrikels an einzelnen Stellen dieselbe gelbliche Fleckung wie an der Aussenfläche; dieselbe reicht überall kaum ¼''' weit ins Muskelgewebe hinein. An einzelnen Stellen der Tricuspidalis nach dem freien Rand zu eine geringe grauröthliche granulirte Auflagerung. Klappen der Art. pulm. normal; die der Aorta fast um die Hälfte kürzer, überall schwach, in der Gegend der Noduli stark verdickt. Nur an wenigen Stellen der Aorta gelbliche Färbung.

Bauchhöhle ohne Flüssigkeit. Leber in allen Durchmessern ca. um die Hälfte kleiner; in den grössten Gefässen mässig bluthaltig. Die Schnittfläche überall grauweiss und gelb gefleckt, wobei wechselweise die eine Färbung die andere übertrifft. Das Gewebe glatt, keine besondern Acini, schwach glänzend. Alle grössern Gefässe mässig, die grössern Lebervenen fast doppelt weiter. Oberfläche der Leber theils glatt und fest, theils (und dies an der untern Fläche) fein und unregelmässig granulirt.

Galle spärlich, dunkel, dickflüssig. — Milz 5'' lang, fest; Gewebe braunröthlich, fester, etwas glänzend.

Magenschleimhaut starkfaltig und überall, besonders am Pylorus mässig verdickt. Die Musculatur des letztern c. um die Hälfte verdickt. Im ganzen Jejunum sehr reichlicher, wenig zäher Schleim; im untern Speisereste, an einer Stelle mit Blut vermischt; an letzterer Stelle die Schleimhaut mässig roth, stark geschwollen. Im Dickdarm reichlicher fester Koth und stellenweise eitriger Schleim. — Die Schleimhaut überall stärker vascularisirt; stellenweise zahlreiche Narben von solitären Follikeln.

Nieren etwas grösser als normal; Kapsel leicht abziehbar; auf der Oberfläche mehrere kleine tiefe Narben; Rinde um die Hälfte breiter, grauroth, fester. Pyramiden blass. Harnblase normal. Prostata nicht vergrössert.

Den Herzfehlern reihe ich noch den folgenden Fall von Offenbleiben des *Foramen ovale* an, bei welchem sich eine allgemeine punctförmige Fettmetamorphose des Herzfleisches fand.

29. Offnes Foramen ovale; Hypertrophie und Fettentartung des Herzens.

25½jähriger Mann, mager, an den untern Extremitäten schwach ödematös. Ich erhielt nur das Herz am 24. Juli 1859.

Herz gegen dreimal länger und breiter durch sehr bedeutende Erweiterung des rechten Ventrikels und Vorhofs. Septum stark in den linken Ventrikel vorragend. Herzfleisch überall punctförmig fettig entartet. Mitral- und Aortenklappen gallertig verdickt. Foramen ovale gegen 2'' im Durchmesser, mit glatten Rändern.

Die chronische Aortenentzündung und die Fettmetamorphose des Herzfleisches.

Den Klappenfehlern des Herzens, besonders den Insufficienzen der Aortenklappen, schliesst sich die chronische Entzündung der Aorta nicht nur pathologisch-anatomisch, sondern auch in ätiologischer und klinischer Beziehung an.

Dass die chronische Aortitis an sich und wegen ihrer Folgen, besonders wegen der Fettmetamorphose der Muscularis und der consecutiven Erweiterung des Lumens, eine häufige Ursache von Dilatation und Hypertrophie des linken Ventrikels ist, ist hinreichend bekannt. Es war *a priori* zu erwarten, dass auch die Fettmetamorphose dieses Ventrikels ein häufiger Befund sein werde. Aber eine genauere Inbetrachtnahme bestätigte diese Erwartung nicht.

Unter 2000 Sectionen kamen 65 Fälle vor, in welchen die mässige oder starke Hypertrophie des linken Ventrikels (alle geringgradigen Fälle wurden unberücksichtigt gelassen) allein oder doch vorzugsweise auf Rechnung obiger Arterienkrankheit zu setzen war. In beifolgender Tabelle sind nur die ersten 26 Fälle in Kürze mitgetheilt, da sich in den übrigen wesentlich dieselben Verhältnisse ergaben. Eine Durchsicht dieser Tabelle zeigt, dass auch das jugendliche Alter von der chronischen Aortitis nicht verschont ist, besonders wenn mehrjähriger Alcoholmissbrauch stattfand, sowie dass die Todesursache, wie schon lange bekannt, auffallend häufig in Gehirnblutungen lag. Hingegen ergab sich auch ein mir bis dahin weder aus der Literatur, noch aus eigner Erfahrung bekanntes Factum, dass nähmlich fast die Hälfte aller mit chronischer Aortitis und Hypertrophie des linken Ventrikels Behafteter an Pneumonie zu Grunde ging. Ich unterlasse vorläufig die nähere Begründung dieser Thatsache.

Fälle von Hypertrophie des linken Ventrikels durch chronische Arteriitis.

30j. W. 30. Dec. 1856. Rechts. eitriges pleurit. Exs. Pneumonie des grössten Theils des rechten Oberlappens.

65j. M. 31. Dec. 1856. Frische Hämorrhagie des r. Corpus str., Thal. opt. u. des grössten Theils der Marksubstanz. Verkleinerung der Leber. Chronischer Magencatarrh.

42j. M. 11. Jan. 1857. Frische Hämorrh. des r. Corp. str. mit Durchbruch in den Ventrikel. Emphysem der r., starke Verkleinerung und sackige Bronchiectasieen der l., Miliartuberkel beider Lungen, sowie des Ileum. Chron. Magencatarrh.

72j. M. 13. Jan. 1857. Starke Kyphose der Brustwirbelsäule mit geringer Verengerung der Aorta Emphysem und Compression der Lungen. Rechtes Herz etwas weiter.

71j. M. 5. März 1857. Links. dünneitriges Pleuraexsudat; Infiltration des l. unt. Lungenlappens; Lungenemphysem. Krebs der Retroperitonäaldrüsen. Chron. Hydrocephalus. Hypertrophie der Prostata und Harnblase; Hydronephrose.

68j. W. 29. Mai 1857. Alte Gehirnhämorrhagieen neben den Ventrikelwandungen beider Gehirnhälften. Syphilom der Dura mater u. des Gehirns. Emphysem und Bronchitis. Chron. Magencatarrh.

73j. M. 30. Juni 1857. Aeltere apoplectische Cyste im r. *Thal. opt.* u. der angrenzenden Markmasse. Chron. Meningitis. Beiders. blutig-ser. pleurit. Exsudat. Pneumonie des grössten Theils der r. Lunge.

77j. W. 10. Juli 1857. Emphysem der Lungen; chronische Bronchitis und Bronchiectasieen. Im Fleisch des l. Ventrikels halbwallnussgr. ältere Entzündungsheerde. Granulirte verkleinerte Nieren. Malum senile beider Kniegelenke.

45j. M. 27. Juli 1857. Frische Hämorrhagie des grössten Theils des Pons. Nieren um die Hälfte kleiner, granulirt, fest.

40j. M. 6. August 1857. Ausgebreitete chron. u. acute Lungen- u. Ileumtuberculose.

24j. M. 10. Sept. 1857. Totale rechtseit. Pneumonie. Frische beiderseit. Pleuritis. Mässige Pericarditis.

26j. M. 15. Nov. 1857. Prim. Pneumonie des r. Unter- u. des angrenzenden Theils des Oberlappens.

42j. M. 28. Nov. 1857. Eitrige Basilarmeningitis u. acuter Hydrocephalus. Chron. Bronchitis. Pneumonie des r. Unterlappens.

36j. M. 30. Nov. 1857. (Säufer.) Pneumonie des r. obern Lungenlappens. Fettleber. Chron. Magencatarrh.

49j. M. 19. Dec. 1857. Chronische Tuberculose u. Emphysem der Lungen. Darmtuberculose.

61j. M. 22. Jan. 1858. Synostose der Pfeilnaht. Hämorrh. Pachymeningitis. Chron. Hydroceph. Lungenemphysem. Chron. Bronchitis. Eitrige und diphtheritische Colitis.

58j. M. 24. Jan. 1858. Osteophyten der Tabula vitrea. Chronische cavernöse Lungentuberculose. Divertikel des Duodenum.

67j. M. 27. März 1858. Geringe hämorrh. Pachymeningitis. Pneumonie des l. untern u. des r. obern Lappens. Gallensteine.

54j. M. 5. April 1858. Aeltere Tuberculose von Lungen, Darm, Milz u. Mesenterialdrüsen. Lobul. Pneumonieen. Metastat. Infarcte der Milz. Thrombose der l. Cruralvene. Abscess in der l. Inguinalgegend. Lebernarben.

56j. M. 15. Mai 1858. Wallnussgrosse graue Erweichung des l. Corpus striatum Lobul. Pneum. Chron. Bronch. Mehrere myocarditische Schwielen.

61j. M. 22. Juni 1858. Grosse Hämorrhagie in der Umgebung des Seitenventrikels der rechten Gehirnhemisphäre, mit Perforation des Ventrikels.

42j. M. 13. Juli 1858. Aeltere Endocarditis (mit Thrombose) in beiden Herzventrikeln u. im r. Vorhof. Hämorrhag. Lungeninfarcte. Beiders. hämorrhag. Pleuraexs. Chron. Magen- u. Darmcatarrh.

62j. W. 29. Sept. 1858. Adhäsive Pericarditis; alte Myocarditis; frische Endocard. Lungenemphysem. Pneumonie des l. Unterlappens.

58j. M. 9. Nov. 1858. Frische (traumatische) Fractur d. l. Tibia. Embolie mehrerer Hauptäste der r. Lungenarterie. Thrombose des r. Vorhofs.
65j. M. 14. April 1859. Tuberculose von Lungen, Larynx, Darm und Leber. Varices der Submucosa des Jejunum.
78j. W. 6. Mai 1859. Emphysem und Pigmentinduration der Lungen. Chronische Bronchitis. Darmgeschwüre. Tuberculose des Peritonäum.

Von den wenigen Fällen, welche gleichzeitig Hypertrophie und Fettmetamorphose des linken Ventrikels darboten, theile ich vier mit. Einige andere sind schon bei den Klappenstörungen des Herzens mit erwähnt.

30. Erweiterung der Aorta; Hypertrophie und Fettmetamorphose des linken Ventrikels. Narben und Fettmetamorphose des Herzfleisches.

57jähriger Zeichnenlehrer, secirt am 5. März 1861 (Dr. Kirsten).

(Seit c. 10 Jahren an Herzklopfen, Dyspnöe und Schmerzen in den Oberextremitäten leidend. Vor 4 Jahren fand ich: starke Hypertrophie des linken Ventrikels; reine Herztöne, zwei starke Geräusche vom Bogen der Aorta längs der Rückenwirbelsäule herab; am rechten Sternalrand undeutlich fühlbare Pulsation. Zunahme der Beschwerden, besonders stark in den beiden letzten Jahren.)

Körper mittelgross, an Vorderarmen und Unterextremitäten stark ödematös, übrigens stark abgemagert. Schädel- und Halsorgane nicht eröffnet. Lungen stellenweise verwachsen, mässig pigmentirt, stark ödematös. In der Spitze des linken Unterlappens mehrere erbsen- bis wallnussgrosse, grauweisse, glatte, trockne, luftleere Stellen. Mässige chronische Bronchitis. — Herzbeutel leer; am Visceralblatt mehrere Sehnenflecke. Herz 7″ lang, 4½″ breit, oval gestaltet, fest anzufühlen. Linker Ventrikel gegen dreimal weiter; sein Fleisch überall gegen doppelt dicker als normal, nach dem Endocardium zu an sehr zahlreichen, hirsekorngrossen, vielfach confluirenden Stellen gelb gefärbt, an einzelnen, meist durch das ganze Herzfleisch reichenden, bis kirschengrossen Stellen schwielig. Mitralklappe normal; Aortenklappen gleichmässig schwach verdickt, nicht verkürzt. Aorta bis zum untern Ende des Thorax doppelt weiter; ihre Innenfläche durchweg grau gefärbt, erhaben, stellenweise runzlig, verkalkt und verfettet; ihre Häute ungefähr normal dick, von d. Muscularis nichts mehr sichtbar. — Leber etwas kleiner; Rand stellenweise atrophisch. Auf der Schnittfläche kleine gelbgraue Inseln mit centralem dunkeln Punct (Lebervene) und braunrothes Netzwerk. — Milz normal. — Geringe Granularatrophie beider Nieren.

31. Aneurysma der aufsteigenden Aorta. Hypertrophie und Fettmetamorphose des linken Ventrikels.

69jähriger Mann, secirt am 17. März 1859.

Körper mässig genährt. An beiden Unterschenkeln flache Geschwüre, in deren Umgebung die Haut sclerosirt ist. — Chronische Pachymeningitis und Sarcome der Dura mater. Chronischer Hydrocephalus. Bindegewebshypertrophie der Schilddrüse. — Mässiges Emphysem beider Lungen. Chronische Bronchitis und cylindrische Bronchiectasicen. Herz im linken Ventrikel doppelt weiter und dicker; sein Fleisch blass, weich, gleichmässig fettig entartet. Aufsteigende Aorta über doppelt weiter. Im Anfang des Bogens drei $1\frac{1}{2}$—3" im Durchmesser haltende, mit breiter Basis aufsitzende Ausbuchtungen, deren zwei mit älteren Thromben ganz erfüllt waren. Chronische Entzündung der Innenhaut der Aorta und ihrer Hauptäste in allen Stadien. — Leber, Milz, Magen und Darm normal. Nieren grösser und fester.

32. Aehnlicher Fall.

54jähriger Mann, secirt am 12. Juni 1863. (Dr. Kindermann).

(Zweijährige Krankheitsdauer: zuerst „Rheumatismus des linken Arms"; später auch Erscheinungen von Fettherz.)

Starke gleichmässige Erweiterung der aufsteigenden Aorta; sackige Erweiterung am obern vordern Theil derselben mit Schwund des zweiten Rippenknorpels. Starke Dilatation, Hypertrophie und gleichmässige starke Fettentartung des linken Ventrikels. Mässige Induration von Leber, Milz und Nieren.

33. Chronische Arteriitis; Hypertrophie und Erweiterung des linken Ventrikels. Bronchitis. Pleuraexsudat. Geringe Fettmetamorphose des Herzens.

41jähriger Mann, secirt am 18. Juni 1863 (13 h. p. m.) (Dr. Ploss.)

(Starb nach wenigtägiger „mässiger Bronchitis.")

Körper mittelgross, mässig fett. Haut bleich, mit reichlichen dunkeln Todtenflecken. Mässige Starre.

Schädel- und Halsorgane nicht eröffnet.

In der linken Pleurahöhle c. $\frac{1}{4}$, in der rechten $\frac{1}{2}$ Pfund seröse, schwach trübe Flüssigkeit ohne Fibringerinnungen; linker Unterlappen an der Basis, rechter in der untern Hälfte, beide in scharfer Begrenzung, mässig comprimirt. Das Lungengewebe beiderseits weniger lufthaltig, blutreich; das des rechten Unterlappens gleichmässig schlaff infiltrirt. Alle Bronchien beider Lungen, besonders die der untern Lappen, enthalten mässig viel schleimige oder schleimigeitrige, ziemlich zähe Flüssigkeit, sind gleichmässig schwach erweitert; ihre Schleimhaut wenig geröthet, nicht geschwollen. Bronchialdrüsen normal.

Im Herzbeutel eine geringe Menge klarer Flüssigkeit. Visceralblatt vielfach getrübt, fettreich. Herz fast doppelt grösser, sowohl in der Länge als Breite, schlaff, mit spärlichen Blutgerinnseln. Linker Ventrikel über doppelt weiter, gegen doppelt dicker; Fleisch blass, weicher (nur ein Theil der Muskelfasern mässig fettig entartet). Mitralklappe und linker Vorhof normal. Aortenklappen gleichmässig schwach, an den Noduli stärker verdickt. Rechtes Herz normal. Aorta in ihrer ganzen Länge, im Anfangstheil um die Hälfte weiter und ihre Wände auffallend dünner. Die Innenhaut in der aufsteigenden Aorta sehr stark und unregelmässig gefaltet, graubräunlich, im übrigen Theil gleichmässig gelb gefärbt oder gelb gefleckt; die Muscularis graugelb, weicher. Die Coronar- und Iliacalarterien ebenso.

Bauchhöhle ohne Flüssigkeit. Leber zungenförmig, mässig bluthaltig, fester, beim Durchschnitt schwach kreischend; Acini klein, scharf umschrieben. — Milz etwas grösser, weicher, blutreich. — Nieren normal gross, blutreich, sonst normal. — Magen und Darm normal.

Die Pericarditis und die Fettmetamorphose des Herzfleisches.

Das Vorkommen von Fettmetamorphose des Herzfleisches bei Pericarditis ist schon länger bekannt, und die Wichtigkeit des ersteren Vorganges ist bei dieser Krankheit auch theilweise anerkannt. Trotzdem wird die Häufigkeit der Herzverfettung gewöhnlich viel zu gering angeschlagen.

Die reine adhäsive Pericarditis, d. h. diejenige, wo es ohne jeden flüssigen Erguss oder mit nur spärlichem serösen Exsudat zu einer Verwachsung beider Herzbeutelblätter kommt, habe ich im Folgenden ganz ausser Acht gelassen. In den zahlreichen Fällen, wo sie in der Leiche gefunden wurde, waren nie bemerkenswerthe Symptome seitens des Herzens vorhanden gewesen, und fast nie war man im Stande, ein Urtheil über das Alter der Affection zu fällen. In einigen Fällen, wo sich bei adhäsiver Pericarditis Fettherz fand, rührte letzteres wohl meist von andern Umständen her.

Mit Abrechnung dieser Fälle blieben noch 35 übrig, wo sich Pericarditis verschiedener Art, bald mit vorwiegendem faserstoffigen Exsudat, bald eitriger, bald hämorrhagischer Natur fand. In 17 dieser Fälle wurde durch die microscopische Untersuchung eine mässige oder starke Verfettung des Herzfleisches nachgewiesen. In den übrigen 16 Fällen fand entweder keine microscopische Untersuchung statt (aus der Beschreibung des Herzfleisches geht aber hervor, dass auch von diesen Fällen mehrere höchst wahrscheinlich Fettentartung darboten), oder die Untersuchung ergab das Herzfleisch nicht fettig entartet.

Leider fehlt mir bei fast allen folgenden Fällen jede klinische Notiz, so dass ich ausser Stand bin, anzugeben, wie lange vor dem Tode ungefähr die Fettentartung des Herzfleisches eingetreten sei. Wohl in keinem der Fälle war die Fettentartung chronisch. Wahrscheinlich in den meisten war sie so acut, wie das Virchow (l. c.) hervorgehoben hat.

Von rein primärer Pericarditis mit allgemeiner Fettmetamorphose des Herzfleisches sah ich nur einen Fall.

34. Primäre Pericarditis und hochgradige Fettentartung des Herzens.

45jähriges Weib, secirt am 18. Juli 1862 (14 h. p. m.) (Dr. Schmieder.)
(Neuntägige Krankheit.)

Körper mittelgross, sehr fett, an den Knöcheln schwach ödematös. Haut bleich, mit reichlichen dunkeln Todtenflecken. Mässige Starre. Unterhautfettgewebe in der vordern Körpermittellinie 1—2½" dick. Musculatur spärlich, dunkelroth, von reichlichen Fettgewebsstreifen durchsetzt, weich.

Schädel- und Halsorgane nicht eröffnet.

In der rechten Pleurahöhle c. 2, in der linken ½ Pfund klare Flüssigkeit. Linke Lunge grösstentheils langfädig verwachsen; rechte im Unterlappen mässig comprimirt. Lungengewebe lufthaltig, in den obern Lappen mässig, in den untern sehr bluthaltig, mässig pigmentirt. Intensive chronische Bronchitis. — Im Herzbeutel ca. 3 Unzen grauröthliche trübe Flüssigkeit und einzelne Fibrinflocken. Pericardium mit einer dünnen Fibrinschicht bedeckt, darunter trübe und vielfach ecchymosirt. Herz in allen Durchmessern gegen die Hälfte grösser; unter dem Visceralblatt eine 1—2''' dicke Fettschicht. Linker Ventrikel um die Hälfte weiter und dicker: die innern drei Viertel des Herzfleisches, sowie die auffallend schmächtigen Papillarmuskeln und Fleischbalken sind nach innen zu gleichmässig gelblich oder fein gelb gefleckt, nach aussen graugelbroth, fast durchaus sehr stark fettig entartet; ihr äusserer Theil ist mässig dunkelroth, an verschiedenen Stellen schwach oder mässig fettig entartet. Der rechte Ventrikel ist mässig erweitert; sein Fleisch ist überall gleichmässig gelbroth, undeutlich fasrig; es besteht aus normalen und fettig entarteten Muskelfasern zu ungefähr gleichen Theilen. Klappen und grosse Gefässe normal.

In der Bauchhöhle c. 1 Pfund klare Flüssigkeit. Leber im rechten Lappen stark zungenförmig, überhaupt etwas grösser. Gewebe fester, in den grossen Gefässen blutreich, grauroth, undeutlich acinös. In den Leberzellen mässig reichliche Fetttropfen. Gallenblase klein, am Hals verschlossen, mit grauem Schleim und einem halbkirschengrossen, graugelben, warzigen Stein erfüllt. Ductus choledochus und hepaticus über doppelt weiter, gallehaltig. — Milz über doppelt grösser, fester, braunroth. — Magen, Darm und Nieren normal. — Uterus und seine Appendices vielfach verwachsen: ersterer doppelt grösser, mit mehreren kleinen Fibroiden.

Zweifelhaft ist es, ob der folgende Fall für eine primäre Pericarditis angesehen werden darf, oder ob derselbe noch zu den Puerperalerkrankungen zu rechnen ist.

35. Fibrinöse Pericarditis. Fettmetamorphose des linken Ventrikels.

32jähriges Weib, secirt am 16. October 1857 (Dr. Hennig).

(Hatte viermal geboren, zum letzten Male vor 7 Wochen. Wochenbett ganz normal. Vor zehn Tagen Intermittens ähnliche Anfälle, dann Rheumatismus verschiedener Gelenke; Tod unter maniacalischer Aufregung.)

Körper mässig genährt. Schädelorgane und Lungen normal. Beide Herzbeutelblätter durch eine ¼''' dicke fibrinöse Masse verklebt. Herz normal gross, links gleichmässig stark fettig entartet; rechts normal. Klappen normal. Leber und Milz normal. Alte Magengeschwürsnarbe. Darm normal. Nieren etwas grösser; in der Rinde links mehrere kaffeebohnengrosse, gelbliche, weiche Stellen (?). Genitalien normal.

Ebenso zweifelhaft ist der folgende Fall.

36. Pericarditis und Fettherz.

50jähriger Mann, secirt am 8. Juni 1863.

(Pat. litt seit c. acht Wochen an einem grossen Carbunkel des Nackens, welcher vollständig geheilt war, als Pat. von Neuem erkrankte und nach 12tägiger Krankheit starb.)

Die Section ergab eine starke fibrinös-seröse Pericarditis, das Herz in allen Durchmessern erweitert, sein Fleisch überall schwach, stellenweise stark fettig entartet.

37. Serös-eitrige Pericarditis und Fettmetamorphose des Herzfleisches u. s. w.

58jähriger Mann, secirt am 12. Februar 1861.

Die Section ergab: papillöses Syphilom des Larynx; circumscriptes Syphilom des Magens; Abscesse und Tuberculose der Lungen; chronische Bronchitis und Bronchialerweiterung; Erweiterung des Herzens durch Insufficienz der Mitralklappe; chronischen Catarrh und Muskelhypertrophie der Harnblase durch Verengerung der Urethra; u. s. w.

(S. das Nähere im Arch. der Heilk. IV, pag. 225.)

38. Eitrig-fibrinöse Pericarditis und Fettmetamorphose des Herzfleisches. (Insufficienz der Aortenklappen?)

33jähriges Weib, secirt am 17. Februar 1861. (Dr. Göpel.)

(In unserer Gegend Struma höherer Grade selten. Die Eltern der Kranken gesund, ohne Struma, noch am Leben. Ein Bruder vor c. 2 Jahren an hochgradiger Struma und Lungentuberculose gestorben. Ein noch lebender Bruder hatte eine gleich grosse Struma, an der einzelne Cysten punctirt sind. Die Struma der Kranken begann im 7. Lebensjahre.)

Körper mittelgross; obere Hälfte mager, untere stark ödematös. Schädel nicht eröffnet. An Stelle des linken Schilddrüsenlappens eine kuglige, 7", an der des rechten eine 3" im Durchmesser haltende Geschwulst, über denen die Halsmuskeln sehr verdünnt sind. Ihre Kapsel $1/8$''' dick, fibrös. Ihr Gewebe besteht zum grössten Theil aus hirsekorn- bis zweierbsengrossen, mit flüssiger oder fester Colloidsubstanz erfüllten Cysten, aus mehrern bis wallnussgrossen Cysten mit serösem oder blutigem oder gelblich-schmierigem Inhalt, stellenweise aus röthlicher, weicher, drüsenähnlicher Substanz (Schilddrüsenparenchym) und aus einzelnen, bis 2''' dicken, fibrösen Zügen. Die Carotiden und Artt. thyreoideae gegen doppelt weiter. Trachea von einer Seite zur andern mässig verengt. — In jeder Pleurahöhle c. 4 Unzen klare Flüssigkeit. Untere Lungenlappen links bis zum Viertel, rechts bis zur Hälfte comprimirt. Lungenpleura links mit sehr zahlreichen kleinsten, frischen Miliartuberkeln gleichenden Körnchen besetzt; rechts nur einzelne gleiche. Lungengewebe in den untern Lappen luftleer, comprimirt; im rechten Oberlappen sparsame erbsengrosse frisch infiltrirte Stellen. Geringe Bronchitis. — Herzbeutel c. 8" in jedem Durchmesser haltend, besonders die linke Pleurahöhle ausfüllend. An seiner Aussenfläche dieselben Körnchen wie an der Pleura in sehr grosser Menge. In seiner Höhle c. $1\frac{1}{2}$ Pfund grüngelbliche, trübe Flüssigkeit; sein Parietal- und Visceralblatt mit 1—4''' hohen, streifigen und polypösen Faserstoffmassen bedeckt. Herz etwas grösser, sehr schlaff. Linker Ventrikel etwas dicker, wenig weiter; sein Fleisch, wie das des rechten, grauröthlich, homogen, mürbe, gleichmässig fettig entartet. Mitralklappe normal. Aortenklappen stark verkürzt, stark und unregelmässig verdickt, zum Theil untereinander verwachsen. — Bauchhöhle c. 3 Pfund Flüssigkeit enthaltend. Bauchorgane normal.

Die Körnchen an Pleuren und Pericardium waren unter dem Microscop scharf umschrieben, rund oder länglichrund und bestanden central aus Eiweismolecülen und verschrumpften Kernen, peripherisch aus dicht beieinanderliegenden kleinen, runden oder ovalen Kernen, die in eine sehr sparsame fasrige Substanz eingelagert waren.

Zwei andere Fälle von Herzfehlern und Pericarditis siehe oben.

39. Chronische Pneumonie. Pericarditis und Fettherz.

67jähriger Mann, secirt am 1. August 1863.

Körper gross, mässig genährt. Chronischer Hydrocepalus. Der linke obere Lungenlappen von zahlreichen sackigen Bronchiectasieen durchsetzt, kleiner, übrigens luftleer, schwarz, fest. Frische schlaffe Pneumonie des grössten Theils des rechten Oberlappens. Chronische Bronchitis. Beide Herzbeutelblätter durch eine 1—3''' dicke, ältere Fibrinschicht verklebt; Herz grösser, bleich, schlaff, gleichmässig und mässig fettig entartet. Unterleibsorgane blutreich. Chronischer Magencatarrh.

40. Chronische Lungen- und Darmtuberculose. Pericarditis. Fettherz.

50jähriger Mann, secirt am 22. September 1856.

Körper gross, Haut sehr bleich. Allgemeines schwaches Oedem.

In jeder Pleurahöhle c. 3 Pfund serös-eitrige Flüssigkeit. Die Lungenpleuren mit sehr zahlreichen, meist sehr kleinen, blassen oder pigmentirten Vegetationen besetzt. Lungenspitzen fest verwachsen. In den oberen Lungenlappen zahlreiche, meist kleine, sackige Bronchiectasieen mit meist eingedicktem eitrigen Inhalte, in deren Umgebung pigmentindurirtes Gewebe und ältere Tuberkel. Uebriges Lungengewebe mässig emphysematös, stark pigmentirt.

Frische fibrinöse Pericarditis. Herz besonders rechts stark erweitert. Herzfleisch sehr blass, weich, gleichmässig fettig entartet. Aortenklappen etwas dicker.

Im Ileum und aufsteigenden Colon einzelne erbsengrosse tuberculöse Geschwüre.

Uebrige Organe blutarm, sonst normal.

In allen folgenden Fällen war die Pericarditis eine secundäre Affection. Die Primärleiden waren chronische Herzkrankheiten, Krankheiten der Luftwege, Lungen und Pleuren, sackige Bronchiectasien mit oder ohne secundäre Tuberculose der Lungen, Pneumonie, Pleuraexsudate von verschiedener Beschaffenheit, chronische Nierenkrankheiten u. s. w.

In einzelnen Fällen waren mehrere ältere Affectionen vorhanden, so dass nicht zu bestimmen ist, auf Rechnung welcher man die Pericarditis setzen soll.

Einmal kam die Pericarditis im Puerperium vor.

41. Chronische und akute Pericarditis. Fettmetamorphose des Herzfleisches. Pneumonie.

61jähriger Mann, secirt am 1. Februar 1860.

(Erkrankte am 10. November 1859 an einer unbekannten Herzaffection. Später Symptome von Pericarditis. Magenkrebs?)

Körper stark abgemagert, an den Unterextremitäten schwach ödematös. Geringer chronischer Hydrocephalus. — In der linken Pleura 1, in der rechten $^1/_2$ Pfund trübe, schwach blutige Flüssigkeit. Linker Unterlappen grau hepatisirt, sehr weich; rechter schlaff grauroth infiltrirt. Chronische Bronchitis. — Herzbeutel ohne Flüssigkeit, überall mit einer dünnen Schicht fibrinöser Substanz bedeckt. Herz doppelt grösser. Linker Ventrikel fast doppelt weiter und dicker. Fleisch dunkelroth, fest; in den oberflächlichen Theilen einzelne unregelmässig zackige, scharf umschriebene, gelbliche (vollständig fettig entartete) Stellen; in seinen übrigen Theilen, sowohl peripherisch als central, bis ½□" grosse Schwielen. Geringe chronische Endocarditis an der Mitralis und den Aortenklappen und chronische Endarteriitis. Rechtes Herz normal. — In der Bauchhöhle 1 Pfund schwach blutige Flüssigkeit. Leber etwas kleiner und fester. Senile Atrophie der Milz. Magenschleimhaut schieferfarben oder schwarz, mässig verdickt. Nieren etwas kleiner; Ober- und Schnittfläche stellenweise stark pigmentirt; erstere schwach uneben; letztere in der Rinde schmaler, fester.

42. Linkseitige totale Pneumonie, eitrige Pleuritis und Pneumothorax. Adhäsive und eitrige Pericarditis; Fettmetamorphose des Herzfleisches.

68jähriger Mann, secirt am 19. März 1861.

(Die linkseitige Pneumonie bestand seit Ende Januar.)

Körper gross, mässig genährt; an den Genitalien und untern Extremitäten ziemlich stark ödematös. Haut graugelb, mit reichlichen dunklen Todtenflecken. Am Kreuzbein sehr grosser brandiger Decubitus. Mässige Todtenstarre.

Schädeldach normal. Weiche Hirnhäute ziemlich stark getrübt. Hirnsubstanz weich, wässrig. Ventrikel gegen doppelt weiter, schwach trübe Flüssigkeit enthaltend, ihre Umgebung grösstentheils breiig erweicht.

Halsorgane normal; nur die hintere Fläche des Larynx etwas stärker injicirt.

Bei Eröffnung des linken Thorax entweicht Luft unter schwach zischendem Geräusch. In der rechten Pleurahöhle ungefähr ¼ Pfund schwach trübe gelbliche Flüssigkeit. Lunge überall mässig emphysematös. Das Lungengewebe durchaus lufthaltig, grösstentheils blutarm, gleichmässig ziemlich stark emphysematös, stellenweise pigmentirt. Geringe chronische Bronchitis. — In der linken Pleurahöhle findet sich vorn und unten in der Ausdehnung ungefähr einer Faust keine Flüssigkeit; in dem hintern Theile, nach oben bis ungefähr zur vordern Achsellinie, nach unten bis nahe zur Wirbelsäule, findet sich eine graugrüne, dickflüssige, stinkende, eitrige Flüssigkeit; zwischen beiden Höhlen in der Höhe der 6. Rippe und bis 3" vom Knorpelansatz reichend liegt eine ungefähr 2‴ dicke Scheidewand; an den übrigen Stellen ist die Lunge sehr fest und kurz verwachsen. Die Pleura ist an den Stellen, wo sich die Flüssigkeit findet, mit einer gegen ½‴ dicken grünlichen Schwarte überzogen. Am vordern seitlichen Theile des obern Lungenlappens, 4" vom vordern Rande und von der Spitze dieses Lappens entfernt, findet sich eine ¼□" grosse Oeffnung, deren Umgebung eitrig beschlagen ist und die in eine kleinkirschengrosse Höhle mit eitrigem Inhalte und eitrig beschlagener, übrigens glatter Innenfläche führt. Die Höhle hängt mit einen fast 1‴ dicken Bronchus zusammen. Die Lunge selbst ist in ihrem grössten Theile fest anzufühlen, nur der vordere Rand des obern Lappens ist lufthaltig. Sie hat im Ganzen eine mehr cylindrische Gestalt. Das Lungengewebe ist luftleer, an den meisten Stellen graugrünlich, an andern grauröthlich, vielfach fein gelb punctirt und von grösseren schwarzen Flecken durchsetzt. Das Bindegewebe zwischen den Lungenläppchen ist an zahlreichen Stellen stark verdickt. Bronchien sämmtlich weit, enthalten reichlichen blutigen Schleim, ihre Schleimhaut ist stark geröthet und geschwollen. Bronchialdrüsen wenig vergrössert, schwarz und fest.

Herzbeutel 8″ im queren Durchmesser, ungefähr 4″ in Höhe und Dicke; liegt etwas weiter nach links. Die linke Hälfte desselben fühlt sich fester, die rechte fluctuirend an. Beim Einschnitt in die rechte Hälfte ist das Parietalblatt gegen 1‴ dick, fibrös, und man kommt in eine über mannsfaustgrosse, mit gelbem rahmigen Eiter gefüllte Höhle, deren Innenfläche allerwärts mit eitrig fibrinösen Massen besetzt ist. Die linke Hälfte des Herzbeutels ist kurz und untrennbar fest mit dem Herzen verwachsen. Zwischen Visceral- und Parietalblatt, entsprechend dem linken Vorhof, findet sich eine ähnliche, gegen hühnereigrosse, mit der ersteren nicht zusammenhängende Eiterhöhle. Die Verwachsung zwischen Visceral- und Parietalblatt ist an den meisten Stellen durch sehr gefässreiches Bindegewebe vermittelt. Das Herzfleisch nicht verdickt, grauröthlich, sehr mürbe, mässig fettig entartet. Mitral- und Aortenklappen, besonders letztere, ungleichmässig schwach verdickt. Die Aorta normal weit, ihre Innenfläche mit sehr zahlreichen, plattenartigen Verdickungen besetzt. Das rechte Herz etwas weiter, übrigens normal.

In der Bauchhöhle gegen 1 Pfund klare grünlichgelbe Flüssigkeit, auf dem Beckenboden reichliche, sehr weiche Fibringerinnsel. Leber nicht verwachsen. Dickendurchmesser etwas grösser, Kapsel schwach, an einzelnen Stellen stärker verdickt. Schnittfläche der Leber mässig bluthaltig, Acini sehr undeutlich, grauröthlich, im Centrum blass. An einzelnen Stellen miliartuberkelähnliche weisse Stellen. Scheiden der grössern Gefässe etwas verdickt. Galle reichlich, dunkel, dünn. — Milz an den meisten Stellen sehr fest mit der Umgebung, besonders mit dem Zwerchfell, verwachsen. Kapsel etwas dicker; Gewebe braunroth, etwas mürber.

Linke Niere um die Hälfte grösser; Kapsel stellenweise fester sitzend; Oberfläche mit deutlicher angeborner Lappung, grauroth, stellenweise punctförmig schwarz gefleckt. Rinde normal breit, mässig injicirt, etwas fester. Pyramiden klein, Nierenbecken etwas grösser, Schleimhaut blass. Rechte Niere normal gross, übrigens gleich der linken. Becken und Kelche normal.

Magen gross, seine Schleimhaut etwas dunkler, schwach verdickt. Dünndarm und Dickdarm normal.

43. Eigenthümliche Pleuritis. Eitrig-fibrinöse Pericarditis; Fettherz.

36jähriger Mann, secirt am 29. Juli 1862.

(Pat. starker Biertrinker — täglich c. 20 Seidel Lagerbier — starb am 15. Tage einer rechtseitigen totalen Pneumonie.)

Körper gross, gut genährt. Haut graugelb, mit sehr reichlichen dunklen Todtenflecken. Fast ohne Starre. Unterhautzellgewebe am Bauche $^3/_4$″ dick, stärker gelb gefärbt, weicher. Musculatur mässig, grauroth.

Schädeldach dünn; in der Mitte des linken Scheitelbeines eine erbsengrosse, flache Exostose. Dura mater normal; weiche Hirnhäute auf der Convexität schwach getrübt. Hirnsubstanz in der Rinde wenig, im Marke stärker bluthaltig, die Gefässlücken im letzteren auffallend weit; Hirnsubstanz stärker glänzend, von normaler Consistenz.

Schleimhaut des Pharynx bläulich geröthet und geschwollen; die der vorderen Fläche ödematös. Schleimhaut des Larynx und der Trachea bläulich geröthet und geschwollen. In der linken Pleurahöhle ca. $^1/_4$ Pfund gelbröthliche trübe Flüssigkeit. Linke Lunge frei; über der Pleura pulmonalis, besonders des untern Lappens, einige frische Ecchymosen. Der obere Lappen blutreich, mässig ödematös; der untere ebenfalls blutreich, weniger deutlich lufthaltig. Bronchien und Bronchialdrüsen normal. — Rechte Lunge allseitig kurz und mässig fest verklebt. Zahlreiche Stellen der Pleura costalis und pulmonalis mit einer bis liniendicken, gelben, homogenen, beim Ablösen trübe eitrige Flüssigkeit entleerenden Schicht bedeckt. Der obere Lappen etwas, der untere fast um die Hälfte kleiner. Das Gewebe des oberen Lappens in den vorderen Theilen mässig, in den hinteren zwei Dritteln viel geringer lufthaltig, blutreich, auf dem Durchschnitte reichliche blutige Flüssigkeit entleerend. Die vorderen zwei Drittel des mittleren, wie der vordere Theil des oberen Lappens; das hintere Drittel gleich den hinteren zwei Dritteln des obern. Der untere Lappen vollständig luftleer, auf dem Durchschnitt schwarzbraun, schwach granulirt, reichliche blutige Flüssigkeit ergiessend. Bronchien des oberen und mittleren Lappens normal; in denen des unteren Lappens reichliche blutige Flüssigkeit. Schleimhaut dunkel geröthet und geschwollen.

Herzbeutel ungefähr dreieckig, enthält vorzugsweise an der hinteren Fläche ca. 3 ℥ trübe graugelbe Flüssigkeit; an allen übrigen Stellen beide Herzbeutelblätter durch eine $^{3}/_{4}$''' dicke, areoläre, graugelbe, weiche Schicht untereinander verklebt. Das Herz selbst ist in allen Durchmessern fast um die Hälfte grösser, sehr schlaff. Unter dieser Schicht in beiden Herzbeutelblättern stellenweise reichliche frische Extravasate. Linker Ventrikel um die Hälfte grösser, mit spärlichen Blutgerinnseln; ebenso der rechte Ventrikel. Klappen ohne besondere Abnormität. Die aufsteigende Aorta 1'' oberhalb der Klappen mit sehr zahlreichen, dem Längsdurchmesser parallelen Falten besetzt. Herzfleisch grauroth, weicher, in den innern Schichten stark, in den äussern schwach, überall gleichmässig fettig entartet. Unter dem Pericardium viscerale, vorzugsweise an der Spitze, reichliches Fett.

Leber in allen Durchmessern grösser, $3^{3}/_{4}$ Pfund schwer. Gewebe grauroth, deutlich acinös, die Messerklinge schwach fettig beschlagend. Einzelne oberflächliche Stellen der Leber gelb, homogen. Galle mässig reichlich, grünbraun, gelb. — Milz $6^{1}/_{2}$'' lang, entsprechend breit und dick; ihr Gewebe grauroth, Stroma und Pulpa gleichmässig vermehrt.

Nieren c. $^{1}/_{2}$ grösser; Kapsel dünn, leicht abziehbar, Rinde um die Hälfte breiter, grauröthlich, weicher, stellenweise roth gefleckt. Pyramiden etwas grösser.

Magen gross; seine Schleimhaut mit reichlichem trüben Schleim bedeckt, stark injicirt und geschwollen. Dünndarm sehr weit; Schleimhaut des obern Theiles stark pigmentirt, mit spärlichem Schleim bedeckt; die des untern normal, mit gleichem Schleim. Dickdarm im Anfangstheil schwach pigmentirt, sonst normal.

44. Alte Pleuritis und Pericarditis; Fettmetamorphose des Herzfleisches. Eitrige Meningitis.

46jähriges Weib, secirt am 27. Februar 1858.

(Diagnose: Krebs oder Echinococcus der Leber. Tod an Pneumonie.)

Körper an den Knöcheln schwach ödematös. — Totale eitrige Meningitis. Geringer acuter Hydrocephalus. Cysticercus cellulosae am Chiasma nervorum opticorum. — In der linken Pleurahöhle $1^{1}/_{2}$ Pfund seröse Flüssigkeit; geringe Compression des Unterlappens. Rechte Lunge kleiner, fast cylindrisch, mit dicker Schwarte bekleidet. Aeltere gleichmässige, stellenweise fettig entartete Infiltration des Oberlappens; Verkleinerung des sonst normalen Unterlappens. Herzbeutelblätter allseitig theils fest, theils lose miteinander verwachsen; Visceralblatt stellenweise, besonders links, mit einer bis $^{1}/_{2}$''' dicken Lage älteren Faserstoffs bekleidet. Herz normal gross, sehr schlaff; Fleisch sehr mürbe, mässig fettig entartet. — In der Bauchhöhle 2 Pfund seröse Flüssigkeit. Fettmuscatnussentartung der stark zungenförmigen

Leber. Chronischer starker Milztumor. Intensiver chronischer Magencatarrh. Nieren grösser, blutreicher, weicher. Uterushypertrophie.

45. Eitrig-jauchige Pericarditis und Fettmetamorphose des Herzfleisches.

42jähriger Leichenknecht, starker Trinker, secirt am 22. Juli 1855.

Körper gross, kräftig.

Schädel- und Halsorgane normal.

Beide Lungen ödematös und in den Unterlappen, besonders rechts, comprimirt. Im Herzbeutel c. 1 Pfund stinkender, schmutziggrünlicher Flüssigkeit und gelbliche Gerinnsel. Beide Blätter, besonders das viscerale, mit schmierigen Fibrinmassen bedeckt. Herz normal gross; das Fleisch schmutziggrauroth, blutarm, sehr mürbe, mässig fettig entartet.

Mässige Fettinfiltration der Leber. Milz reicher an Stroma. Ovaler, $1\frac{1}{2}''$ langer Heerd von eingedicktem Eiter unter der Magenserosa nahe der Cardia. Darm normal. Nieren fast doppelt grösser, gleichmässig fein granulirt, blutreicher, weicher.

46. Fibrinös-eitrige Pericarditis und Fettmetamorphose des Herzfleisches.

73jähriges Weib, secirt am 7. Januar 1858.

(„Starb an Marasmus.")

Körper ohne Oedem. — Reichliche Osteophyten der Tabula vitrea und chronische Pachymeningitis. — Beide obere Lungenlappen mässig emphysematös. Linker Unterlappen an zahlreichen Stellen pigmentindurirt, an andern grauroth, luftleer. Zahlreiche Emboli der Aeste beider Unterlappen. Im Herzbeutel c. 1 Pfund grünlicher Eiter; beide Blätter mit bis liniendicken Fibrinlagen bedeckt; unter dem Visceralblatt reichliches Fettgewebe. Herz weiter; sein Fleisch gleichmässig und stark fettig entartet. Im Conus arteriosus pulmonalis ein wandständiges Gerinnsel. Mässige chronische Endarteriitis. — Leber fast um die Hälfte kleiner, fester (Bindegewebshypertrophie). Chronischer Milztumor. Nieren weicher. Thrombose der Venen des Plexus pampiniformis. Hypertrophie des Uterus.

47. Eitrige Pericarditis und Pleuritis. Pneumonie des rechten mittlern Lappens. Nierenabscesse. Fettherz.

c. 30jähriges Weib, secirt am 25. August 1862.

(Starb in der zweiten Woche nach der Entbindung.)

Körper mittelgross, mässig ernährt, von den Knieen an mässig ödematös. Haut bleich. Mässige Todtenflecke. Unterhautzellgewebe ziemlich fettreich; Musculatur spärlich, blass.

Nach Wegnahme des Sternum bis zum knöchernen Theil der Rippen zeigt sich der freiliegende Theil der Thoraxhöhle vollständig eingenommen von dem stark vergrösserten Herzbeutel, der ausserdem noch weit in den linken Thorax hineinragt. In der Höhle desselben c. 1 Pfund, in den oberen Theilen serös-eitriger, in den unteren dickeitriger Flüssigkeit. Das Parietalblatt des Herzbeutels ist stark verdickt und mit einer c. $\frac{1}{2}'''$ dicken, graugelben, fest ansitzenden fibrinösen Substanz überzogen; eine ähnliche, etwas weniger dicke Masse findet sich auf dem Visceralblatte, welches darunter noch mit dicken Fibrinmassen bedeckt ist. Entsprechend dem oberen Rande des rechten Herzens sind Visceral- und Parietalblatt an einer 2 □'' grossen unregelmässigen Stelle miteinander verwachsen. Das Herz selbst ist ungefähr normal gross, in hohem Grade schlaff, enthält spärliche Faserstoffgerinnsel; das Fleisch desselben ist beiderseits normal dick, grauröthlich, weniger deutlich faserig, weicher, nirgends deutlich gelb gefärbt, aber gleichmässig stark fettig entartet. Mitral- und Aortenklappen schwach verdickt, sonst normal.

Die linke Lunge ist im obern Lappen wenig, im untern stärker verkleinert, in jenem lufthaltig und blutreich, in diesem an zahlreichen peripherischen und centralen Stellen luftleer und hochgradig comprimirt. In den Bronchien geringer chronischer Catarrh. Bronchialdrüsen normal. Einige kleinere Aeste der Lungenarterie, besonders des obern Lappens, durch frische Gerinnsel verstopft. — In der rechten Pleurahöhle c. 2 Pfund gelbliche dicke Flüssigkeit; die Pleura ähnlich verändert, wie das Pericardium. Der obere Lappen fest verwachsen, sonst gleich dem linken oberen. Der mittlere Lappen, sowie der angrenzende Theil des untern vollständig luftleer, ziemlich weich, undeutlich körnig, grauröthlich, fein gelb gefleckt, beim Darüberstreichen spärliche, trübe, eiterähnliche Flüssigkeit entleerend; die übrigen Theile des unteren Lappens bis zur Luftleere comprimirt. Bronchien wie links.

In der Bauchhöhle ungefähr $^1/_4$ Pfund blassröthliche klare Flüssigkeit. Leber in allen Durchmessern etwas grösser, blutreich, deutlich acinös, etwas weicher. Galle spärlich, dickflüssig. — Milz um die Hälfte grösser, etwas fester, in der Pulpa mürbe, blutreich.

Nieren etwas grösser; ihre Kapsel fester ansitzend; die Rinde mässig verbreitert, blutreich, weicher; die Pyramiden gleichfalls grösser, einzelne mit graugelben, etwas festeren, und mit gelben, etwas weicheren, eitrigen Streifen durchsetzt.

Uterus äusserlich normal, gegen 4" lang, weich anzufühlen, am äussern Muttermund mehrere vernarbte pigmentirte Einrisse. Cervix an den meisten Stellen faltig, mit glasigem Schleim bedeckt. In der Körperhöhle, entsprechend der vorderen Fläche im linken Horn, pigmentirte Reste von Nachgeburt. Die übrigen Stellen normal. Die Muscularis des Uterus $^1/_3$—$^1/_2$" dick, in den äusseren Schichten grauröthlich, in den inneren gelblichroth, im Uebrigen auffallend weich. Tuben und Ovarien ohne besondere Abnormität.

Die grösseren Beckengefässe normal. Magen und Darmcanal normal.

Schädelorgane ohne besondere Abnormitäten.

Besonders auffallend ist die Häufigkeit der Fettmetamorphose des Herzfleisches bei Tuberculose des Pericardiums, wie die folgenden drei Beobachtungen zeigen. In dem vierten Falle war wenigstens wahrscheinlich gleichfalls Verfettung des Herzens zugegen.

48. Tuberculose von Pleura, äusserem Pericardium und Leber. Frische fibrinöse Pericarditis; Fettmetamorphose des Herzens. Atrophie der Nieren.

56jähriges Weib, secirt am 19. October 1860.

Körper klein, stark abgemagert, Haut graugelblich, mit reichlichen dunklen Todtenflecken. An den untern Extremitäten ziemlich starkes Oedem. Mässige Todtenstarre. Unterhautzellgewebe an Brust und Bauch sehr fettarm, schwach ödematös. Bauch spitz vorgewölbt; die Musc. recti dünn, $2^1/_2$" von einander abstehend. Die übrige Musculatur spärlich, blass,

Schädeldach und harte Hirnhaut normal. Weiche Hirnhäute an der Convexität stellenweise getrübt, in den Furchen stark ödematös. Hirnsubstanz blutarm, stark wässrig. — Halsorgane normal.

In der linken Pleurahöhle c. 2 Pfund klare gelbliche Flüssigkeit. Die Spitze und einzelne Stellen der übrigen linken Lunge kurz und fest mit der Umgebung verwachsen. An der Pleura costalis sehr sparsame, an der diaphragmatica sehr reichliche, kleine, einzeln oder dicht bei einanderstehende, stark prominirende, grauweisse Knötchen. Ebensolche in geringerer Menge an der Pleura pulmonalis. Die Lunge in allen Durchmessern verkleinert, insbesondere der untere Lappen. Das Lungengewebe in der Spitze an einer ungefähr hühnereigrossen Stelle schwarz, luftleer, theils fest, theils brüchig. Das Lungengewebe durchaus frei von Tuberkeln, stark pigmentirt, im obern Lappen ödematös, im untern bis zur Luftleere comprimirt. Bronchien gleichmässig schwach erweitert, spärliche schleimige Flüssigkeit enthaltend. Bronchialdrüsen grösser, schwarz, hart; eine derselben an der Theilungsstelle der Bronchien durch die Bronchialwand bis an deren Innenfläche hereinragend. — In der rechten Pleura dieselbe Flüssigkeit wie links; die Pleura an allen Stellen wie linkerseits. Die Lunge an mehreren Stellen sehr fest und langfädig mit der Umgebung verwachsen; das untere Ende des obern Lappens verhält sich wie die Spitze der linken Lunge, enthält ausserdem mehrere sackige Bronchiectasieen und einzelne scharf umschriebene bis bohnengrosse käsige Heerde. Der mittlere Lappen verhält sich in seiner vordern Hälfte ähnlich. Das übrige Lungengewebe und die Bronchien wie links. Mehrere Bronchialdrüsen haben die Bronchialwände erster Ordnung ebenso wie linkerseits consumirt.

Die äussere Fläche des Pericardium ist an den meisten Stellen, besonders links, mit gleichen Miliartuberkeln besetzt. Das äussere Herzbeutelblatt an den meisten Stellen gegen liniendick, grauroth, sulzig. Der grössere Theil beider Herzbeutelblätter durch eine unregelmässig geschichtete, stellenweise 2''' dicke, grauröthliche, fibrinöse Substanz mit einander verklebt, mit Ausnahme des untern hintern Theils, in welchem sich gegen 1½ Unzen grauröthliche klare Flüssigkeit finden. Das Herz sammt Herzbeutel gegen doppelt grösser. Das Herz selbst ungefähr normal gross. D a s H e r z f l e i s c h b l a s s b r a u n, s e h r m ü r b e, u n d e u t l i c h f a s r i g, g l e i c h m ä s s i g f e t t i g e n t a r t e t. Papillarmuskeln linkerseits um die Hälfte kürzer, an den Spitzen sehnig; Sehnenfäden wenig verkürzt und stark verdickt. Klappensegel am Rande ungleichmässig verdickt. Aortenklappen etwas dicker; Aorta schwach erweitert. Innenfläche stellenweise fettig.

Ueber dem hintern und äussern Ende des linken Leberlappens, zwischen diesem und der entsprechenden Stelle des Zwerchfells, findet sich ein querliegender, ovaler, über hühnereigrosser Heerd mit graugelblichem, käsigem, stellenweise pigmentirtem Inhalt und schieferfarbner, fibrösfester Wand. In der Umgebung desselben liegen mehrere, theils stark pigmentirte, theils stellenweise käsige Lymphdrüsen. — In der Bauchhöhle ungefähr 1 Pfund klarer Flüssigkeit. Die Leberkapsel, besonders am vordern Ende des rechten Lappens, stellenweise bis liniendick. Die Oberfläche an den übrigen Stellen undeutlich granulirt. Das Lebergewebe auf dem Durchschnitt fester; die Acini grösstentheils deutlich umschrieben, von sehr wechselnder Grösse, grösstentheils blass grauroth; Centralvene deutlich sichtbar; die grossen Lebergefässe wie die Scheide der Lebervene wenig, die der Pfortader sehr stark verdickt. Im Lebergewebe übrigens sparsame, sehr kleine, schwach vorragende Knötchen. Galle sparsam, blass. — Milz normal gross. Kapsel etwas dicker, ihr Gewebe blassbraun, an sehr zahlreichen Stellen fein schwarz pigmentirt.

Nieren klein. Kapsel dicker, fester ansitzend. Nierenoberfläche mit zahlreichen flachen Narben, übrigens glatt und blass. Nierenrinde schmaler, weniger deutlich fasrig, fest; die Malpighischen Körper sehr stark injicirt. Pyramiden fest, an den

Papillen geringer Kalkinfarct. An der Oberfläche beider Nieren, besonders der rechten, sparsame sehr feine gelbliche Flecke.

Magen normal gross; an der Oberfläche reichlicher grauweisser Schleim. Schleimhaut ziemlich gleichmässig geröthet, wenig verdickt. Magenhäute im Fundus viel weicher. In mehrern Schlingen des obern Jejunum eine braunröthliche, dünne Flüssigkeit; die Schleimhaut daselbst nur an wenigen Stellen ecchymosirt. An den meisten Stellen des übrigen Dünndarms ziemlich reichlicher Schleim. Dickdarm normal.

Uterus am innern Muttermunde mässig stark nach vorn geknickt, verhältnissmässig gross; übrigens normal. Tuben und Ovarien ohne besondre Abnormität.

49. Frische serös-haemorrhagische Pleuritis. Alte Pericarditis. Fettmetamorphose des Herzfleisches.

40jähriges Weib, secirt am 27. December 1859.

Körper in der obern Hälfte schwach, in der untern stärker ödematös. In der linken Pleurahöhle c. 3 Pfund serös-hämorrhagisches Exsudat; die Lunge stark comprimirt; die Pleura übrigens mit einer dünnen Fibrinschicht bedeckt. Rechtseitiger mässiger Hydrothorax. Herzbeutel an der Aussenfläche stellenweise mit zahlreichen kleinen festen Knötchen besetzt. Seine Blätter kurz und ziemlich fest untereinander verwachsen durch eine stellenweise 2''' dicke, graugelbliche, zum Theil vascularisirte, meist älterem Faserstoff ähnliche, theilweise aus denselben kleinen Knötchen bestehende Masse. Herz etwas grösser; sein Fleisch gleichmässig und ziemlich stark fettig entartet. — Geringer Ascites. Leber etwas grösser, mit einzelnen bis kirschengrossen, scharf umschriebnen, grauröthlichen, weichen, blutreichen Massen durchsetzt. Geringer Milztumor.

50. Pericarditis und Endocarditis. Fettmetamorphose des Herzens. Miliartuberculose des Pericardium, Endocardium und der Leberserosa.

18jähriger Mann, secirt am 3. Januar 1863.

(Früher mehrmals Gelenkrheumatismus Diagnose: Pericarditis. Plötzlicher Tod.)

Körper mittelgross, schlecht genährt; Haut sehr bleich, mit spärlichen sehr blassen Todtenflecken. Schwache Starre. Unterhautzellgewebe mässig fetthaltig, überall schwach ödematös; Musculatur spärlich, blass, weicher.

Schädeldach und Dura mater normal; weiche Hirnhäute an der Convexität schwach getrübt; Hirnsubstanz blutarm, schwach ödematös, etwas fester.

Tonsillen gross, mit mässig reichlichen alten Narben; Larynx normal. Schilddrüse in jedem Lappen 3'' lang, verhältnissmässig breit und dick, colloid entartet.

In der linken Pleurahöhle ungefähr 1 Pfd. klare Flüssigkeit; Lunge frei. Oberer Lappen normal gross, unterer um die Hälfte kleiner. Der obere Lappen enthält fast nur in den kleinen Bronchien feinschaumige Flüssigkeit; das übrige Lungengewebe luftleer, braunroth, schwarz pigmentirt, sehr derb anzufühlen. Dieselben Verhältnisse finden sich in noch viel höherem Grade im unteren Lappen. In der Spitze des oberen Lappens ausserdem noch mehrere gleich pigmentirte und verkalkte Stellen. In den Bronchien spärlicher Schleim; Schleimhaut geröthet und geschwollen. Bronchialdrüsen zum Theil stark vergrössert, manche pigmentirt, manche markig weich. — In der rechten Pleurahöhle reichlichere, sonst gleiche Flüssigkeit wie links. Die übrigen Verhältnisse wie links, nur der untere Lappen noch stärker verkleinert und noch stärker comprimirt, auf dem Durchschnitt noch weniger lufthaltig. Bronchien und Bronchialdrüsen wie links.

Die vordere Fläche des Herzbeutels ist sehr fest und kurz mit dem Sternum verwachsen; an dessen Aussenfläche finden sich einzelne verdickte, schwielige, auch mit dendritischen Vegetationen besetzte Stellen, sowie reichliches Fettgewebe. Beide Blätter des Herzbeutels hängen kurz und locker zusammen. Das Parietalblatt ist überall 2–3mal dicker als normal und gleich dem Visceralblatt an zahlreichen Stellen theils mit älteren Schichten von Faserstoff, theils mit meist sehr kleinen, tuberkelähnlichen Knötchen besetzt. Ueber dem linken Ventrikel ist das Visceralblatt ausserdem gleichmässig roth gefärbt und auf dem Durchschnitt $^1/_2$–$^3/_4$''' dick, fibrös und schwach ödematös. Das Herz selbst ist in allen Durchmessern etwas grösser; der linke Ventrikel um die Hälfte weiter, mit spärlichen Blutgerinnseln. Das Herzfleisch zeigt zunächst dem Pericardium dickes schwach ödematöses Fettgewebe; ist übrigens blass und weicher. Die Papillarmuskeln sehnig; die Sehnenfäden wenig verkürzt, mässig verdickt; der hintere Klappenzipfel etwas kürzer und gleich dem vorderen mit einer mehrere Linien breiten, grauweissen, dendritischen Vegetation besetzt. Der rechte Ventrikel wenig vergrössert; sein Fleisch weich, wie links; Papillarmuskeln gleichfalls sehnig; Sehnenfäden schwach verdickt. In der Nähe des Pulmonalostium eine Reihe weisser Körnchen; Klappen der Pulmonalis schwach verkürzt. Aortenklappen ebenfalls schwach verdickt, mit gleichen dendritischen Vegetationen wie die Mitralklappe.

In der Bauchhöhle gegen 2 Pfd. gleiche Flüssigkeit wie in der rechten Pleura. Die Leber in allen Durchmessern, vorzugsweise in dem von vorn nach hinten, fast um die Hälfte grösser; Kapsel gleichmässig getrübt und stellenweise mit dendritischen Vegetationen und kleinen grauweissen Knötchen besetzt. Lebergewebe auf dem Durchschnitt fester, braunroth, deutlich acinös. Galle spärlich, dunkel. — Milz schwach vergrössert; Kapsel mässig getrübt; Substanz braunroth und grau gefleckt, von normaler Consistenz.

Nieren schwach vergrössert; Kapsel etwas dicker, fester ansitzend; Nierensubstanz ziemlich blutreich; die Rinde etwas breiter, fester.

Magen klein, seine Serosa mässig getrübt und verdickt, die Schleimhaut mässig gefaltet und stellenweise stärker injicirt. — Der Dünndarm enthält in seinem unteren Ende zahlreiche, höher oben spärliche, theils mässig, theils stark geschwollne solitäre Follikel. Im Dickdarm zahlreiche kleine, narbenähnliche Vertiefungen.

51. Hochgradige Peritonaealtuberculose mit Darmperforation. Tuberculöse Pericarditis.

17jähriger Mann, secirt am 18. Mai 1862.

Körper mittelgross, stark abgemagert. Haut schmutziggraugelb, mit reichlichen blassen Todtenflecken. — Keine Starre. Unterhautzellgewebe fettarm. Musculatur spärlich, bleich.

Schädeldach normal. Dura mater mässig gespannt. Hirnwindungen über der vorderen Hälfte der Convexität etwas abgeplattet. Die weichen Hirnhäute zeigen längs der Pfeilnaht ziemlich reichliche Pacchioni'sche Granulationen. An allen übrigen Stellen sind die weichen Hirnhäute fleckig getrübt, nur in den Vertiefungen stärker und gleichmässig getrübt, schwach ödematös. Hirnsubstanz in hohem Grade blutarm, mässig ödematös. Hirnhöhlen schwach erweitert, mit klarer Flüssigkeit erfüllt; ihr Ependym etwas dicker.

Larynx normal. Schilddrüse schwach colloid entartet.

In der linken Pleurahöhle $^1/_2$ Pfund blassbraune Flüssigkeit, mit einzelnen Fibrinfetzen. Lunge nur an einer Stelle der unteren Hälfte des oberen Lappens langfädig verwachsen. Der obere Lappen enthält reichliche, nach unten abnehmende, meist hirsekorngrosse, in kleinen Gruppen stehende, runde oder zackige Tuberkel, in deren Umgebung das Gewebe meist schlaff und frisch infiltrirt ist. Der untere Lappen enthält dieselben Tuberkel in geringerer Menge. Das übrige Lungengewebe vollständig blutleer, lufthaltig und stark pigmentirt. In den Bronchien spärliche schleimige Flüssigkeit. Bronchialdrüsen grösstentheils vergrössert, käsig, theilweise schwärzlich und fest. In einzelnen mittleren Aesten der Lungenarterie des unteren Lappens grauröthliche, mürbe, mit der Wand nicht zusammenhängende Gerinnsel. — In der rechten Pleurahöhle dieselbe Flüssigkeit wie links. In der rechten Lunge zahlreichere und grössere Gruppen derselben Tuberkel wie links, in deren Umgebung das Gewebe meist hämorrhagisch, an anderen Stellen frisch pneumonisch infiltrirt ist. Das übrige Lungengewebe wie links; zum Theil von diffuser grünlicher Farbe.

Im Pericardium 1 Unze dunkler blutiger Flüssigkeit. An einzelnen Stellen des Parietalblattes, vorzugsweise an seinem oberen Ende über den grossen Gefässen und in der Längsfurche des Herzens, quadratlinien- bis über halbquadratzollgrosse Stellen, die zum Theil linienhoch, grau und grauröthlich gefärbt und von der Consistenz älteren Faserstoffes sind. Ausserdem enthält das Visceralblatt sehr kleine zahlreiche Tuberkel mit hämorrhagischer Umgebung. Visceralblatt über dem rechten Ventrikel ziemlich fettreich. Herz normal gross, von normaler Consistenz; in seinen Höhlen spärliche Blutgerinnsel. Mitral- und Aortenklappen gleichmässig schwach verdickt. Herzfleisch blass, weniger deutlich fasrig, weicher. Grosse Gefässe normal.

Bauch mässig vorgewolbt, stark gespannt. Beim Eröffnen der Bauchhöhle entweicht stinkende Luft. Nach der Eröffnung sieht man in der Gegend des Nabels eine handgrosse Stelle, an welcher sich über den Dünndarmwindungen schmutzigbraunrothe Flüssigkeit und sehr feine graugelbe Partikelchen finden. Dieselbe Flüssigkeit, circa 2 Pfund, findet sich an den übrigen abhängigen Stellen der Bauchhöhle. Bei Druck auf die Darmwindungen entleert sich die Luft aus einer ungefähr dem Nabel entsprechenden Stelle, da, wo mehrere Dünndarmwindungen untereinander fest zusammenhängen. Die gesammte Serosa der Bauchwandungen, des Dickdarmes, vorzüglich auch des Dünndarmes schmutzig schwarz gefärbt, von verschieden dicken Fibringerinnseln und zahlreichen bis linsengrossen Gruppen sehr kleiner, grauer oder graugelber Tuberkel besetzt. Die meisten Dünndarmwindungen hängen ausserdem durch stellenweise grössere Mengen einer graugelben, öfters käsigen Masse zusammen. Der Dünndarm ist übrigens ungefähr von normaler Weite, seine Schleimhaut in den Falten normal gefärbt, an den Stellen zwischen den Falten (von der durchscheinenden Serosa) bläulich. Nur die Schleimhaut des oberen Jejunum ist stärker schwarz pigmentirt. Im Ende des Ileum zwei linsengrosse frische tuberculöse Geschwüre. Die obengenannte Perforationsstelle reisst bei Ablösen der Dünndarmwindungen in weiter Ausdehnung ein. Sämmtliche Häute des Dünndarms dicker, aber ziemlich mürbe. Das Ende des Ileum enthält circa 12 mässig pigmentirte Peyer'sche Plaques. Mesenterialdrüsen nur theilweise schwach vergrössert, meist blass, stellenweise in der Peripherie stark pigmentirt; Marksubstanz normal. Dickdarm weit; seine Schleimhaut blass, an der Flexura sigmoidea und im Rectum stellenweise schwach geschwollen, mässig injicirt. Magenschleimhaut normal.

Die Leber hängt mit dem Zwerchfell kurz und locker zusammen. Zwerchfell- und Leberserosa mit zahlreichen Gruppen kleiner, meist graugelber Tuberkel besetzt. Einzelne bis zweierbsengrosse graugelbe Tuberkel erstrecken sich 2''' ins Lebergewebe hinein. Letzteres sehr blutarm, grauröthlich, deutlich acinös, enthält sehr spärliche graue Miliartuberkel. Die Messerklinge wird schwach fettig beschlagen. Galle reichlich, grün, dünn. — Milz $4^1/_2$'' lang, auf ihrer Kapsel dieselben Tuberkel wie auf der Leberkapsel. Gewebe braunroth, blutarm, sonst normal. Nieren normal gross. Kapsel normal; Oberfläche blass; Substanz blutarm, schlaff, weicher. Harnwege und Blase normal. Retroperitonaealdrüsen gleich den Mesenterialdrüsen.

An der vorderen Fläche der linken Hälfte des Hodensackes ein über linsengrosses Geschwür mit dünnen Rändern; dasselbe hängt mit einer über bohnengrossen Höhle zusammen, die mit gelblichem käsigem Eiter erfüllt ist; letztere endlich bildet den peripherischen Theil einer 1'' dicken, peripherisch weichen, im Centrum festeren, trocknen gelblichen Masse, die an Stelle des linken Nebenhodens liegt. Der Hoden ist etwas comprimirt, erscheint sonst normal. Ebenso der Samenleiter, sowie die rechtseitigen Genitalien.

Dass nicht bei jeder Pericarditis eine Fettmetamorphose des Herzfleisches vorhanden ist, geht theils aus theoretischen Gründen hervor, theils beweisen dies einzelne, aus andern Ursachen tödtlich abgelaufne Fälle. Z. B.

26½jähriger Mann, welcher 6 Wochen vor dem Tode an acutem Gelenkrheumatismus, später an Pericarditis erkrankte und an einer Hämoptyse starb. Die Section zeigte in der Mitte des rechten obern Lungenlappens eine kleinwallnussgrosse, mit Blutgerinnseln erfüllte Caverne, sowie in der ganzen rechten Lunge spärliche ältere miliare und grössere Tuberkel. Linke Lunge normal. Die Herzbeutelblätter durch eine dicke Fibrinschicht verklebt; Herz etwas breiter; frische geringe Endocarditis der Mitralis; das Herzfleisch für das blosse Auge und bei der microscopischen Untersuchung normal. Tuberculöses Geschwür des obern Jejunum.

Die Hindernisse im Lungenkreislauf, meist mit consecutiver Dilatation und Hypertrophie des rechten Ventrikels und die Fettmetamorphose des letzteren.

Unter denjenigen Störungen der Lungen, welche eine länger dauernde Behinderung des Blutlaufes durch dieselben und weiterhin Dilatation, meist mit folgender Hypertrophie, des rechten Ventrikels zur Folge haben, fand ich als die häufigste die sog. chronische Pneumonie mit sackigen Bronchiectasieen, vorzugsweise der obern Lappen, und mit gewöhnlichem chronischen Catarrh der andern Bronchien, meist auch mit späterer Tuberculose, bald nur der Lungen, bald auch des Darms und anderer Theile.

Die chronische Pneumonie, welche in den meisten Fällen Folge der sackigen Bronchiectasieen ist, besteht in reichlicher Neubildung von interlobulärem und meist auch interalveolärem Bindegewebe mit consecutiver Obliteration zahlreicher Gefässe und dadurch bewirkter Pigmentirung (sog. Pigmentinduration). Die Tuberculose der Lungen, welche der chronischen Pneumonie nicht selten folgt, besteht bald in den gewöhnlichen miliaren Tuberkeln, bald aber ist es eine mehr diffuse Tuberkelbildung, meist mit gleichzeitiger oder consecutiver pneumonischer Infiltration der betreffenden Alveolen. Häufig endlich kommen auch lobuläre Pneumonieen in zahlreicher Menge und in sehr verschiednen Stadien, besonders oft in sog. Tuberculisirung, vor.

In der Mehrzahl der von mir beobachteten Fälle fand sich zugleich meist nur einseitiges, selten beiderseitiges pleuritisches Exsudat, fast immer mit stärkerer Verkleinerung, wenigstens des untern Lappens. Diese Verkleinerung war aber meist nicht so stark, wie bei bisher normalen Lungen, sondern meist gehindert durch die theilweise Verdichtung des Lungengewebes. Besonders häufig hatte dann die Lunge die sog. Cylindergestalt. — War die Pleuritis ältern Datums und einseitig, so trat nicht selten noch Emphysem der andern Lunge hinzu, wenn dessen Zustandekommen nicht durch alte vielfache Verwachsungen, durch zahlreiche chronische Entzündungsheerde u. s. w. gehindert war.

Der rechte Ventrikel ist bei der in Rede stehenden Affection bald einfach dilatirt, bald zugleich hypertrophisch. Im letzteren Falle ist die Hypertrophie selten rein, sondern entweder ist das Muskelfleisch colloid entartet (Rokitansky), oder es findet sich neben der Neubildung von

Muskelfasern zugleich eine vermehrte Neubildung von Bindegewebe — welche beide Zustände vorzugsweise die sog. cautschukähnliche Beschaffenheit des rechten Ventrikels bedingen.

Durch diese Beschaffenheit des rechten Ventrikels entstehen dann häufig theils die sog. globulösen Vegetationen, theils die bekannten Stauungshyperämieen in Leber, Milz und Nieren. Letztere erreichen aber meist nicht die hohen Grade, wie bei wirklichen Fehlern der venösen Klappen und Ostien des linken oder rechten Ventrikels. Wahrscheinlich ist meist auch Stauungshyperämie der Kranzvenen des Herzens vorhanden.

Besonders häufig aber kommt hier Thrombose der Venen einer oder beider Unterextremitäten, oder der Beckenvenen oder anderer Venen vor.

Bisweilen endlich erstreckt sich die Stauung vom rechten nach dem linken Ventrikel, welcher dann gleichfalls dilatirt, selten zugleich hypertrophisch wird.

Seltenere begleitende Zustände der chronischen Pneumonie mit sackigen Bronchiectasieen sind secundäre Tuberkel in zahlreichen Organen; — in Folge der langen Eiterabsonderung in den Bronchiectasieen Speckentartung von Milz, Nieren und Leber u. s. w.

Der fragliche Zustand betrifft nicht nur ältere Individuen, sondern kommt in jedem Lebensalter, besonders häufig zwischen dem 20. und 30. Jahre vor.

In ungefähr einem Sechstel aller von mir beobachteten Fälle (38 an Zahl) fand ich Fettmetamorphose des erweiterten und fast immer mehr oder weniger hypertrophischen rechten Ventrikels. In einem zweiten Sechstel aller Fälle kam gleichzeitig Fettmetamorphose des normal weiten oder des erweiterten linken Ventrikels vor. Die Fettmetamorphose des rechten Ventrikels war fast stets punct- oder netzförmig, die des linken ebenso oder häufiger gleichmässig. Erstere war wohl meist chronisch, letztere meist acut.

52. Chronische Tuberculose von Lungen und Darmcanal. Rechtseitiges Fettherz.

64jähriger Mann, secirt am 21. März 1857.

Körper an den untern Extremitäten mässig ödematös.

Schädel- und Halsorgane normal.

Lungen, vorzugsweise in den Oberlappen, durchsetzt von zahlreichen schwieligen Streifen und von frischen und älteren, vielfach tuberculisirenden, Infiltraten. Chronische Bronchitis mit gleichmässiger Erweiterung, besonders der Oberlappen. — Herz breiter, im rechten Ventrikel weiter, theils fettig entartet, theils mit reichlichem subpericardialen Fettgewebe.

Zahlreiche kleine und grosse tuberculöse Geschwüre des untern Ileum. Ausgebreitete tuberculöse Verschwärung des Cöcum. Stark pigmentirter Polyp der Schleimhaut des Cöcum. Tuberculose der Mesenterialdrüsen.

53. Chronische Tuberculose. Chronische Bronchitis. Erweiterung und Fettmetamorphose des rechten Ventrikels.

25jähriger Mann, secirt am 30. Juni 1862.

Körper stark abgemagert. Schädel- und Halsorgane normal. Linke Lunge allseitig verwachsen, kleiner, rechte frei, mässig emphysematös. In beiden Spitzen mässig reichliche alte Cavernen, besonders links. In den Oberlappen reichliches, in den Unterlappen spärliches pigmentindurirtes Gewebe mit zahlreichen ältern Miliartuberkeln und einzelnen grösseren käsigen Heerden. Intensive chronische Bronchitis, cylindrische und stellenweise sackige Erweiterung der Bronchien. — Herz um die Hälfte breiter durch Dilatation und Hypertrophie des rechten Ventrikels. Alle Muskelfasern desselben undeutlich quergestreift, von mässig reichlichen Fettmolecülen gleichmässig durchsetzt. Einzelne Muskelfasern des sonst normalen linken Ventrikels schwach fettig. Klappen und grosse Gefässe normal. — Mässig reichliche Miliartuberkel von Leber, Milz und Nieren. Im mittlern Ileum ein vernarbendes, im Dickdarm c. 15 theils ältere, theils vernarbende tuberkulöse Geschwüre.

54. Chronische Lungentuberculose. Erweiterung und Fettmetamorphose des rechten Ventrikels.

c. 40jähriger Mann, secirt am 21. März 1860.

Körper abgemagert, an den untern Extremitäten ödematös.

Schädel- und Rachenorgane normal. Grosses einfaches Geschwür an der hintern Larynxwand. Allseitige Verwachsung beider Lungen. Frische fibrinöse Pleuritis linkerseits. In beiden Oberlappen grosse alte Cavernen. Im übrigen Theil beider Lungen einzelne tuberculöse Infiltrate und zahlreiche frische und ältere Miliartuberkel. Chronische Bronchitis. — Herz breiter, im rechten Ventrikel weiter, an zahlreichen Stellen zunächst dem Endocardium gelb punctirt und gestreift. Daselbst, im rechten Vorhof und Herzohr zahlreiche rothe und gelbe globulöse Vegetationen. Geringer Ascites. Leber und Nieren kleiner, fester, blass (Pat. hatte Albuminurie). In beiden Cruralvenen ältere Thromben.

55. Chronische Tuberculose der Lungen. Linkseitiges Pleuraexsudat. Partielle Fettentartung des rechten Ventrikels.

20jähriger Mann, secirt am 11. October 1861.

Körper gross, stark abgemagert. Haut bleich; violette Todtenflecke; starke Starre. Unterhautzellgewebe fast fettlos. Musculatur spärlich, blass.

Schädeldach an der Innenfläche mit reichlichem villösen Osteophyt. Dura mater fester ansitzend, etwas dicker. Weiche Hirnhäute an Convexität und Basis mässig getrübt. Hirnsubstanz verhältnissmässig blutreich, sonst normal.

Die vordere und hintere Fläche, sowie die Seiten der Larynxschleimhaut sind mit reichlichem eitrigen Schleim bedeckt, darunter fein granulirt und flach exulcerirt. An den hintern Enden beider untern Stimmbänder finden sich zwei kaffeebohnengrosse, den Knorpel blosslegende Ulcera. Die übrige Larynxschleimhaut enthält vorn eben solche Granulationen, und an der hintern Fläche mehrere bis 1 □''' grosse, tiefe, zum Theil deutlich tuberculöse Geschwüre.

In der linken Pleurahöhle findet sich eine abgesackte, gegen 2 Pfund blutig-eitrige Flüssigkeit enthaltende Höhle, auf der linken Seite mit einer liniendicken älteren fibrinösen Schicht bekleidet. Im übrigen Theil der Lunge sind die Costal- und Pulmonalpleura 1—1½‴ dick, fest mit einander verwachsen. stark vascularisirt. Lunge in allen Durchmessern etwa um die Hälfte kleiner. In ihrer Spitze eine über ganseigrosse Höhle mit eitrigem Inhalt und glatter, fast nur aus Pleura bestehender Wand. Das übrige Gewebe ist überall, besonders im obern Lappen, mit älteren miliaren Tuberkeln, sowie mit frischen und älteren tuberculösen Infiltraten durchsetzt, dazwischen stellenweise stark pigmentirt und indurirt. Sämmtliche Bronchien enthalten reichliche blutig-schleimige Flüssigkeit; die meisten sind gleichmässig und ziemlich stark erweitert. Die Schleimhaut der grössern verhält sich wie die Trachealschleimhaut. — Die rechte Lunge ringsum kurz und mässig fest verwachsen, normal gross; in ihrer Pleura sparsame Extravasate. In der Lungenspitze eine hühnereigrosse, gleiche, und mehrere kleinere Cavernen wie links. Lungengewebe wie links, nur an zahlreichen Stellen frisch pneumonisch. Bronchien wie links. Bronchial- und Mediastinaldrüsen stark vergrössert, meist grauroth, feucht, weich, stellenweise schwarz, fest.

Herzbeutel allseitig kurz und ziemlich fest verwachsen. Herz normal gross, schlaff, unter dem Visceralblatt stellenweise kleine Extravasate. In allen Herzhöhlen mässig reichliche Gerinnsel. An der Vorhoffläche des vordern Zipfels der Mitralklappe finden sich mehrere bis 3‴ lange, 1‴ breite und 1‴ hohe, graurothe, condylomähnliche, mässig fest aufsitzende Excrescenzen. Ebensolche, meist erbsengrosse, an der Vorhoffläche der Tricuspidalis. Herzfleisch bleich, links normal; im rechten Ventrikel einige ¼□″ grosse, gelbliche, vollständig fettig entartete Stellen. Klappen und grosse Gefässe normal.

In der Bauchhöhle einige Unzen klare Flüssigkeit. Leber normal gross. Kapsel stellenweise getrübt. Gewebe grauroth, undeutlich acinös, homogen, matt glänzend, mit sehr zahlreichen kleinen Miliartuberkeln durchsetzt. Galle mässig reichlich. blass; Schleimhaut stellenweise fettig. — Milz normal gross. Gewebe grauroth, etwas fester, schwach glänzend (nicht speckig).

Linke Niere normal gross. Kapsel fester ansitzend; Oberfläche stark geröthet. Rindensubstanz braunroth, fest, mattglänzend. In Rinde und anstossenden Pyramiden eine gegen kirschengrosse, scharf begrenzte, graugelbe, käsige Stelle. Rechte Niere blasser als die linke, ohne Tuberkelinfiltrat, sonst ebenso.

Magenschleimhaut stellenweise stark geröthet. Schleimhaut des obern Dünndarms gleichmässig fein schwarz punctirt; die des untern stellenweise stark injicirt; ausserdem etwa ein Dutzend, ¼□″ grosse, frische und ältere tuberculöse Geschwüre enthaltend. Im Coecum und im Anfangstheil des Colon ascendens zahlreiche, im übrigen Colon ascendens sparsame, theils ebensolche, theils linsengrosse Geschwüre. Die untern Mesenterialdrüsen frisch und älter tuberculös.

56. Allgemeine Tuberculose. Fettherz.

24½jähriges Weib, secirt am 14. Februar 1863.

Körper stark abgemagert. Haut bleich, mit starken Todtenflecken; schwache Starre. Unterhautzellgewebe fettarm; Musculatur spärlich, blass.

Schädeldach dick, stellenweise besonders an der Vorderseite und Innenfläche mit villösem Osteophyt. Weiche Hirnhäute an der Convexität an zahlreichen Stellen stark getrübt, mit reichlichen Granulationen. Hirnsubstanz blutarm, sonst normal.

Rachenorgane normal. In den Tonsillen zahlreiche alte Narben; Kehldeckel in seiner Schleimhaut an der Vorder- und Hinterfläche mässig geschwollen und gleichmässig schwach injicirt. Am unteren Ende des Larynx mehrere, zum Theil halbwallnussgrosse, theils stark pigmentirte, theils tuberculöse Lymphdrüsen.

Linke Lunge vielfach und mässig fest mit der Umgebung verwachsen, normal gross, im oberen Lappen einzelne, im untern noch spärlichere, erbsen- bis wallnussgrosse, luftleere Heerde, welche in einer pigmentindurirten Masse graugelbe, vielfach confluirende Miliartuberkel und erweiterte, mit eitriger Flüssigkeit erfüllte Bronchien enthalten. An einer Stelle der Spitze, sowie des hintern mittleren Theils des oberen Lappens ist das Gewebe in der Ausdehnung von 1—2□" in eine graulichbraune, geruchlose, grösstentheils sulzigweiche, nicht scharf begrenzte Masse verwandelt. Im unteren Lappen finden sich ziemlich zahlreiche, bis ½□" grosse, meist scharf begrenzte, dunkelrothe, luftleere, in verschiedenen Graden erweichte Stellen. Das übrige Lungengewebe lufthaltig, mässig bluthaltig und mässig pigmentirt. Die übrigen Bronchien normal weit, mit mässig reichlicher, eitriger, stellenweise blutiger Flüssigkeit; Schleimhaut wenig geröthet. Bronchialdrüsen mässig vergrössert, ziemlich gleichmässig schwach pigmentirt, von normaler Consistenz. — Die rechte Lunge ist über dem ganzen oberen Lappen kurz und fest verwachsen, übrigens frei. Der obere Lappen enthält in seiner Spitze eine ganseigrosse, mit käsiger Masse beschlagene, darunter glattwandige und stark injicirte Caverne, an der stellenweise noch Reste von käsig infiltrirtem Lungengewebe sitzen. In der nächsten Umgebung mehrere ähnliche kleinere Höhlen. Der übrige Theil dieses Lappens fast vollständig luftleer: er enthält in einem schieferfarbenen, schlaff infiltrirten Gewebe ziemlich reichliche, meist gleichmässig vertheilte, sehr kleine bis erbsengrosse, gelbe und graugelbe Tuberkel. Der mittlere und untere Lappen enthält dieselben Massen, wie der linke obere Lappen, nur in reichlicherer Menge. Die übrigen Verhältnisse wie links. Stärkere Bronchitis.

Herzbeutel mit geringer Menge klarer Flüssigkeit. Visceralblatt ziemlich gleichmässig getrübt. In beiden Herzhälften spärliche Gerinnsel. Das Endocardium des linken Ventrikels vielfach schwach getrübt; die Herzhöhlen etwas weiter; das Herzfleisch beiderseits etwas dicker, sehr bleich, weniger deutlich faserig, weicher, gleichmässig und mässig stark fettig entartet. Klappen und grosse Gefässe normal.

Unterleib ziemlich stark aufgetrieben; in der Beckenhöhle einige Unzen klarer Flüssigkeit. Die Dünndarmwindungen sämmtlich weit, vielfach mässig injicirt und mit Ausnahme der oberen Schlingen mit einer dünnen, ziemlich festaufsitzenden, blassen Substanz bedeckt; stellenweise, namentlich über den der Schleimhautfläche entsprechenden Geschwüren, mit meist sehr undeutlichen frischen Miliartuberkeln besetzt.

Leber in allen Durchmessern um die Hälfte grösser, an der Ober- und Schnittfläche blass, die Messerklinge stark fettig beschlagend, deutlich acinös. Nur an der Oberfläche spärliche Miliartuberkel. Galle spärlich, dickflüssig. — Milz normal gross, dünn; Kapsel schwach getrübt. Gewebe braunroth, sehr blutarm, von normaler Consistenz.

Nieren normal gross; Kapsel dicker, fester ansitzend. Rinde an der Oberfläche bleich; stellenweise undeutlich flach granulirt. Schnittfläche etwas breiter, blass, homogen, fester. Pyramiden normal gross; an den Papillen stellenweise Kalkinfarct.

Magen gross; Schleimhaut sehr bleich, vielfach fein warzig, sonst normal. Im Dünndarm reichliche blassgelbe Flüssigkeit. Das unterste Drittel des Dünndarms besteht zum grössten Theile aus alten tuberculösen Geschwüren. Dieselben liegen meist quer, sind linien- bis mehrere Zoll breit; ihr Grund enthält meist nur noch spärliche Reste von infiltrirtem submucösen Gewebe; die Ränder sind dicht granulirt. Nach oben zu spärlichere gleiche Geschwüre. Ebenso im Coecum, Colon und Mastdarm.

Uterus normal gross; am inneren Muttermund schwach nach vorn geknickt; Schleimhaut mässig pigmentirt. Appendices des Uterus normal.

57. Chronische Lungentuberculose, besonders linkerseits. Tuberculös-hämorrhagische Peritonitis. Erweiterung und Verfettung des Herzens.

51jähriger Mann, secirt am 27. September 1862.

Körper mittelgross, stark abgemagert, an den Knöcheln und dem untern Theil der Unterschenkel schwach ödematös. Haut graugelblich, dünn, mit reichlichen blassen Todtenflecken; schwache Starre. Unterhautzellgewebe fettlos, Musculatur spärlich, blass.

Schädeldach etwas dicker, mit normaler Diploë. Im mittleren Theile der Aussenfläche beider Scheitelbeine ist eine c. 3□" grosse, aus zahlreichen flachen Narben bestehende Stelle; zwei halbneugroschengrosse, flache Narben an der linken Schuppe des Stirnbeins. Tabula vitrea normal. Dura mater etwas dicker; weiche Hirnhäute an der Convexität vielfach getrübt, und zwischen den Windungen mässig ödematös. Hirnsubstanz blutarm, ödematös, sonst normal.

Rachenorgane normal; ebenso der Larynx. Schilddrüse etwas grösser, gleichmässig colloid entartet.

Linke Lunge allseitig kurz und fest verwachsen, oberer Lappen in der Spitze von reichlichen, im übrigen Theil von sparsamen pigmentindurirten Stellen und älteren Tuberkelgruppen durchsetzt; das übrige Gewebe desselben theils hochgradig ödematös, theils schlaff und frisch infiltrirt. Unterer Lappen blutreich, mässig ödematös, mit spärlichen Tuberkelgruppen. Mässige chronische Bronchitis. Bronchialdrüsen gross, schwarz und fest. — Rechte Lunge längs des hinteren Theils des oberen Lappens und über dem ganzen mittleren Lappen durch eine bis liniendicke ödematöse Bindegewebsschwarte verwachsen. Nur in der Spitze eine gegen wallnussgrosse, im übrigen Theil sehr sparsame erbsengrosse Gruppen von älteren miliaren Tuberkeln und pigmentindurirtem Gewebe. Uebriges Lungengewebe blutreich, stark ödematös. Bronchien und Bronchialdrüsen wie links.

Im Herzbeutel spärliche Flüssigkeit, Visceralblatt gleichmässig getrübt. Herz in allen Durchmessern um die Hälfte grösser, mit reichlichen Gerinnseln; linker Ventrikel um die Hälfte dicker und weiter, sein Fleisch gleichmässig gelbröthlich, weicher (gleichmässig und mässig fettig entartet), nur an wenigen Stellen fein gelb punctirt. Rechter Ventrikel normal weit; an der Spitze zahlreiche gelbliche globulöse Vegetationen. Sein Fleisch fast durchaus in den Schichten zunächst dem Endocardium fein gelb gefleckt, vorzugsweise an den Papillarmuskeln und Fleischbalken. Alle Klappen stellenweise schwach verdickt. Grosse Gefässe normal.

In der Bauchhöhle c. 2 Pfund braunröthliche, schwach trübe Flüssigkeit. Das Parietalblatt mit einer dünnen, braunrothen, leicht abstreifbaren Substanz überzogen und von sehr zahlreichen, meist gleichmässig vertheilten, zum Theil auch in Gruppen sitzenden, einzeln liegenden oder zusammenfliessenden, meist gegen hirsekorngrossen Tuberkelgranulationen besetzt. Wesentlich gleich verhält sich auch die Serosa des Dünndarms, Dickdarms, der Blase, während sich an den übrigen Organen die Granulationen in viel geringerer Menge finden. — Leber klein, mit der Umgebung vielfach verwachsen; ihr Gewebe schwach muscatnussfarben, deutlich acinös, die Messerklinge schwach fettig beschlagend; die Acini klein. Galle reichlich, schwarzbraun, dickflüssig. — Milz etwas grösser; ihr Gewebe blassroth, etwas weicher.

Linke Niere normal gross. Oberfläche mit einzelnen flachen Narben. Rinde blass; Malpighi'sche Körper deutlich injicirt. Am oberen Ende eine Gruppe kleiner frischer und ein gegen bohnengrosser gelber, weicher Tuberkel. Rechte Niere ebenso, ohne Tuberkel; an einer Stelle der Rinde eine erbsengrosse Cholestearincyste.

Magen klein; seine Schleimhaut grösstentheils mässig injicirt, pigmentirt und geschwollen. — Dünndarm eng; seine Schleimhaut zeigt reichlichen blassgrünen, zähen Schleim; die der oberen Hälfte ist mässig schwarz pigmentirt. Nirgends Geschwüre. — Im Dickdarm reichlicher Koth; ähnlicher Schleim in geringerer Menge; zahlreiche Follicularnarben. In der untern Hälfte zahlreiche Stellen schwarz gefleckt.

Im linken Hoden, in der Nähe des Nebenhodens, ein zweierbsengrosser, grösstentheils gelber, scharf umschriebener Tuberkel. Rechter Hode normal.

58. Allgemeine Tuberculose. Fettherz.

38jähriger Mann, secirt am 7. April 1862.

Körper mittelgross, ziemlich stark abgemagert. Haut bleich, mit sparsamen blassen Todtenflecken. Starke Starre.

Schädeldach etwas dicker und fester. Dura mater normal. Weiche Hirnhäute an der Convexität schwach getrübt; an der Basis, besonders zwischen Chiasma und Pons, theils schwach getrübt, theils aus dünner grauer, mit einzelnen Tuberkeln durchsetzter Substanz bestehend. An der Convexität finden sich zwischen den Hirnwindungen und der angrenzenden Hirnsubstanz gegen 6 bis kaffeebohnengrosse, graugelbe, theils feuchte, theils käsige Stellen, in deren Umgebung Rinden- und Marksubstanz roth erweicht ist. Die übrige Hirnsubstanz weicher, blutarm; die Hirnhöhlen gegen doppelt weiter, ihre Umgebung an den meisten Stellen weiss erweicht.

Halsorgane normal.

Linke Lunge stellenweise verwachsen. In der Spitze mehrere sehr kleine bis wallnussgrosse schwielige Stellen; in deren Umgebung mit käsiger Substanz erfüllte sackige Bronchiectasieen. Im oberen Lappen sparsame, gleichmässig vertheilte Gruppen älterer miliarer Tuberkel; eben solche in gleicher Menge im unteren Lappen. Das übrige Lungengewebe an den meisten Stellen blutarm, an einzelnen Stellen blutreicher, an der Basis schlaff infiltrirt. Bronchien an den meisten Stellen spärliche, an der Basis reichliche eitrige Flüssigkeit enthaltend, an letzterer Stelle stark cylindrisch erweitert; ihre Schleimhaut stark geröthet und geschwollen. Bronchialdrüsen mässig vergrössert, fester, schieferfarben. — Rechte Lunge an zahlreichen Stellen kurz und mässig fest verwachsen. Pleura mit mässig reichlichen, meist frischen Tuberkeln besetzt. Das Lungengewebe enthält dieselben Tuberkel wie links, ausserdem einzelne bis eigrosse schlaff infiltrirte Stellen, und im hintern Theile des oberen Lappens eine wallnussgrosse sackige Bronchiectasie. Bronchien und Drüsen wie links.

Im Herzbeutel eine geringe Menge klarer Flüssigkeit. Herz in allen Durchmessern etwas grösser, sehr schlaff; links spärliche, rechts reichliche Gerinnsel. Beide Ventrikel weiter. Fleisch beiderseits bleich, auffallend weich, stark fettig entartet. Klappen und grosse Gefässe normal.

Bauch ziemlich stark aufgetrieben. Das Parietalblatt des Peritonaeum überall kurz und mässig fest mit den umliegenden Theilen zusammenhängend; besetzt mit sehr zahlreichen, sehr kleinen bis $^1/_2$□" grossen, dünnen, bis $^1/_2$''' dicken, rundlichen, unregelmässig zackigen und vielfach confluirenden graugelben Massen, die auf dem Durchschnitt glatt, feucht oder schwach käsig sind, zwischen denen das Peritonaeum mässig injicirt ist. Dieselben Massen finden sich an allen sichtbaren Stellen des Dünn- und Dickdarms, besonders des ersteren, dessen Windungen durch dieselben überall sehr kurz und mässig fest untereinander zusammenhängen. Nach dem oberen Theile des Peritonaeum zu und an der Peritonaealfläche des Zwerchfells zahlreiche, meist kleine weisse Miliartuberkel.

Die Leber hängt mit allen umliegenden Theilen kurz und mässig fest zusammen. Der Durchmesser von vorn nach hinten mässig vergrössert, Dickendurchmesser geringer. Gewebe sehr schlaff durchsetzt von sehr zahlreichen kleinen Miliartuberkeln, und mässig reichlichen bis erbsengrossen Körpern, welche aus einer verhältnissmässig dicken, grauweissen, feuchten Rinde bestehen und einen dunkelgrünen, dünn- oder dickflüssigen Inhalt haben. Das übrige Lebergewebe blass, sehr schlaff, blutarm. Galle mässig reichlich, sehr dick und dunkel. — Milz ringsum sehr kurz und fest verwachsen, um die Hälfte grösser; an ihrer Oberfläche und im Innern zahlreiche kleine grauweisse Tuberkel; übriges Gewebe grauroth und weicher.

Linke Niere etwas kleiner, Kapsel normal, an der Oberfläche mässig reichliche kleine Tuberkel, welche nur wenig weit sich in die Rindensubstanz fortsetzen. Diese und die Pyramiden blutarm, fester. Rechte Niere ebenso wie links; auch im Innern der Rindensubstanz einzelne Tuberkel.

Serosa des Magens mit denselben Tuberkeln wie das übrige Peritonaeum. Schleimhaut etwas dicker, schieferfarben, mit zähem Schleim überzogen. Nur im untern Ileum einzelne bis $^1/_2$□'' grosse, frische tuberculöse Geschwüre. Uebrige Schleimhaut des Dünndarms schwach pigmentirt, sonst normal. Alle Darmhäute leicht zerreisslich. Dickdarm ohne Geschwüre. Mesenterialdrüsen nur mässig vergrössert, weicher, sonst normal. — Retroperitonaealdrüsen normal.

59. Allgemeine Tuberculose. Fettmetamorphose des Herzens.

49jähriger Mann, secirt am 13. Mai 1860.

Körper abgemagert, an den Unterextremitäten schwach ödematös. Im subcutanen Bindegewebe und in den oberflächlichen Muskeln der Waden und Knöchel (andre Muskeln wurden nicht untersucht) bis handgrosse, ziemlich frische Blutergüsse. — Schädel- und Halsorgane normal. — In der linken Pleura costalis, diaphragmatica und pulmonalis zahlreiche frische Miliartuberkel. In der Lungenspitze mässig reichliche grosse umschriebene Knoten, welche in schwieligem pigmentirten Gewebe frische und ältere Miliartuberkel enthielten. Ebensolche kleinere Knoten in der übrigen Lunge. Rechte Lunge emphysematös und mit reichlicheren gleichen Knoten. Chronische Bronchitis. — Sehr ausgebreitete punctirte Fettmetamorphose des ganzen rechten, gleichmässige schwächere des linken Ventrikels; mässige Erweiterung beider Ventrikel. Mässig reichliche globulöse Vegetationen in der Spitze des rechten Ventrikels. — Mässig reichliche Miliartuberkel der Leber. Geringer Milztumor. — Chronischer Magencatarrh. Dünndarmserosa schwarz pigmentirt. Im Dünndarm c. 40 linsen- bis pfenniggrosse, in Cöcum und Colon ascendens 10 ältere bis 6□'' grosse tuberculöse Geschwüre. Mesenterialdrüsen normal. In der Rinde der linken Niere zwei streifige Tuberkel.

60. Tuberculose der Lungen, besonders des rechten Unterlappens. Erweiterung des Herzens mit consecutiven Veränderungen, besonders der Bauchorgane. Fettentartung des Herzfleisches.

58jähriges Weib, secirt am 28. Mai 1861.

Körper mittelgross, stark abgemagert; an der rechten untern Extremität mässig, an der linken stark ödematös. Haut sehr bleich, mit dunklen Todtenflecken. Starke Starre.

Schädeldach normal. Die weichen Hirnhäute an der Convexität schwach getrübt an der Basis, besonders in der rechten Fossa Sylvii, grösstentheils bis zur Dicke von $^{1}/_{2}$''' eitrig infiltrirt. Hirnsubstanz sehr blutarm, etwas weicher. Ventrikel normal.

Halsorgane normal. — Linke Lunge an der Spitze verwachsen; daselbst mehrere sehr kleine bis kirschengrosse pigmentirte festere Stellen. In der Spitze, sowie im untern Lappen sparsame kleine, bis halberbsengrosse, grauweisse, weiche Knötchen. Das übrige Gewebe im obern Lappen blutarm, im untern blutreich. — Rechte Lunge sehr fest und kurz verwachsen. Das hintere Drittel des obern Lappens gleich der Spitze des linken, sowie mit einzelnen über bohnengrossen, sackigen Bronchiectasieen. Uebriger oberer und mittlerer Lappen gleich der linken Lunge. Der untere Lappen durchaus luftleer, durchsetzt von zahllosen hirsekorngrossen, einzelnstehenden, grauen Knötchen, zwischen denen das übrige Gewebe braunroth und schlaff pneumonisch infiltrirt ist. Bronchien sämmtlich gleichmässig stark erweitert, mit sparsamem schleimigen Sekret; ihre Schleimhaut mässig geröthet. Bronchialdrüsen stark vergrössert, schwarz, theils fest, theils weich.

Herzbeutel normal. Herz fast 5'' breit, über 4'' lang, sehr schlaff. Linker Ventrikel gegen doppelt breiter, von normaler Dicke; sein Fleisch gleichmässig grauröthlich, homogen, weicher, an den Papillarmuskeln, sowie an zahlreichen Stellen unterhalb des Endocardiums bis zur Tiefe von 1''' fein gelb gefleckt. Rechter Ventrikel ebenfalls weiter; sein Fleisch gleich dem linken Ventrikel. In allen Herzhöhlen sparsame frische Gerinnsel; ausserdem an der Spitze des linken Ventrikels, sowie zwischen den Fleischbalken des rechten Vorhofs kleine bis bohnengrosse, gelbe, globulöse Vegetationen. Klappen und grosse Gefässe normal.

In der Bauchhöhle gegen 2 Pfund klare Flüssigkeit. Leber an zahlreichen Stellen der Convexität langfädig verwachsen, im rechten Lappen zungenförmig: ihr Dickendurchmesser geringer. Das Lebergewebe besteht aus einem graugelben Netzwerk mit rothen Inseln: innerhalb des erstern zahlreiche erweiterte Oeffnungen (Centralvenen). Im Uebrigen ist das Gewebe grösstentheils blutreich, etwas weicher. Die Scheide der grösseren Pfortadergefässe stark verdickt. Galle reichlich, dunkel. — Milz $5^{1}/_{2}$'' lang, langfädig verwachsen; ihr Gewebe braunroth, ziemlich blutreich, etwas fester; die Stromabalken verdickt. — Nieren normal gross, homogen, fester; in den Papillen schwacher Kalkinfarct.

Magenschleimhaut in der rechten Hälfte stellenweise stärker injicirt und ecchymosirt. — Pancreas fester, deutlicher acinös. — Dünndarmschleimhaut an zahlreichen Stellen stärker injicirt, schwach verdickt. Dünndarm mit reichlicher grauweisser, schleimiger Flüssigkeit erfüllt. Dickdarm normal. Ebenso Mesenterialdrüsen.

Die rechte Vena spermatica 2'' unter ihre Einmündung in die Cava durch ein nach oben halbrundes braunrothes Gerinnsel verschlossen, welches sich bis zum Ligamentum latum herab fortsetzt, stellenweise 2—3''' breit, blass und im Centrum breiig weich ist. — Der Uterus um die Hälfte grösser, an seiner Serosa stellenweise pigmentirt; sein Parenchym grau- und gelbröthlich, etwas weicher. Schleimhaut des Körpers glatt, roth, mit gelblichen Flecken. Vaginalportion stark pigmentirt, mit mehrern vernarbten Einrissen. Ovarien gross, ihre Kapsel stark verdickt. Die obern Theile beider Venae crurales normal.

61. Allgemeine Tuberculose. Ausgebreitete gallertige Erweichung des Rückenmarks. Fettherz.

38jähriger Mann, secirt am 26. April 1862.

Körper gross, mässig genährt. Haut bleich, mit reichlichen blassen Todtenflecken; über dem Kreuzbein ein gegen 2□" grosser flacher Decubitus. Sehr starke Starre. Unterhautzellgewebe fettarm. Musculatur mässig entwickelt, blassroth.

Schädeldach gegen 1/4" dick, die Diploë grösstentheils sclerosirt; längs der Pfeilnath ein gegen 1" breites, villöses Osteophyt; an den übrigen Stellen dasselbe Osteophyt mässig entwickelt. Die Innenfläche der Dura mater ist über der hinteren und vorderen, und in der ganzen mittleren Schädelgrube rechterseits mit einer dünnen, graurothen, schwer abstreifbaren Schicht bedeckt. Die übrige Dura mater normal, stark gespannt. Die weichen Hirnhäute an Convexität und Basis schwach getrübt. Hirnsubstanz blutarm, weich, mässig ödematös. An der unteren Grenze der Rindensubstanz der Convexität des mittleren Theils der linken Grosshirnhemisphäre findet sich eine gegen erbsengrosse verkalkte, scharf umschriebene Masse. Die Hirnhöhlen schwach erweitert, mit klarer Flüssigkeit erfüllt. Das Septum ventriculorum vollständig erweicht; die übrigen Theile der Ventrikelwandungen normal.

Halsorgane normal.

Linke Lunge über dem oberen Theile kurz und fest mit dem Thorax verwachsen; der ganze untere Lappen durch eine 1/2''' dicke Masse älteren Fibrins ziemlich fest mit der Umgebung verklebt. Die Pleura des oberen Lappens enthält in ihrem unteren Theile, die des unteren Lappens überall sehr reichliche, gleichmässig vertheilte, frische Miliartuberkel. Der obere Lappen normal gross, der untere etwas kleiner. Die obere Hälfte des oberen Lappens besteht ganz aus schwieligem pigmentirten Gewebe und aus sackigen, mit käsiger Flüssigkeit erfüllten und in ihrer Wand tuberculisirenden Bronchiectasieen. Der übrige Theil des unteren Lappens enthält Pigmentindurationen und ältere käsige Infiltrationen in mässiger Menge. Der untere Lappen zeigt nur in der Spitze spärliche Tuberkel. Der übrige Theil desselben ist mässig bluthaltig, lufthaltig und nur an der Basis zur Luftleere comprimirt. Geringe Bronchitis. — Rechte Lunge allseitig kurz und fest verwachsen; rings um die Lunge eine stellenweise 1/2''' dicke, zum Theil vascularisirte Schwarte. Der obere Lappen vollständig luftleer, aus sehr reichlichem, schwieligem, schwarzen Gewebe, mit dazwischen liegenden älteren, miliaren, trocknen oder käsigen, etwas grösseren Tuberkeln, sowie aus zahlreichen, theils gleichmässig, theils schwach sackig erweiterten Bronchien mit blutigem Inhalt und stark gerötheter Schleimhaut bestehend. Die übrigen Theile der Lunge gleich der untern Hälfte der linken Lunge. Das freie Lungengewebe mässig hyperämisch und ödematös. Ziemlich starke acute Bronchitis. Bronchialdrüsen beiderseits mässig vergrössert, theils schwarz, theils grau und weich.

Die äussere Fläche des Pericardium linkerseits mit denselben Miliartuberkeln wie die linke Pleura. Herzbeutel leer; Visceralblatt stellenweise schwach getrübt. Herz fast um die Hälfte grösser, schlaff, unter dem Pericardium rechterseits verhältnissmässig fettreich. Alle Herzhöhlen um die Hälfte weiter. Herzfleisch nicht verdickt, grauroth, auffallend weich, überall mässig fettig entartet. Klappen und grosse Gefässe normal.

Leber im rechten Lappen schwach zungenförmig, normal gross; ihr Gewebe grauroth, undeutlich acinös, fester, mit spärlichen Miliartuberkeln durchsetzt. Galle sparsam, blass. — Milz 6" lang, gegen 5" breit, über 2" dick. An ihrer Kapsel spärliche

Vegetationen. Das Gewebe braunroth, weicher, blutarm. — Nieren um die Hälfte grösser; Kapsel etwas fester ansitzend; Oberfläche braunroth, glatt; Rinde um die Hälfte breiter, gleichmässig, ziemlich stark geröthet, glatt, glänzend, etwas fester; Pyramiden normal.

Magen weit, sonst normal. Der Dünndarm enthält fast in der ganzen Länge gegen 20 kleine bis 1½□" grosse, ältere, tuberculöse Geschwüre, welche meist bis in die Muscularis reichen und über denen die Serosa mit zahlreichen frischen Miliargranulationen besetzt ist. Mesenterialdrüsen grösser, mit frischen miliaren Tuberkeln durchsetzt. — Dickdarm in seiner ganzen Länge zahlreiche bis 2□" grosse, meist ältere, tuberculöse Geschwüre enthaltend.

Nächst der chronischen Pneumonie mit Bronchiectasieen und mit oder ohne Lungentuberculose hat das chronische vesiculäre Lungenemphysem, wenn es allgemein ist und längere Zeit hindurch gedauert hat, am häufigsten Dilatation und Hypertrophie des rechten Herzens zur Folge. Die Entstehungsweise dieser Dilatation scheint uns vollkommen erklärbar zu sein aus Verhältnissen, welche ich hier nicht näher auseinandersetzen will. Hingegen ist es sehr auffallend, dass andre Male, scheinbar unter ganz gleichen Verhältnissen, namentlich bei gleichem Grade des Emphysems, jede Rückwirkung auf das rechte Herz ausbleibt, auch wenn das Emphysem nachweisbar schon eine Jahre lange Dauer hatte.

Fettmetamorphose des in Folge des Emphysems dilatirten rechten Ventrikels sah ich in mindestens einem Sechstel aller Fälle (49 an Zahl). Der Einfluss dieser Metamorphose auf die Circulation der Lungen ist nach dem oben Mitgetheilten leicht ersichtlich. Die Fettmetamorphose schien sogar in einzelnen Fällen die alleinige Todesursache zu sein.

62. Lungenemphysem und chronische Bronchitis. Dilatation und Fettmetamorphose des rechten Ventrikels.

36jähriger Mann, secirt am 17. November 1857.

Körper an den Unterextremitäten mässig, an den Genitalien stark ödematös. — Schädel- und Halsorgane blutreich. — Beiderseits mässiger Hydrothorax. Mässiges Emphysem beider Lungen; Narben und verkreidete Stellen der Spitzen. Chronische Bronchitis und Bronchialerweiterung. — Herz breiter. Rechter Ventrikel weiter, sein Fleisch dicker, ziemlich fest, exquisit punctirt fettig entartet. Alle Klappen etwas dicker. Chronische Endarteriitis. — Mässiger Ascites. Bindegewebshypertrophie und Blutüberfüllung von Leber, Milz und Nieren. Chronischer Magen- und Darmcatarrh.

63. Beiderseitiges Lungenemphysem mit consecutiven Veränderungen aller Organe. Fettmetamorphose des Herzens, besonders rechterseits.

60jähriger Mann, secirt am 30. Mai 1862.

Körper gross, ziemlich mager. Haut graublau, mit reichlichen violetten Todtenflecken. Starke Starre. Unterhautzellgewebe fettarm. Musculatur mässig reichlich, blass.

Schädeldach dünn; Venen der Diploë stark injicirt. Dura mater stark gespannt; alle ihre Venen stark injicirt. Weiche Hirnhäute an Convexität und Basis meist nur längs des Verlaufs der grösseren, mässig gefüllten Venen getrübt und verdickt. Die Rindensubstanz des Gehirns ziemlich dunkel, mit spärlichen Gefässen. Die Marksubstanz enthält reichliche stark erfüllte kleinste und grössere Gefässe und ist an einzelnen nicht scharf umschriebenen Stellen blauroth gefärbt. Beide Substanzen sind auf dem Durchschnitt stark glänzend, etwas fester. Die gröberen Hirnarterien normal.

Die Schleimhaut des Larynx und der Trachea mit spärlichem trüben Schleim belegt, darunter mässig geröthet und geschwollen. — Schilddrüse normal.

Nach Eröffnung des Thorax ragen beide Lungen soweit nach vorn, dass der Rand der rechten Lunge den der linken gegen $1^1/_2$" überragt. Beide Lungen an zahlreichen Stellen langfädig mit dem Thorax verwachsen, eigenthümlich flaumig anzufühlen; ihre vorderen Ränder mässig stumpf und stellenweise mit dendritischen Vegetationen besetzt. Ihre Oberfläche an den meisten Stellen gleichmässig schwarzblau. Das Gewebe der linken Lunge auf dem Durchschnitt in hohem Grade pigmentirt, im obern Lappen blutarm, im unteren blutreicher, auf dem Durchschnitt sehr reichliche Flüssigkeit mit kleinen und auffallend grossen Blasen ergiessend. Ebenso der rechte obere und mittlere Lappen. Die Pleura des unteren Lappens ist vorzüglich an ihrer äusseren Fläche mit einer dünnen Fibrinschicht bedeckt. Der Lappen selbst fester anzufühlen. Auf dem Durchschnitt die unteren zwei Dritttheile luftleer, braunroth, glatt, blutige trübe Flüssigkeit entleerend. Sämmtliche Bronchien enthalten spärliche graue, schleimigeitrige Flüssigkeit; ihre Schleimhaut ist überall mässig geröthet und geschwollen; die Lumina selbst gleichmässig weit. Bronchialdrüsen stark vergrössert, schwarz gefärbt, theils fester, theils von normaler Consistenz.

Im Herzbeutel c. 1 Unze klare Flüssigkeit; Visceralblatt stellenweise, besonders rechts, vielfach verdickt. Das Herz über 6" breit, beiderseits schlaff anzufühlen. Der linke Ventrikel um die Hälfte weiter, das Endocardium vielfach schwach getrübt. Papillarmuskeln schlaff und platt; Sehnenfäden verdickt, schwach verkürzt; Klappensegel nur am Rande stellenweise verdickt. Herzfleisch normal dick, grauroth, weicher. Linker Vorhof nicht erweitert. Rechter Ventrikel fast doppelt weiter, auf dem Durchschnitt klaffend. Das Endocardium an zahlreichen Stellen regelmässig gelb gefleckt; ebenso verhält sich an den entsprechenden Stellen die Muskelsubstanz, vorzüglich in der dem Endocardium zunächst liegenden Schicht. Tricuspidalklappe in ihren Segeln stellenweise verdickt. Rechter Vorhof gleichfalls stark erweitert und strotzend mit Blut gefüllt.

Leber an der unteren Fläche stellenweise verwachsen; der rechte Lappen in allen Durchmessern kleiner, vorzugsweise dünner; an der oberen Fläche desselben die Serosa gleichmässig stark getrübt. An der oberen Fläche des rechten Lappens 5 erbsen- bis kirschengrosse, scharf umschriebene, blauschwarze Stellen, welche auf dem Durchschnitt cavernöse Structur darbieten. Der linke Lappen ist nur $1^1/_2$—$2^1/_2$" breit, nahe dem Ligamentum suspensorium von normaler Dicke, an seinem vorderen und linken Rande hautartig dünn. Nahe am Ligamentum, $1^1/_2$" vom hinteren Ende entfernt, liegt eine gegen wallnussgrosse, grösstentheils scharf umschriebene, blaurothe, weiche Geschwulst, welche nach Injection der Leberarterie mit Bleiweiss fast vollständig weiss wurde. Das Lebergewebe zeigt auf dem Durchschnitt, obgleich nur ein Zweig des linken Astes der Arteria hepatica injicirt wurde, zahlreiche weisse, aus Injectionsmasse bestehende Flecken, selbst am äussern Ende des rechten Lappens. Das Gewebe selbst ist etwas fester. — Milz $4^1/_2$" lang, entsprechend breit und dick: Kapsel gleichmässig getrübt; Milzgewebe dunkelroth; das Stroma überall reichlicher, die Pulpa fester, blutreich.

Nieren normal gross; Kapsel normal; Oberfläche glatt, mit einzelnen erbsengrossen Colloidcysten, übrigens bläulichroth. Die Rindensubstanz normal breit, gleichmässig grauroth, homogen, etwas fester; die Malpighi'schen Körper deutlich sichtbar; Pyramiden klein, fest, mit stellenweisem Kalkinfarct.

Magen normal gross; Schleimhaut in der rechten Hälfte mit zähem Schleim belegt, daselbst stellenweise gefaltet und an den meisten Stellen fein warzig; die erhabenen Stellen sind überall stark injicirt. Die Schleimhaut im Ganzen mässig geschwollen. Die ganze Dünndarmschleimhaut mit reichlicher, gelbgrünlicher, rahmig schleimiger Substanz bedeckt, darunter schwach geröthet und geschwollen. In der Höhle des Dickdarms spärlicher fester Koth.

64. Hochgradiges Lungenemphysem. Pneumonie. Pleuritis. Hirnerweichung. Erweiterung und geringe Fettentartung des rechten Ventrikels.

60jähriger Mann, secirt am 2. April 1862.

Körper gross, ziemlich gut genährt. Haut graugelblich; mässig reichliche violette Todtenflecke. Starke Starre. Unterhautzellgewebe mässig fetthaltig. Musculatur mässig reichlich, blassroth.

Schädeldach dünn. Am vordern Ende des rechten Os parietale, $1^1/_2$" von der Stirnnath entfernt, eine $^1/_2$□" grosse, schwach convexe, stellenweise papierblattdünne Stelle; eine ähnliche ein Stück weiter nach vorn, und eine dritte am vordern Ende des linken Scheitelbeins. Dura mater diesen Stellen entsprechend perforirt. Die Arachnoidea an denselben Stellen, sowie noch in weiterer Umgebung, mit sehr reichlichen grossen Zotten besetzt, an allen übrigen Stellen gleichmässig und sehr stark verdickt. Die Hirnsubstanz an der rechten grossen Hirnhemisphäre, $2^1/_2$" vom vordern Ende entfernt, unmittelbar neben der Mittellinie, in der Rinde und angrenzenden Markssubstanz, in der Ausdehnung von 1 Cubikzoll im Centrum grauweiss, in der Peripherie röthlich erweicht. Am unteren Ende der linken Grosshirnhemisphäre neben der Mittellinie nicht ganz peripherisch eine etwas kleinere apoplektische Cyste, deren Innenfläche röthlich gelb beschlagen, von gefässarmem Bindegewebe ausgekleidet ist. An der unteren Fläche des rechten mittleren Hirnlappens, 2" von der Mittellinie entfernt, eine gleich grosse breiig weiche Stelle. Die übrige Hirnsubstanz in den grössern Gefässen ziemlich blutreich, etwas weicher, und stark glänzend. Die grossen Hirnarterien an der Basis stark erfüllt, in ihren Wänden etwas dicker, sonst normal.

Halsorgane normal.

In der linken Pleurahöhle über 2 Pfund röthliche, schwach trübe Flüssigkeit und reichliche weiche Fibringerinnsel. Der ganze untere Lappen mit einer $^1/_2$''' dicken, grauen und graurothen Fibrinschicht bedeckt, mit Zwerchfell und Pericardium vielfach verklebt. Die Lunge erscheint übrigens wegen der bedeutenden Vergrösserung des oberen Lappens von normaler Grösse. Letzterer in allen Durchmessern gleichmässig vergrössert, an seinen Rändern stumpf, an der Schnittfläche stark pigmentirt. Die Schnittfläche ergiesst sehr reichliche grossblasige Flüssigkeit, nach deren Abfluss sie äusserst schlaff und blutleer erscheint. Das vorderste unterste Ende des oberen Lappens ist in der Dicke von 1—2", in der Länge von $1^1/_2$" grau und schwarz gefleckt, weich, rahmige Flüssigkeit entleerend, von schwieligen Stellen und zahlreichen gleichmässig stark erweiterten Bronchien durchsetzt. Der untere Lappen bis zur Luftleere comprimirt und an seiner Basis stellenweise ähnlich beschaffen, wie das genannte Stück des oberen Lappens. In allen Bronchien mässig reichliche, grauweisse, rahmige Flüssigkeit; Schleimhaut mässig geröthet, schwach geschwollen. Bronchien sämmtlich etwas weiter. Bronchialdrüsen grösser, schwarz, fest. — Die rechte Lunge nur an der Basis fest verwachsen. Pleurahöhle gegen $^1/_4$ Pfund klare gelbliche Flüssigkeit enthaltend. Der obere Lappen fast ebenso gross, wie der linke obere. Ränder überall stumpf; am vordern untern Ende desselben theils gleichmässig, theils in erbsen- bis kirschengrossen Blasen emphysematös. Der mittlere Lappen ist mit Ausnahme des hinteren Drittels in eine 1—2" dicke, an den Rändern sehr stumpfe Blase verwandelt, in deren Innerem man beim Durchschnitt sehr zahlreiche feine Balken sieht. An den stark emphysematösen Stellen, sowie an der Aussenfläche des unteren Lappens findet sich stellenweise ein Netzwerk blasser, nicht vorragender Streifen (Lymphgefässe), über denen stellenweise quere feine Gefässe sichtbar sind. Der obere Lappen gleicht übrigens in jeder Beziehung dem linken oberen. Der stark emphysematöse mittlere Lappen ist um die Hälfte kleiner, ausser an den emphysematösen Stellen. Der untere Lappen ist luftleer, gleichmässig braunroth, trübe blutige Flüssigkeit entleerend, stellenweise grauroth, undeutlich granulirt und von zahlreichen gleichmässig und sackig erweiterten, mit Eiter erfüllten Bronchien durchsetzt. Die übrigen Bronchien und Bronchialdrüsen wie links.

Im Herzbeutel eine geringe Menge klarer Flüssigkeit. Visceralblatt an den meisten Stellen, besonders über dem ganzen rechten Ventrikel, stark getrübt und verdickt. Herz $6^1/_2$" im Querdurchmesser, im Längsdurchmesser wenig vergrössert, ziemlich prall anzufühlen, besonders rechterseits. Im linken Herzen mässige, im rechten reichliche Blutgerinnsel. Linker Ventrikel mässig, rechter doppelt weiter, beide Vorhöfe ebensoweit. Endocardium des linken Ventrikels schwach getrübt. Mitralis an den Rändern ziemlich stark verdickt. Fleisch desselben schwach verdickt, grauroth, von normaler Consistenz, von einzelnen bis erbsengrossen sehnigen Flecken durchsetzt. Rechter Ventrikel stark erweitert, gleichmässig grauroth, fester, an sparsamen kleinen Stellen fettig entartet, an den meisten Stellen normal. Tricuspidalklappe überall schwach verdickt. Pulmonalarterie auffallend weit, in Stamm und Aesten fettig entartet. Aorta ebenso erweitert; Klappen schwach verdickt; Innenfläche stärker fettig entartet.

Bauchhöhle ohne Flüssigkeit. Leber in allen Durchmessern etwas kleiner, sehr schlaff, vorzugsweise über der Gallenblase die Kapsel stark verdickt. Durchschnitt braunroth, undeutlich acinös. Acini im Centrum blass, Centralvene stark erweitert. Lebergewebe auffallend brüchig. An der Convexität des rechten Lappens eine gegen erbsengrosse seröse Cyste. In der Gallenblase gegen 20 tetraëdrische, gelbliche Steine und spärliche grünliche Galle. — Milz um die Hälfte kleiner. Kapsel stark verdickt, stellenweise gelbröthlich beschlagen. Gewebe blass braunroth, reich an Stroma, übrigens weich.

Nieren um die Hälfte grösser, Kapsel fester ansitzend. Oberfläche mit einer gegen wallnussgrossen serösen und zahlreichen kleinen Colloidcysten. Rinde stellenweise breiter, grau, mit zahlreichen rothen Puncten. Pyramiden fester, blass, mit mässigem Kalkinfarct.

Magen normal gross; seine Schleimhaut stellenweise schwach injicirt, stellenweise dicker. Auf der Schleimhaut des Dünndarms eine geringe Menge zähen Schleimes.

Nicht selten kommt bei Lungenemphysem neben der Fettmetamorphose des dilatirten rechten Ventrikels auch eine gleiche Metamorphose des normal weiten oder erweiterten linken Ventrikels vor. Dann zeigen die Ventrikel bald die gleiche Art der Fettmetamorphose; bald aber ist der rechte Ventrikel punct- oder fleckförmig, der linke gleichmässig fettig entartet.

65. Emphysem der Lungen. Chronische Bronchitis. Erweiterung des rechten Herzens. Fettmetamorphose des Herzfleisches.

c. 60jähriger Mann, secirt am 17. März 1857.

Körper ziemlich stark abgemagert, in der untern Hälfte stark ödematös. Haut dünn, etwas cyanotisch. — Hirnhäute und Gehirn mit dünnflüssigem dunkeln Blute stark erfüllt; erstere stark fleckig getrübt. Mässiger chronischer Hydrocephalus. Lungen ringsum verwachsen, mässig emphysematös, von zahlreichen kleinen, runden und ästigen, pigmentindurirten Stellen durchsetzt; unter der Lungenpleura mässig zahlreiche, erbsen- bis bohnengrosse, runde und keilförmige gleiche Stellen; übriges Lungengewebe blutreich. Chronische intensive Bronchitis und cylindrische Bronchiectasieen. Bronchialdrüsen grösser, schwarz, fest. — Herz um die Hälfte breiter, wenig verlängert. Linker Ventrikel eng; sein Endocardium stark getrübt. Rechter Ventrikel stark erweitert. Fleisch links wenig, rechts doppelt dicker, dort überall, hier stellenweise fettig entartet. Starke chronische Endarteriitis. Klappen sämmtlich schwach verdickt.

Leber am vordern Rand stark atrophisch; ihr Gewebe fester, dunkelroth, undeutlich acinös. — Milz klein, fest, stromareich. — Intensiver chronischer Magencatarrh. Pigmentirung der Jejunalschleimhaut. — Nieren grösser. Oberfläche schwach uneben und mit zahlreichen kleinen Colloidcysten; Rinde etwas dicker, grauroth, saftig, Malpighi'sche Körper stark injicirt; mässiger Kalkinfarct der Papillen. Harnblase in ihrer Muscularis mässig hypertrophisch. Am Orificium urethrae eine 4''' grosse Colloidcyste. In der normal grossen Prostata drei bis erbsengrosse sarcomatös-fibroide Geschwülste.

66. Hochgradiges Lungenemphysem. Hypertrophie und Fettentartung des Herzens.

74jähriger Mann, secirt am 28. Februar 1860.

Körper gross, mässig abgemagert, an den untern Extremitäten mässig ödematös. Zwischen Scrotum und rechtem Oberschenkel ein dünngestieltes, ovales, 5'' langes Lipom. — In jeder Pleurahöhle $1\frac{1}{2}$ Pfund klare Flüssigkeit. Obere Lungenlappen mässig, untere sehr stark emphysematös, insbesondere der linke untere fast ganz aus grossen emphysematösen Blasen bestehend. Chronische Bronchitis und cylindrische Bronchialerweiterung. — Herz in allen Durchmessern fast doppelt grösser. Herzfleisch links schwach, rechts stärker verdickt; links spärliche, rechts reichliche kleine Hämorrhagieen und bis kaffeebohnengrosse, unregelmässig zackige, scharf umschriebne, graugelbe (ganz fettig entartete), Stellen enthaltend. Linker Ventrikel wenig, rechter ziemlich stark erweitert. Geringe chronische Endocarditis der linkseitigen Klappen und geringe chronische Endarteriitis. — Senile Leberatrophie. Chronischer Milztumor. — Nieren um die Hälfte grösser, sehr fest, auf der Schnittfläche gleichmässig dunkelroth.

67. Lungenemphysem. Pleuritis. Pneumonie. Fettherz.

72jähriger Mann, secirt am 13. Mai 1857.

Körper mässig genährt, schwach cyanotisch. Schädeldach dick, compact; dura mater allseitig damit verwachsen; weiche Hirnhäute und Gehirn mässig ödematös.

Schilddrüse faustgross, die Trachea ringförmig umfassend, gleichmässig colloid entartet.

Linke Lunge mässig emphysematös. In der rechten Pleurahöhle 1 Pfund serös-eitriges Exsudat. Rechte Lunge etwas grösser und fester, auf dem Durchschnitt luftleer, glatt oder undeutlich granulirt, saftreich, reichliche schmutzigröthliche Flüssigkeit ergiessend, hellröthlich und vielfach graugelb gefleckt. Acuter Bronchialcatarrh. — Herz breiter; sein Fleisch gleichmässig fettig entartet. Mitral-, Aortenklappen und Aorteninnenhaut mässig verdickt.

Leber und Milz etwas altersatrophisch. Nieren kleiner, an der Oberfläche undeutlich granulirt und mit einzelnen Colloidcysten durchsetzt; Rinde schmaler, fester, blutarm. An der hinteren Magenwand ein rundes, fast quadratzollgrosses, bis zur Muscularis reichendes Geschwür.

68. Lungenemphysem und chronische Bronchitis. Dilatation und Fettentartung des Herzens.

51jähriger Mann, secirt am 16. März 1859.

(Litt seit circa 25 Jahren an Lungenemphysem mit häufigen asthmatischen Anfällen und bisweilen sehr reichlichem Auswurf. Nur in der letzten Lebenswoche bettlägrig.)

Körper an den Unterextremitäten schwach ödematös. Lungen stellenweise schwach verwachsen, in hohem Grade emphysematös. Starke gleichmässige Bronchialerweiterung, besonders im linken Unterlappen, mit reichlichem eitrigen Secret. Herz in allen Durchmessern, besonders in der Breite grösser: linker Ventrikel mässig hypertrophisch; rechter stark erweitert, mässig hypertrophisch; Herzfleisch beiderseits gleichmässig und stark fettig entartet. — Uebrige Organe mit den gewöhnlichen consecutiven Veränderungen.

In manchen Fällen endlich findet sich neben dem Emphysem sog. chronische Lungentuberculose. Auch hier ist bald nur der erweiterte rechte Ventrikel fettig entartet, bald betrifft die Fettmetamorphose auch den linken nicht erweiterten Ventrikel.

69. Lungentuberculose und Lungenemphysem; chronische Bronchitis. Herzhypertrophie; gleichmässige Fettentartung im linken, punctirte im rechten Ventrikel.

24jähriger Mann, secirt am 29. Juli 1857.

Körper mässig abgemagert, an den untern Extremitäten schwach ödematös. — Schädel- und Halsorgane normal. — Linke Lunge oben locker, rechte daselbst fest verwachsen. Beide Lungen mässig emphysematös. Beiderseits spärliche, gleichmässig vertheilte oder in Gruppen stehende, selten frische, meist alte und stark pigmentirte Miliartuberkel. In beiden Unterlappen ausserdem zahlreiche lobuläre, ziemlich frische Infiltrate. Im rechten Oberlappen eine hühnerei- und sechs kirschengrosse sackige Bronchiectasieen. Chronische hämorrhagische Bronchitis. Vergrösserung und Pigmentirung der Bronchialdrüsen. — Herz in allen Durchmessern doppelt grösser; in den vergrösserten Höhlen reichliche Blutgerinnsel. Herzfleisch beiderseits um die Hälfte dicker, links in den höchsten Graden gleichmässiger Fettmetamorphose, rechts punctirt fettig entartet. Klappen und grosse Gefässe normal. — Leber normal. Mässiger acuter Milztumor. Magen, Darm und Nieren normal.

70. Lungenemphysem, Tuberculose der Lungen etc. Erweiterung des Herzens; Fettentartung des rechten Ventrikels.

49jähriger Mann, secirt am 13. October 1857.

Körper mässig abgemagert. Hirnödem und acuter Hydrocephalus. — Tuberculöse Larynxgeschwüre. — Starkes Emphysem beider Lungen. In den Spitzen, besonders rechts, alte Cavernen. Beiderseits Gruppen von alten Miliartuberkeln, eingebettet in schwieliges pigmentirtes Gewebe. Zahlreiche lobuläre, graurothe Pneumonien, besonders rechts unten. Chronische Bronchitis. Herz grösser, schlaff, mit reichlichen Blutgerinnseln. Im rechten Ventrikel zahlreiche globulöse Vegetationen. Fetthypertrophie an der Spitze des erweiterten rechten Ventrikels und gleichmässige Fettentartung seines Fleisches. — Fettleber. Geringer acuter Milztumor. Chronischer Magencatarrh. Zahlreiche alte tuberculöse Geschwüre im Ileum, einzelne im Colon ascendens. Nieren normal.

71. Lungenemphysem und Lungentuberculose; chronische Bronchitis. Erweiterung und Fettentartung des Herzens.

25jähriger Mann, secirt am 27. Januar 1857.

Körper stark icterisch, an den untern Extremitäten stark, übrigens schwach ödematös. Lungen mässig emphysematös, von zahlreichen bis wallnussgrossen Gruppen älterer Miliartuberkel, eingebettet in schwieliges Gewebe, durchsetzt. Intensive chronische Bronchitis und zahlreiche, in den Oberlappen bis eigrosse, sackige Bronchiectasieen. Rechter Unterlappen schlaff pneumonisch. Herz um die Hälfte grösser; rechter Ventrikel weiter; Fleisch beiderseits nicht verdickt, gleichmässig fettig entartet. Leber um die Hälfte grösser, fettmuscatnussähnlich entartet. In der Gallenblase sehr reichliche dunkelbraune dickbreiige Flüssigkeit. Chronischer hochgradiger Milztumor. Nieren um die Hälfte grösser, sehr schlaff, auf dem Durchschnitt icterisch, feucht, weicher.

72. 54jähriger Mann, secirt am 8. März 1857.

Dem vorigen analoger Fall, aber ohne Icterus und Oedem.

Pleuritische Exsudate ohne weitere wesentliche Complicationen, mit Erweiterung des rechten Herzens allein und consecutiver Fettmetamorphose sah ich nicht; in allen Fällen war auch der linke Ventrikel fettig entartet. Ich zähle desshalb diese Fälle unter eine andre Categorie.

Hindernisse im grossen Kreislauf, meist mit consecutiver Dilatation und Hypertrophie des linken Ventrikels.

Die chronischen Nierenkrankheiten, welche den meisten chronischen Herz- und Lungenkrankheiten (Pericarditis, besonders aber Insufficienz der Mitralis und Stenose am linken Ostium venosum — pleuritisches Exsudat, Emphysem, sackige Bronchiectasieen ohne oder mit Pigmentinduration oder Tuberculose) folgen, kommen hier nicht in Betracht, da sie schon oben erwähnt wurden. Dass in manchen dieser Fälle die Nierenstörung von Einfluss auf die Entstehung des Fettherzens war, ist wohl zweifellos, lässt sich aber im einzelnen Falle schwer entscheiden.

Hier handelt es sich vorzugsweise um diejenigen Affectionen der Nieren, welche man gewöhnlich Morbus Brightii, parenchymatöse oder diffuse Nephritis, in ihrem letzten Stadium granulirte Nieren nennt. Dass diese Affection auch jetzt noch, wo man die catarrhalische Nephritis, die primäre Fettentartung der Nieren, die sog. Stauungshyperämie und -hypertrophie derselben, die Speckniere davon abgetrennt hat, wahrscheinlich von verschiedener pathologisch-anatomischer Natur ist, ist mir wohl bekannt. Trotzdem fasse ich die hierher gehörigen Fälle zusammen, da ich noch ausser Stand bin, eine strenge Scheidung derselben durchzuführen. Die in Rede stehende Nierenaffection betrifft stets gleichzeitig die Epithelien und das Stroma der Nieren, meist auch die Gefässe, die Membranen der Harncanälchen und der Malpighi'schen Körper.

Die innige Beziehung zwischen den Nieren und dem Herzen springt nicht blos bei den gewöhnlichen Klappenfehlern des letzteren in die Augen, sondern geht namentlich auch aus der von Bright, Traube, Rosenstein u. A. bewiesenen Häufigkeit der linkseitigen Herzhypertrophie in Fällen von chronischem Morbus Brightii sowohl zweiten, als besonders dritten Stadiums hervor. Auch ich fand diesen Zusammenhang zwischen chronischer diffuser Nephritis und linkseitiger Herzhypertrophie in 35 Fällen. In 12 dieser Fälle war das Herzfleisch bald beiderseits, bald nur linkerseits fettig entartet.

Die Ursache der Fettmetamorphose liegt wahrscheinlich in der wirklichen Ueberanstrengung des durch die Nierenveränderung übermässig ausgedehnten linken Ventrikels, ebenso wie wir auch sonst bisweilen nach übermässigen Anstrengungen musculöser Gewebe Atrophie derselben eintreten sehen.

Ist das Herz beiderseits fettig entartet, so kann der Grund auch in der allgemeinen, vorzugsweise durch die Albuminurie bedingten Cachexie liegen. Letztere hängt ab: theils von den Veränderungen des Blutes (verminderter Eiweissgehalt, Abnahme der rothen Blutkörperchen); theils von den Verdauungsstörungen, welche bald mehr den Magen, bald mehr den Darm betreffen, u. s. w.

Endlich kann die Fettmetamorphose vielleicht darauf beruhen, dass in Folge der Nierenkrankheit einzelne Harnbestandtheile in grösserer Menge im Blute zurückbleiben und einen verderblichen Einfluss gerade auf die Ernährung des Herzfleisches haben, — ähnlich wie wir nach manchen Intoxicationen, z. B. durch Phosphor, Fettentartung des Herzens eintreten sehen.

Die Fettentartung des hypertrophischen linken Ventrikels, sowie des Herzens überhaupt kommt häufig sowohl beim zweiten, als besonders beim dritten Stadium des Morbus Brightii vor. Schon Heschl (Comp. d. path. Anat. 1855, pag. 308) machte auf die Häufigkeit, ja das fast constante Vorkommen allgemeiner Fettdegeneration des ohne Klappenfehler hypertrophischen Herzens mit granulirter Atrophie der Nieren aufmerksam.

In neun Fällen fand sich keine weitere Todesursache; dabei war dreimal allgemeines Oedem, zweimal Oedem der untern Körperhälfte vorhanden; viermal fehlte das Oedem. Einmal fanden sich noch andre Todesursachen.

A. Fälle von Fettmetamorphose des hypertrophischen linken Ventrikels allein.

73. Chronische Nierenaffection. Hypertrophie und Fettmetamorphose des linken Ventrikels.

c. 30jähriges Weib, secirt am 11. Februar 1859.

(Im November 1858 soll der Kranken eine Frucht abgetrieben worden sein. Seitdem Krankheit mit unbestimmter Diagnose — Hysterie?!)

Körper mager. Auf der Haut zahlreiche punct- und streifenförmige Krusten von Blut. Das Bindegewebe beider Augenlider und der Lippen beiderseits sehr stark eitrig infiltrirt. Conjunctiva bulbi stark ödematös. Mässiges Oedem an Hals, Brust und Knöcheln. — Hirnhäute und Gehirn blutarm. Mässige Colloidstruma.

Einzelne Hämorrhagieen der rechten Pleura. Obere Lungenlappen stark ödematös; in den untern Lappen zahlreiche kleine und grössere schlaffe Entzündungs- und Extravasatheerde. — Linker Herzventrikel mässig erweitert, stark hypertrophisch, gleichmässig stark fettig entartet. Mitralklappe in allen ihren Theilen und Aortenklappen schwach verdickt. Starke Fettmetamorphose der Innenhaut der Bauchaorta.

Mässige Fettleber. — Milz, Magen und Darm normal. — Nieren normal gross. An ihrer Oberfläche zahlreiche flache Narben und schwarze Puncte. Rinde normal breit, mit denselben schwarzen Streifen und Puncten, homogen, fester. Geringer Kalkinfarct der Papillen. Geringer chronischer Catarrh von Nierenbecken, Nierenkelchen und Harnblase. — Uterus doppelt grösser; seine Schleimhaut und die der Vagina stark pigmentirt. Chronischer Tubarcatarrh. Ovarien grösser, weicher.

74. Granulirte Nieren. Hypertrophie und Fettmetamorphose des linken Ventrikels.

68jähriges Weib, secirt am 12. April 1858.

Körper stark abgemagert, ohne Oedem. Auf der Haut des Gesichts und Halses reichlicher Harnstoffbeschlag.

Pachymeningitis mit Hämorrhagieen in der linken mittlern Schädelgrube. Weiche Hirnhäute getrübt. Chronischer Hydrocephalus. Hirnarterien stark atheromatös.

Lungen emphysematös und stark pigmentirt. Schlaffe Infiltration des untern Theils beider unterer Lungenlappen. Chronische Bronchitis. — Aeltere adhäsive Pericarditis. Hypertrophie, gleichmässige und punctirte Fettmetamorphose des linken Ventrikels. Septum ventriculorum in der untern Hälfte schwielig. Mitralklappe in Segel und Sehnenfäden kürzer und dicker. Ebenso die Aortenklappen. Aorta stark erweitert, mässig atheromatös.

Leber kleiner, fester. Hydrops der Gallenblase durch Gallensteine. Milz klein, welk. — Chronischer Magencatarrh. — Linkseitiger innerer Leistenbruch, in welchem eine Schlinge des mittlern Dünndarms und Netz liegen. — Nieren kleiner, fester, oberflächlich granulirt.

Senile Atrophie des Uterus. Wallnussgrosse seröse Cyste im rechten Ovarium.

75. Granulirte Nieren. Erweiterung, Hypertrophie und Fettentartung des linken Ventrikels.

66jähriges Weib, secirt am 30. November 1857.

Körper mager, an den Unterextremitäten stark ödematös.

Oedem der weichen Hirnhäute. Kaffeebohnengrosse alte Hämorrhagie des rechten Proc. cerebelli ad pontem.

Mässiges Altersemphysem beider Lungen. Chronische Bronchitis. — Herz im linken Ventrikel weiter und mässig verdickt; Fleisch desselben blass, weicher, mässig fettig entartet. Verdickung der linkseitigen Herzklappen. Aorta und deren Aeste stark atheromatös. Rechtes Herz normal.

Leber und Milz altersatrophisch. Magen und Darmcanal ohne besondre Abnormität.

Nieren um die Hälfte kleiner; Kapsel verdickt. Oberfläche unregelmässig fein granulirt, mit einzelnen serösen Cysten. Rinde schmal, fest. Chronischer Catarrh und starke Erweiterung von Becken, Kelchen, Ureteren und Harnblase; Muscularhypertrophie letzterer. Narbe in der Vagina mit Verengerung der Urethra. Chronischer Catarrh der Genitalien.

76. Granulirte Nieren. Hypertrophie und Fettmetamorphose des linken Ventrikels.

77jähriges Weib, secirt am 10. Juli 1857.

Körper mager. Grosse, oberflächlich granulirende Wunde in der rechten Kniekehle (von einem Streckversuch herrührend). Brandiger Decubitus an Kreuzbein, rechtem Hüftbein und rechter Patella. Chronisches Oedem und Bindegewebshypertrophie der rechten Unterextremität.

Schädel- und Halsorgane ohne besondre Abnormität.

Beide Lungen altersemphysematös. Chronische Bronchitis. — Linker Ventrikel mässig erweitert, fast doppelt dicker, bleich, gleichmässig fettig entartet; mit mehreren älteren Schwielen in seiner Wand. Mitral- und Aortenklappen mässig verdickt. Rechter Ventrikel normal.

Senile Atrophie der Leber. Mässiger subacuter Milztumor. Magen, Darm und Genitalien ohne besondre Abnormität. Nieren doppelt kleiner, oberflächlich granulirt, mit ziemlich zahlreichen kleinen und grössern Cysten. Rinde schmal, fester.

Mehrere Gelenke mit Malum senile.

77. Granulirte Nieren. Hypertrophie des linken Ventrikels. Fettherz.

58jähriger Mann, secirt am 4. October 1861.

Körper stark ödematös, verhältnissmässig wenig an Unterschenkeln und Füssen. Haut bleich, an den meisten Stellen glänzend, an einzelnen, besonders in der mittleren Unterbauchgegend, zu mehreren Zollen langen, gegen linienbreiten und bis linienhohen, theils gestreckten, theils gewundenen, und zum Theil varicösen Venen ähnlichen Leisten erhoben. Todtenflecke mässig reichlich, blass. Unterhautfettgewebe am Thorax gegen 1" dick. Musculatur sparsam, blass. Starre mässig.

Schädeldach normal; ebenso Dura mater; weiche Hirnhäute mässig getrübt; Hirnsubstanz ziemlich stark ödematös.

Schleimhaut des Larynx schwach ödematös. Schilddrüse normal.

In der linken Pleurahöhle c. 1 Pfund klare Flüssigkeit; ausserdem die Lunge durch sehr zahlreiche, stark ödematöse Pseudomembranen verwachsen, in allen Durchmessern mehr als doppelt kleiner. Das Gewebe des mittleren Theiles des obern Lappens luftleer, schwarz, reichliche trübe Flüssigkeit entleerend; das interlobuläre Bindegewebe in hohem Grade verdickt. Das übrige Gewebe mässig pigmentirt, blutarm, am vordern Rande stellenweise emphysematös, überall stark ödematös. In den Bronchien reichliche schleimigeitrige Flüssigkeit. Schleimhaut stark geröthet und geschwollen. Die kleinen Bronchien gleichmässig stark erweitert. Bronchialdrüsen wenig vergrössert, fest. — Rechte Pleura ebensoviel Flüssigkeit enthaltend. Lunge durch ebensolche Adhäsionen in geringerer Zahl verwachsen. Der obere Lappen etwas grösser, der untere fast um die Hälfte kleiner. Das Lungengewebe überall stark, stellenweise gleichmässig pigmentirt, in hohem Grade ödematös; im untern Lappen ausserdem vielfach comprimirt. Bronchien und Bronchialdrüsen wie links.

Im Herzbeutel 2 Unzen klarer Flüssigkeit. Visceralblatt mit zahlreichen Sehnenflecken, in der rechten Hälfte fettreich. Herz in allen Durchmessern, besonders im longitudinalen, um die Hälfte grösser. Im linken Ventrikel mässig reichliche Blutgerinnsel. Herzfleisch links um die Hälfte dicker, blass, weicher, undeutlich fasrig, fettig entartet. Papillarmuskeln verdickt, in den Spitzen sehnig; Sehnenfäden kürzer, dicker; Endocardium ziemlich stark, Klappensegel schwach verdickt. Rechter Ventrikel wenig erweitert, Musculatur wenig verdickt, übrigens wie links. Aortenklappen mässig verdickt, an den Anheftungsstellen starr. Aorta mässig erweitert, mit zahlreichen fettig entarteten und verkalkten Stellen.

In der Bauchhöhle etwa 10 Pfund schwach trübe, etwas milchige Flüssigkeit. Das Peritonäum überall mässig getrübt. — Leber im rechten Lappen schwach zungenförmig, am vordern Rande des linken Lappens und über dem Gallenblasenausschnitt hautartig dünn. Die Kapsel daselbst stark verdickt; die Leber selbst normal gross. Gewebe ziemlich deutlich acinös, aus gelbem Netzwerk mit rothen Inseln bestehend, weicher, mässig bluthaltig. Galle reichlich, dunkel, dick; Blasenhäute mässig ödematös. — Milz etwas kleiner, runzlich; Kapsel mässig verdickt, stellenweise mit gelbrothem Beschlag; Gewebe grauroth, fester.

Nieren etwas kleiner; Kapsel mässig getrübt und verdickt, ziemlich fest ansitzend. Oberfläche graugelblich, mit vielen ziemlich gleichmässig vertheilten, unregelmässig gestalteten, kleinen, gelben Puncten und gleichmässig fein granulirt stellenweise etwas tiefere und unregelmässige Narben. Rinde etwas schmaler, grau und gelb gestreift, undeutlich fasrig. Pyramiden kleiner, blasser, fester. In dem Becken ein bohnengrosser und drei gegen erbsengrosse, gelbgraue, peripherisch fein granulirte Concremente. Becken und Kelche grob injicirt.

Magen gross; Schleimhaut mit reichlichem zähen Schleim überzogen, ziemlich stark verdickt, grob injicirt; Magenhäute mässig ödematös. Schleimhaut des Dünndarms nur stellenweise mit spärlichem glasigen Schleim bedeckt, an den übrigen Stellen fein schwarz punctirt. Dickdarm normal.

Uterus um die Hälfte grösser. Ovarien stark narbig. Tuben normal.

78. Granulirte Nieren. Hypertrophie und Fettentartung des linken Ventrikels. Pneumonie.

31jähriger Kaufmann, welcher zehn Jahre im Hamburg war, seit zwei Jahren hier lebte. Seit anderthalb Jahren sehr häufiger Kopf- und Rückenschmerz, zeitweise Gesichtsschwäche, Abmagerung. Seit Ostern Erscheinungen eines chronischen Magencatarrhs unter Zunahme der früheren Symptome. Nie Erscheinungen von den Nieren, nie Oedem, nie Erbrechen. Am 24. October, wo ich den Kranken zuerst sah, fand sich geringe Dämpfung und unbestimmtes Athmen in der rechten Lungenspitze; kein Eiweiss im Harn; nach Cylindern nicht gesucht. Am 7. November wurde Pat. bettlägrig: mässig erhöhte Hauttemperatur, Puls 120—130, Respiration 44, blutige Sputa; Percussion vorn normal, hinten nicht untersucht; feines Rasseln überall vorn. Am 10. Puls etc. im Gleichen; Respiration 24. An diesem Tage in dem klaren, hellen, in normaler Menge gelassenen Harn zuerst Eiweiss (c. $^1/_8$ Vol.) und lange, dicke, dunkelgranulirte Cylinder gefunden. Am 12. zeitweise, vom 13. fortdauernd Besinnungslosigkeit, heitere Delirien, zweimaliges Erbrechen; Harnstoffbeschlag der Gesichtshaut. Am 16. früh Tod.

Section am 16. November 1861, Nachmittags 4 Uhr.

Körper gross, abgemagert. Haut graugelblich, dünn; in Gesicht und rechter Halsseite reichlicher Harnstoffbeschlag. Mässig dunkle Todtenflecke. Geringe Starre. — Mässige Trübungen der weichen Hirnhäute an der Convexität. Grosse Anämie und mässiges Oedem des Gehirns. — Halsorgane nicht untersucht.

Lungen stellenweise langfädig verwachsen, in beiden Spitzen flach narbig. In den obern Lappen zahlreiche lobuläre dunkel- oder blassrothe, schlaffe Infiltrate. Beide Unterlappen und der angrenzende Theil des linken Oberlappens rothbraun, luftleer.

mürbe, glatt. Geringe Bronchitis. — Herzbeutel leer. Linker Ventrikel über doppelt grösser, besonders länger, ebensoviel dicker; das Herzfleisch blassgrauröthlich, undeutlich fasrig, weicher, ziemlich stark fettig entartet. Mitralklappe normal. Aortenklappen schwach und gleichmässig verdickt.

Bauchhöhle ohne Flüssigkeit. Leber normal gross, mässig bluthaltig, sonst normal. — Milz dunkelroth, etwas fester. — Magen an der kleinen Curvatur mit dem Leberrand verwachsen; dessen Schleimhaut mit Ausnahme des linken Fundustheils dicker, grösstentheils rothbraun; zunächst dem Pylorus schieferfarben, stark verdickt, an mehreren runden 1—2linsengrossen Stellen exulcerirt. Dünn- und Dickdarm stellenweise pigmentirt.

Nieren um fast die Hälfte kleiner, fest; Kapsel wenig dicker, etwas fester ansitzend. Oberfläche ungleichmässig fein granulirt, in der obern Hälfte grauweiss, in der untern grauroth. Rinde auf dem Durchschnitt ebenso gefärbt, um die Hälfte schmaler, sehr fest, homogen. Pyramiden kleiner, sonst normal. Geringe Pigmentirung der Schleimhaut der Nierenbecken.

B. Fälle von allgemeiner Fettmetamorphose des Herzens.

79. Morbus Brightii. Fettherz.

38jähriger Mann, secirt am 30. Mai 1861.

(Kam 24 Stunden vor dem Tode in halber Agone mit starker Albuminurie und Bronchitis in's Spital.)

Körper gross, mässig genährt, an der untern Hälfte mässig ödematös. Schädel- und Halsorgane normal.

Beiderseitiger Hydrothorax (c. 2 Pfund), mit mässiger Compression der untern Lungenlappen. Hochgradiges Lungenödem und starkes Emphysem der vordern Lungenränder. Chronische Bronchitis. Herz über dem rechten Ventrikel sehr fettreich, um die Hälfte grösser, sehr schlaff. Linker Ventrikel um die Hälfte weiter und dickwandiger. Herzfleisch überall grauroth, homogen, weicher, an einzelnen Stellen unter dem Endocardium, besonders der Papillarmuskeln, fein gelb gefleckt: überall mässig, an den gelben Stellen stark fettig entartet. Klappen und grosse Gefässe normal.

In der Bauchhöhle 3 Pfund Flüssigkeit. Leber normal gross, nur in den grössern Gefässen blutreich. Mässiger acuter Milztumor. Blutiger Inhalt im Dünndarm: Hämorrhagieen der Schleimhaut an zahlreichen Stellen. Pigmentirung der Dickdarmschleimhaut. Nieren etwas grösser; Oberfläche glatt, grauröthlich; Rinde etwas breiter, graugelblich, homogen, fester (Epithelien der Harncanälchen und der Malpighi'schen Körper stark getrübt, zum Theil fettig entartet; Stroma dicker, fibrös). Pyramiden blass, fest.

80. Albuminöse Nephritis. Fettherz.

c. 35jähriges Weib, secirt am 7. September 1863.

(Die vorher gesunde Frau, Mutter von zwei Kindern, bekam zu Ende ihrer dritten Schwangerschaft starkes Oedem der Labien und der untern Extremitäten. Am 2. Juli 1862, wo sie zuerst ärztliche Hilfe nachsuchte, wurde sehr starker Eiweissgehalt des Urins gefunden. Am 4. Juli drei schwere und ein leichter eclamptischer Anfall; Einleitung der künstlichen Frühgeburt; das bald darauf geborne Kind ziemlich reif, schon länger abgestorben. Seit dieser Zeit Fortdauer der Albuminurie, sowie des Oedems, welches zeitweise auch Gesicht und obere Extremitäten betraf; Appetitlosigkeit; zunehmende Anämie und Abmagerung. Im März 1863 Conception: danach geringe Besserung der subjectiven und objectiven Symptome; häufige Herzpalpitationen. Am 30. August Geburt eines c. 5monatlichen Kindes. Seit 2. September Erscheinungen von Peritonitis. Am 6. September Tod.)

Die in Wittekind von den Herren Doctoren Graefe und Colberg gemachte Section ergab geringes allgemeines Oedem. Linker Ventrikel sehr dilatirt, stark hypertrophisch, ohne Klappenfehler. Das mir übersandte Stück desselben enthielt zahlreiche $^1/_2$—1erbsengrosse, gelbe Stellen, welche ganz aus fettig entarteten Muskelfasern bestanden, während die übrigen Stellen normal oder schwach fettig waren. Rechter Ventrikel normal weit; alle Muskelfasern schwach oder mässig fettig entartet. Lungen ohne besondre Abnormität. Leber blutreich, etwas fettig infiltrirt. Frischer Milztumor. Nieren mässig vergrössert; Kapsel fester ansitzend; Rinde breiter, buttergelb, weicher; Pyramiden hyperämisch. Uterus puerperal, sonst normal. In der Bauchhöhle gegen zwei Pfund fibrinös-eitrige Flüssigkeit.

81. Chronische Nierenkrankheit. Erweiterung und Fettmetamorphose des Herzfleisches.

50jähriges Weib, secirt am 12. August 1857.

(Am 2. März Erkrankung an Pneumonie des rechten Unterlappens; Anfang Mai allgemeines Oedem.)

Körper hochgradig ödematös. — Schädel- und Halsorgane nicht untersucht. — In jeder Pleura c. 3 Pfund Serum: Compression der Unterlappen. Mehrere frische hämorrhagische Infarcte im linken Oberlappen und im rechten Mittellappen. Chronische Bronchitis. — Herz doppelt breiter; sein Fleisch gleichmässig fettig entartet. Linker Ventrikel etwas dicker. Mitralklappe in Segel und Sehnenfäden mässig verdickt; an ersterem eine Reihe frischer Vegetationen. — In der Bauchhöhle 2 Pfund blutigseröse Flüssigkeit. Faustgrosser Nabelnetzbruch. — Leber zungenförmig; ihr Gewebe fester. — Milz doppelt grösser, fester. — Nieren etwas grösser. Kapsel dicker, fester ansitzend. Oberfläche grob drusig. Rinde etwas breiter; vielfach fettig entartet. In der rechten Niere ein wallnussgrosser hämorrhagischer Infarct.

82. Granulirte Nieren. Hypertrophie und Fettmetamorphose des Herzens.

c. 60jähriger Mann, secirt am 11. December 1856.

Körper nicht ödematös. Chronischer Hydrocephalus. Intensive chronische Bronchitis; Pneumonie beider Unterlappen. Herzhöhlen sämmtlich erweitert, mässig hypertrophisch; das Fleisch des linken Ventrikels netzförmig fettig entartet. Mitralklappe mässig verdickt. Chronische Entzündung und mässige Erweiterung der Aorta und ihrer Aeste, sowie der Pulmonalis. Sog. Morbus Brightii dritten Stadiums.

In den drei folgenden Fällen fanden sich nicht die gewöhnlichen anatomischen Veränderungen des sog. Morbus Brightii, sondern andre Störungen, deren schliessliche Wirkung aber sowohl in Betreff der Harnsecretion, als des Einflusses auf das Herz sich den früher geschilderten Fällen ausschliesst. In allen Fällen war das Herzfleisch fettig entartet. Besonders interessant war mir der erste Fall, welchen ich zwei Tage vor dem Tode sah und bei dem die Section die Nieren für das blosse Auge so wenig verändert zeigte, dass erst die microscopische Untersuchung die bedeutenden Structurveränderungen derselben aufdeckte. Ohne letztere hätte der Fall sehr leicht für eine primäre Verfettung und Dilatation des Herzens mit den consecutiven Veränderungen in Lungen, Leber, Milz und Nieren aufgefasst werden können.

83. Diffuse Nephritis. Erweiterung und Fettmetamorphose des Herzens.

29jähriger Mann, secirt am 27. Januar 1864 (Dr. Göpel).

(Der Kranke, ein Freund geistiger Getränke, klagt seit fünf Jahren über Herzklopfen. Vor c. 1 Jahre war er mehrere Wochen lang allgemein ödematös. Seitdem befand er sich ziemlich wohl, bis vor c. drei Wochen. Zwei Tage vor dem Tode, wo ich ihn zum ersten Male sah, fand ich eine schwache Cyanose und mässiges Oedem der untern Körperhälfte. Herzdämpfung normal, Herzstoss fehlend, Puls klein, Herztöne sehr schwach; Lungen normal, Orthopnöe; spärlicher Harn ohne Eiweiss mit zahlreichen hyalinen Cylindern.)

Körper mittelgross, mässig ernährt, in der untern Hälfte mässig ödematös. Haut graugelblich. Musculatur spärlich. — Schädel- und Halsorgane nicht eröffnet. — In den Pleurahöhlen spärliche seröse Flüssigkeit. Lungen frei, schwerer, auf dem Durchschnitt compact ödematös, an sehr zahlreichen Stellen gelbröthlich, bräunlich und schwarz gefleckt. Geringe chronische Bronchitis. — Im Herzbeutel spärliche seröse Flüssigkeit. Herz in allen Durchmessern gleichmässig und fast ums Doppelte vergrössert, schlaff. Visceralblatt des Pericardium gleichmässig getrübt. Linker und rechter Ventrikel gegen doppelt weiter, rechter Vorhof wenig, linker nicht erweitert; links spärliche, rechts reichliche Gerinnsel. Herzfleisch beiderseits wenig dicker, in den äussern Schichten wenig, in den innern, vorzugsweise an den Papillarmuskeln des rechten Ventrikels und im rechten Vorhof, stark fettig entartet. Zahlreiche Trabekeln linkerseits in sehnige Fäden verwandelt. Mitralis und Tricuspidalis normal; Aortenklappen schwach verdickt und verkürzt. Pulmonalklappen und grosse Gefässe normal.

In der Bauchhöhle c. 1 Pfund klare Flüssigkeit. Leber normal gross, schwach muscatnussfarben, fester, mässig fettig, blutreich; die Centralvenen der Acini stark erweitert. — Milz normal gross, fester, dunkelroth, blutreich. — Beide Nieren etwas kleiner. Kapsel etwas dicker, leicht abziehbar. Oberfläche glatt, gelbroth. Rinde wenig schmaler, sehr fest, gelbroth, homogen, blutarm, (ungefähr zu gleichen Theilen aus Bindegewebe und aus wenig oder stark erweiterten, mit fettigen Molecülen oder verschieden stark fettig entarteten Epithelien erfüllten Harncanälchen bestehend); Pyramiden klein, dunkel. — Starker chronischer Magencatarrh. Darm normal.

84. Apoplectische Cyste des Gehirns. Lungenemphysem. Morbus Brightii. Hypertrophie des Herzens. Fettmetamorphose des Herzfleisches.

41jähriger Mann, secirt den 22. Januar 1860.

(Vor zwei Jahren Gehirnhämorrhagie. — Potator)

Körper gross, gut genährt. Haut bleich, schwach gelblich. Sparsame blasse Todtenflecke. Mässige Todtenstarre. Rechte Extremitäten weniger umfangreich, als die linken. Unterhautzellgewebe an den Bauchdecken 1 Zoll dick. Musculatur mässig reichlich, dunkel.

Schädeldach dick, sonst normal. Dura mater normal, sehr stark gespannt. Weiche Hirnhäute überall schwach getrübt. Hirnwindungen beiderseits mässig abgeplattet. Sämmtliche an der Oberfläche des Gehirns sichtbare Arterien, namentlich auch die kleinen der Hirnconvexität, zeigen zahlreiche gelbe feste Puncte und quere Streifen. Am äussern und untern Theile des linken Corpus striatum und Thalamus opticus, von der Mitte des ersteren bis zum hintern Rande des letzteren liegen vorn eine kleinere, nach hinten eine hühnereigrosse Höhle, gefüllt mit gelbröthlicher, ziemlich klarer Flüssigkeit. Die Innenfläche derselben ist glatt, nur stellenweise schwach uneben, braunröthlich gefärbt, grösstentheils abziehbar. Die Wand ist an den meisten Stellen sehr dünn; nur nach vorn zu ist sie etwas dicker und stellenweise von ödematösem Aussehen. Am Corpus striatum der rechten Seite keine besondere Abnormität. Der Thalamus opticus sehr blass und zäher, als derselbe linkerseits. Die Marksubstanz in der Umgebung der Cysten gleichfalls zäher und zunächst den Cysten gleichmässig gelbröthlich gefärbt. Die übrige Hirnsubstanz blutarm, grösstentheils etwas weicher als normal, nur stellenweise etwas härter. Ventrikel normal.

Larynx normal. Schilddrüse über doppelt grösser, theils gleichmässig colloid entartet, fest, theils mit einzelnen Kropfknoten.

In der linken Pleurahöhle 1 ℥ Flüssigkeit. Lunge nicht verwachsen, in allen Durchmessern etwas grösser, an den Rändern mässig emphysematös. Das Lungengewebe im höchsten Grade ödematös, im untern Lappen etwas blutreicher. Bronchien reichlichen Schaum enthaltend, nur wenig weiter. — Rechte Lunge etwas weniger ödematös, als die linke; in den Bronchien reichliche schleimigeitrige Flüssigkeit, ihre Höhlen etwas weiter. — Im Herzbeutel 1 ℥ klare Flüssigkeit. Rechter Ventrikel ziemlich fettreich. Herz in allen Durchmessern ungefähr doppelt grösser, namentlich seitens des linken Ventrikels. Letzterer in den mittlern Theilen 1″ dick, das Herzfleisch grauröthlich, nach aussen zu an zahlreichen Stellen, meist von unregelmässig zackiger Gestalt und in der Grösse einer Linse bis Bohne, meist umschrieben gelb punctirt (exquisite Fettmetamorphose). Herzhöhle ungefähr doppelt weiter. Papillarmuskeln stark, Trabekeln mässig hypertrophisch. Sehnenfäden und Klappensegel stellenweise mässig verdickt. Rechter Ventrikel etwas dünner als normal. Sein Visceralblatt sehr fettreich, namentlich an der Spitze (des r. Ventr.), wo stellenweise das Fleisch ganz fehlte. Aortenklappen überall schwach, nach der Basis stärker verdickt und rigid. Aorta etwas weiter, auf ihrer Innenfläche sehr zahlreiche, unregelmässige, gelbliche, schwach hervorragende Stellen. An der Aorta ascendens dieselben Stellen in geringerer Menge, aber zahlreiche halbknorplige Verdickungen.

In der Bauchhöhle keine Flüssigkeit. Leber in der Gallenblasengegend vielfach verwachsen. An der Oberfläche des rechten Lappens eine unregelmässige bis 2‴ breite sehnige Schwiele, welche die Umgebung narbenähnlich heranzieht. Das Lebergewebe wenig bluthaltig, schwach fettig. Die Acini klein, ziemlich scharf umschrieben. Gallenblase sehr gross, reichliche schwarzbraune Galle enthaltend. — Milz über 5″ lang. Ihr Gewebe ziemlich dunkel, weicher. Magen klein. Schleimhaut am Pförtnertheil stellenweise schieferfarben, überall unregelmässig netzförmig, etwas verdickt. — Das grosse Netz hängt mittels eines am untern Ende sehnigen Fadens an der Flexura sigmoidea fest. Im untern Ileum einzelne solitäre Follikel schwach vergrössert, fest, höher oben einzelne kleine submucöse Hämorrhagieen. Dickdarm normal.

Linke Niere etwas grösser, namentlich dicker. Kapsel schwach verdickt, leicht abziehbar. Oberfläche unregelmässig flach granulirt, grösstentheils grauroth, stellenweise schwarz gefleckt. Rinde auf dem Durchschnitt etwas breiter, grösstentheils grau, stellenweise röthlich gefärbt, homogen, viel fester. Pyramiden klein und fest.

Im Nierenbecken einzelne ältere Hämorrhagieen. — Rechte Niere etwas kleiner als normal. Ihre Oberfläche stärker granulirt, übrigens ähnlich wie die linke. Rinde fast um die Hälfte schmaler, sonst wie linkerseits, nur viel fester; in den Pyramiden einzelne gelbliche Streifen. Harnblase normal.

85. Induration von Leber und Nieren. Hypertrophie und Fettentartung des linken Ventrikels.

36jähriger Potator, secirt am 30. December 1862.

Körper mittelgross, schwach genährt, gleichmässig blassgelb gefärbt, mit reichlichen, ziemlich dunkeln Todtenflecken. Der ganze Körper schwach, die linke untere Extremität stark ödematös; an der linken Seite des Stammes mehrere, zum Theil bis 3″ lange, mit gelblichem klaren Serum erfüllte Blasen. Schwache Starre. Unterhautzellgewebe mässig fetthaltig; Musculatur mässig entwickelt, blassroth. Zwischen Muskeln und Bindegewebe stellenweise kleinere und grössere, ziemlich frische Extravasate.

Schädeldach normal dick; an seiner ganzen Oberfläche einzelne lineare und verzweigte narbige Vertiefungen. An beiden Scheitelbeinen eine flache Narbe; am hinteren Ende des rechten Scheitelbeines mehrere stark vorragende, Hirnwindungen ähnliche, scharf begrenzte Vertiefungen. Schädeldach schwer, vorzugsweise aus compacter Substanz bestehend. An der Innenfläche längs der Pfeilnaht sparsames villöses Osteophyt. Dura mater in allen Durchmessern etwas dicker, ziemlich stark gelblich gefärbt. Weiche Hirnhäute an der Convexität sehr stark, nach der Basis hin allmälig abnehmend, gelb gefärbt. Hirnsubstanz etwas weniger fest; in der Umgebung der Wände des rechten Seitenventrikels auffallend weich, sehr blutarm, sonst normal.

Die Tonsillen klein, mit vielfachen Narben. Schleimhaut des Rachens an der Uebergangsstelle zur Mund- und Kehlkopfsschleimhaut mit einer sehr dünnen, graugelben, ziemlich festaufsitzenden Schicht bedeckt, nach deren Abstreifung die Schleimhaut trüb, mässig injicirt ist. In derselben Weise verhält sich die Schleimhaut des vorderen und hinteren Theiles des Kehlkopfes, welche ausserdem geschwollen ist. Die übrige Schleimhaut des Larynx und die der Trachea mit glasigem Schleim bedeckt, stellenweise extravasirt. — Schilddrüse normal.

In der linken Pleurahöhle eine geringe Menge klarer Flüssigkeit. Oberer Lappen normal gross; der untere zeigt unter der Pulmonalpleura sehr zahlreiche Ecchymosen. Der obere Lappen ungefähr zur Hälfte lufthaltig, stark ödematös, die andre Hälfte braunroth, nur in den grössern Bronchien Luft enthaltend, glatt. Unterer Lappen völlig luftleer, ergiesst auf dem Durchschnitt reichliche, theils blutige, theils trübseröse Flüssigkeit. Alle Bronchien schwach erweitert; in denen des oberen Lappens spärlicher Schleim; in denen des unteren reichliche blutigschleimige Flüssigkeit. Die Schleimhaut überall mässig geschwollen, im oberen Lappen mässig geröthet, im unteren dunkelroth. Bronchialdrüsen klein, schwarz, fest. — Die rechte Pleura leer; Lungenoberfläche vielfach pigmentirt; oberer und mittlerer Lappen blutarm, schwach ödematös. Unterer Lappen mit ebensolchen Infiltraten in der vorderen Hälfte wie der obere: die hintere Hälfte bis zur Luftleere comprimirt und schlaff infiltrirt.

Im Herzbeutel eine geringe Menge klarer Flüssigkeit; am Visceralblatt zahlreiche Sehnenflecke, sowie überall bis linsengrosse Blutaustritte. Das Herz in der Breite wenig vergrössert, in der Länge fast um die Hälfte grösser; am linken Herzen spärliche, im rechten reichliche Gerinnsel. Linker Ventrikel um die Hälfte weiter; das Herzfleisch um die Hälfte dicker, grauroth, weicher, fettig entartet. Das Segel der Mitralis am Rande stellenweise verdickt; die Aortenklappen stellenweise stärker, überall schwach verdickt. Die Aorta normal weit, mit einzelnen fettigen Stellen.

In der Bauchhöhle einige Unzen klarer Flüssigkeit. — Die Leber in allen Durchmessern etwas grösser, 2940 gr. schwer. Die Oberfläche ungleichmässig und undeutlich fein granulirt, theils grauweiss, theils capergrün gefärbt und nur stellenweise schwach injicirt. Das Gefühl beim Durchschneiden gleich dem einer sehr festen Speckleber. Die Schnittfläche im höchsten Grade blutarm, ohne Spur einer acinösen Anordnung, fest und glatt, besteht aus einer grauweissen Fläche mit sehr reichlichen, ungleichmässig vertheilten, theils scharf begränzten, theils diffusen Flecken von meist capergrüner, selten dunkelgrüner Farbe. Das Bindegewebe um die Pfortader stellenweise nur wenig verdickt; ebenso die Wand der Lebervene. Galle mässig reichlich, dunkel, dickflüssig. — Milz gegen 7″ lang, verhältnissmässig breit und dick; Kapsel glatt, mässig getrübt, braunroth, stellenweise grauroth. An letzteren Stellen ist die Milz körnig anzufühlen. Gewebe blutarm, meist grauroth, weich, an zahlreichen, theils peripherischen, theils centralen Stellen bis zur Grösse einer Wallnuss braunroth, fester, von der Umgebung scharf begränzt.

Nieren um die Hälfte grösser; Kapsel dünn, leicht abziehbar. Oberfläche congenital gelappt; die Rinde um die Hälfte breiter, grauroth, fester, undeutlich faserig. Pyramiden etwas grösser, fest, sehr blutarm. Becken und Kelche etwas weiter, mit einzelnen kleinen Hämorrhagieen.

Magen gross; auf der Schleimhaut reichlicher zäher Schleim. Die Schleimhaut mässig injicirt und pigmentirt, überall dicker. — Pancreas etwas grösser, fester, deutlich acinös. — Die Schleimhaut des Dünndarms mit glasigem Schleim bedeckt, mässig infiltrirt. Ebenso die des Dickdarms. Mesenterialdrüsen normal. — Harnblase weit, reichlichen icterischen Harn enthaltend.

Im linken Kniegelenk mehrere Unzen einer gelben eitrigen Flüssigkeit und in den abhängigen Theilen spärliche Fibringerinnsel. Die sämmtlichen Weichtheile des Gelenkes stark injicirt und mässig geschwollen. Die Knorpelfläche, ausser einer linsengrossen Stelle der Patella, trüb, glatt, mässig icterisch. — Die linkseitigen Inguinaldrüsen sind stark vergrössert, graugelb, mässig injicirt, theilweise weich, trübe Flüssigkeit entleerend. Das Bindegewebe in der Umgebung der grossen Gefässe, die normal sind, ist stark sclerosirt und blutarm.

Bei Speckentartung der Nieren findet sich nur sehr selten Dilatation und Hypertrophie des linken Ventrikels. Einen derartigen Ausnahmsfall habe ich im Archiv der Heilkunde, II, pag. 507 mitgetheilt; einen zweiten habe ich später beobachtet. In beiden Fällen war das Herzfleisch normal. — Diejenigen Fälle, in welchen sich neben Speckentartung eines oder mehrerer Organe Fettmetamorphose des Herzfleisches findet, gehören nicht in diese Categorie.

Einen gleichen Einfluss wie die beschriebene Nierenentartung hat die granulirte Induration der Leber auf das Herz. In der grössern Mehrzahl der von mir beobachteten Fälle fand sich Dilatation und Hypertrophie des linken Ventrikels. Dieselbe kann allerdings auch ihren Grund in dem häufigsten ätiologischen Moment der granulirten Leber, im Alcoholmissbrauch, sowie in der schon früher von mir nachgewiesenen (l. c. III, pag. 474) fast constanten Nierenaffection haben.

In zehn Fällen von wahrer granulirter Leberinduration fand sich
3mal keine Hypertrophie, aber Fettentartung des Herzens,
3mal Hypertrophie und Fettentartung des Herzens,
4mal Hypertrophie ohne Fettentartung.

Einen Fall der zweiten Categorie habe ich schon früher (l. c. pag. 474) mitgetheilt. Zwei weitere Fälle folgen.

86. Granulirte Leberinduration. Chronische Lungentuberculose. Caries. Hypertrophie und Fettmetamorphose des Herzens.

56jähriger Mann, secirt am 4. August 1858.

Körper überall mässig, an den Unterextremitäten stark ödematös. — Schädel nicht eröffnet. — Halsorgane normal. — Caries des rechten Sternoclaviculargelenks und der angrenzenden Knochentheile mit Communication nach der äussern Haut und entzündlicher Infiltration derselben. — In der linken Pleurahöhle 1 Pfund seröse Flüssigkeit. Lunge etwas emphysematös. Im obern Lappen zahlreiche erbsengrosse, schwarze, trockne, feste Massen, sowie Gruppen älterer und frischer Miliartuberkel. Rechte Lunge fast um die Hälfte kleiner. Oberer Lappen luftleer, schwarz und schwarzgrau, fest, mit einzelnen mittelgrossen, alten, Concremente und dünneitrige Flüssigkeit enthaltenden Cavernen. Chronische Bronchitis. Pigmentinduration der Bronchialdrüsen. — Herz etwas grösser, sehr schlaff. Fleisch blass, sehr weich. Geringe Verdickung der Mitral- und Aortenklappen. — In der Bauchhöhle 3 Pfund seröse Flüssigkeit. — Leber um die Hälfte kleiner, hochgradig indurirt und granulirt. Galle reichlich, dunkel, dick. — Milz um die Hälfte grösser, fester, blutarm. — Starke Pigmentirung des obern Dünndarms. — Nieren grösser, schlaff. Rinde breiter, grauroth, stellenweise graugelb, weicher.

87. Granulirt-indurirte Leber und chronische Nephritis. Fettherz.

65jähriger Mann, secirt am 27. Januar 1859.

Körper gross, in der obern Hälfte mässig, in der untern stark ödematös, schwach icterisch. Frische Fractur des 7. und 8. rechten Rippenknorpels. Grosser brandiger Decubitus.

Chronische Pachymeningitis. Oedem der Hirnhäute und des Gehirns. — In der rechten Pleurahöhle 2 Pfund klare Flüssigkeit. Allseitige Verwachsung der linken Lunge. Frische pneumonische Infiltration des linken obern Lappens. Oedem der übrigen Lunge. Chronische Bronchitis und cylindrische Bronchiectasieen. — Im Herzbeutel eine geringe Menge klare Flüssigkeit. Herz etwas breiter. Mitral- und Aortenklappen mässig verdickt. Gleichmässige Fettmetamorphose des Herzfleisches.

In der Bauchhöhle c. 20 Pfund klare Flüssigkeit und einzelne gelbliche schmierige Faserstoffgerinnsel. — Leber um die Hälfte kleiner, hochgradig indurirt und granulirt. Galle reichlich, dünn, blass. Am Blasenhals ein kaffeebohnengrosses Divertikel, welches einen glattovalen, dunkeln, rauhen Stein enthält. — Milz dreimal grösser, fester, blutarm. — Intensiver chronischer Magen- und Dickdarmcatarrh. Narbe an der hintern Magenwand. — Nieren normal gross, im Uebergang des sog. 2. in's 3. Stadium von Morbus Brightii.

Chronische Krankheiten mit grossen Säfteverlusten, besonders chronische Eiterungen, und Fettherz.

Dass chronische Krankheiten mit grossen Säfteverlusten, insbesondre chronische Eiterungen, nicht selten Fettmetamorphose des Herzfleisches zur Folge haben, lehren schon die Beobachtungen von Ormerod, Quain und andern, vorzüglich englischen Pathologen. Ich kann dieselben in jeder Beziehung bestätigen.

Die Ursache des Fettherzens bei den in Rede stehenden Fällen liegt wahrscheinlich in der mangelhaften Ernährung des Herzfleisches, dessen Arbeit im Vergleich zu der der übrigen willkürlichen Musculatur und ohne Rücksicht auf die Säfteverluste in keiner Weise verringert ist. Dass in derartigen Fällen die Körpermusculatur gleichfalls häufig ohne Fettmetamorphose atrophisch wird, ist bekannt. Leider habe ich nicht untersucht, ob auch bei letzterer bisweilen die gleiche Metamorphose vorkommt, was aus mancherlei Gründen wahrscheinlich ist.

Im Folgenden gebe ich von den hierher gehörenden Fällen nur einzelne Beispiele. Einigemal fand sich aus gleicher Ursache gleichzeitig Speckentartung von Leber, Milz, Nieren u. s. w.

1. Die chronische Tuberculose der Lungen mit Cavernen.

Hier kommen nur diejenigen Fälle von chronischer Lungentuberculose in Betracht, bei welchen sich keine Erweiterung und Hypertrophie eines, besonders des rechten, oder beider Ventrikel findet. Fälle letzterer Art sind oben erörtert worden.

Hingegen ist es unmöglich, im einzelnen Falle sicher zu entscheiden, ob die Tuberculose rein oder mit sackigen Bronchiectasieen und chronischer Pneumonie complicirt ist. Wahrscheinlich sind alle grösseren sog. tuberculösen Cavernen mit glatter oder ziemlich glatter Wand und mit einmündendem Bronchus sackige Bronchiectasieen.

Fettentartung des normal grossen Herzens kommt nicht häufig bei chronischer Lungentuberculose vor. Sie betrifft meist beide Ventrikel in ungefähr gleicher Weise. Da wo nur ein Ventrikel fettig entartet ist, liegen wohl meist Complicationen vor; bei rechtseitigem Fettherz solche der Lungen (z. B. Schrumpfungen durch alte Pleuraexsudate), bei linkseitigem solche der Nieren und andrer Organe. Auch bei beiderseitigem Fettherz finden sich nicht selten Complicationen, welche für die Entstehung der Herzdegeneration wichtig sind: z. B. chronische Bronchitis, Darmgeschwüre.

88. Chronische Lungen- und Darmtuberculose. Fettherz.

48jähriges Weib, secirt am 19. Februar 1857.

Allgemeine starke Abmagerung. In der linken, verkleinerten Lunge mehrere bis wallnussgrosse Cavernen, eingebettet in schwieliges Gewebe, und zahlreiche Gruppen von Miliartuberkeln. In der rechten, emphysematösen Lunge dieselben Tuberkel, keine Cavernen. Chronische Bronchitis und cylindrische Bronchiectasieen. Herz klein, gleichmässig und stark fettig entartet. Mässige Fettleber. Subacuter Milztumor. Narbe und kleiner Polyp im Magen. Im untern Dünndarm zahlreiche tuberculöse Geschwüre. Tuberculose der Mesenterialdrüsen. Geringe eitrige Peritonitis.

89. Lungen-, Darm-, Meningeal- und Drüsentuberculose. Fettmetamorphose des Herzfleisches. Fettleber.

32jähriger Mann, secirt am 15. December 1860.

(Pat., der seit Jahren täglich für 5—7½ Ngr. Branntwein trank, hat seit 1 Jahre Symptome von den Lungen. Vor 6 Wochen war er noch kräftig. Vor 2 Tagen kam er sehr abgemagert ins Spital, wo er nach 24 Stunden Symptome einer Basilarmeningitis bekam und starb.)

Körper mittelgross, mager. Haut bleich, dünn, mit sparsamen violetten Todtenflecken. Mässige Starre. Kein Oedem. Musculatur sparsam, blass.

Schädeldach und Dura mater normal. Weiche Hirnhäute an der Convexität und Basis schwach getrübt. An den untern Enden beider Mittellappen sparsame sehr kleine graue Körnchen. Hirnsubstanz blutarm, zäh. Ventrikel normal.

Pharynxschleimhaut mit grauem rahmigen Eiter bedeckt, stark injicirt, wenig geschwollen. Gegenüber dem Ende der Giesskannenknorpel eine kaffeebohnengrosse, ovale, graubraune Masse, welche in die oberflächlichen Schleimhautschichten reichte und auf dem Durchschnitt gleichgefärbt, homogen, fest war. An der hintern Larynxwand zahlreiche tiefe, an der hintern Trachealwand sehr viele seichte, runde und längliche, zackige, mit Eiter bedeckte Geschwüre. Halslymphdrüsen grösser, grauroth, saftig.

Beide Lungen in den Spitzen fest verwachsen, etwas kleiner. In den obern Lappen beiderseits je 6 bis wallnussgrosse, weit mit Bronchien zusammenhängende, leere oder mit käsiger Flüssigkeit erfüllte, glattwandige Höhlen; sowie einzelne gleichgrosse, aus netzförmigen schwarzen Schwielen bestehende Stellen. Ausserdem in dem Lungengewebe, nach der Basis abnehmend, zahlreiche erbsen- bis kirschengrosse, luftleere Stellen, grösstentheils gelb, käsig, zum Theil auch graugelb, grauroth und roth, glatt oder deutlich granulirt. Uebriges Lungengewebe lufthaltig, stark pigmentirt. Intensive chronische Bronchitis; in den grössern Bronchien flache Geschwüre. Bronchialdrüsen gross, grau oder schwarz, fester. Herzbeutel leer. Unter dem Visceralblatt sehr reichliches Fettgewebe, besonders rechterseits. Herz normal gross, im höchsten Grade schlaff: nur rechts sparsame Gerinnsel. Fleisch sehr bleich, homogen, leicht zerreisslich, gleichmässig und stark fettig entartet. Klappen normal.

Bauchhöhle ohne Flüssigkeit. Leber hoch in den Thorax hinauf reichend, unter dem Rippenbogen nur 1" hervorragend, in allen Durchmessern gleichmässig und fast doppelt grösser, 6 Pfund schwer. Oberfläche glatt, grösstentheils gelb gefärbt, mit gleichmässig vertheilten, kleinen, grauen Flecken. Gewebe der Leber beim Durchschneiden sehr resistent, fast kreischend. Schnittfläche vollständig blutleer, glatt, ziemlich deutlich acinös; die Acini grösstentheils normal gross, zum Theil grösser, in ihrem grössten Theil gelb gefärbt, in der Peripherie blassgrünlich, keine Centralvene sichtbar. Ferner zeigte die Schnittfläche nur die grössten Pfortader- und Lebervenenäste; mittelgrosse und kleine waren gar nicht sichtbar. Galle sparsam, dunkel, dickflüssig; Gallengänge normal. — Milz 8" lang, dunkel, weich, stellenweise breiig.

Magen klein. Schleimhaut stellenweise grob injicirt, schwach verdickt. Im Dünndarm vom mittlern Jejunum an c. 30 bohnen- bis 3□" grosse, durchaus quere Geschwüre, mit meist glatter, bis zur Muscularis reichender, nicht tuberculöser Basis und hohen, festen, tuberculös infiltrirten Rändern. An der Serosa fast überall sehr zahlreiche kleine frische Miliartuberkel. Ebensolche Geschwüre im Cöcum und aufsteigenden Colon. Die Mesenterialdrüsen zum Theil stark vergrössert, weich, grauroth, mit einzelnen miliaren Tuberkeln.

Nieren etwas grösser, sonst normal, blutarm. Geringer chronischer Catarrh der Nierenbecken. Harnblase normal.

90. Chronische Tuberculose. Frische Pachymeningitis. Fettherz.

30jähriger Mann, secirt am 9. März 1862.

Körper gross, stark abgemagert, an der rechten unteren Extremität vom Knie abwärts stark ödematös. Haut bleich, mit spärlichen blassen Todtenflecken. Mässige Starre.

Schädeldach dick, an der Innenfläche mit spärlichem Osteophyt. Dura mater normal dick; ihre Innenfläche über der Convexität beider Seiten sowie an der Basis der vorderen und mittleren Schädelgrube mit einer dünnen, weichen, grösstentheils blassen, stellenweise rothgesprenkelten Schicht überzogen. Weiche Hirnhäute an der Convexität stark, an der Basis schwach getrübt. Hirnsubstanz in hohem Grade blutarm, weicher. Ventrikel normal.

Der Larynx zeigt längs des linken oberen und unteren Stimmbandes bis linienbreite, flache, tuberculöse Geschwüre. Die entsprechende Morgagni'sche Höhle ist mit reichlichem Eiter erfüllt.

Linke Lunge etwas kleiner, ringsum mässig fest verklebt. Pleura überall mit einer bis halbliniendicken frischen Fibrinschicht bedeckt. Der obere Lappen besteht fast ganz aus vielfach untereinander zusammenhängenden, älteren, mit gelber Flüssigkeit erfüllten Höhlen. Das noch übrige Gewebe desselben, sowie der untere Lappen, ist vollständig luftleer, an den meisten Stellen grauröthlich, glatt, und von zahlreichen einzelnen oder in Gruppen stehenden, meist sehr kleinen, gelben Tuberkeln und einzelnen kleinsten Höhlen durchsetzt. Mässige chronische Bronchitis. Bronchialdrüsen stark vergrössert, theils grauroth und weich, theils graugelb und schwarz, fest. — In der rechten Pleurahöhle ungefähr $^3/_4$ Pfund schwach trübe Flüssigkeit. Die Pleura pulmonalis fast durchaus mit einer dünnen frischen Fibrinschicht bedeckt. Die Lunge in allen Durchmessern etwas grösser. Der obere Lappen enthält einzelne, meist zusammenhängende, bis wallnussgrosse Höhlen. Sein übriges Gewebe ist fast vollständig luftleer und ebenso beschaffen, wie die linke Lunge. Der mittlere und untere Lappen sind ungefähr zu drei Viertheilen lufthaltig, blutarm, stark ödematös; der übrige Theil besteht aus denselben Knoten wie die luftleeren Stellen des oberen Lappens. Bronchien und Bronchialdrüsen wie links.

Im Herzbeutel ungefähr 6 Unzen klare Flüssigkeit. Visceralblatt ziemlich gleichmässig stark getrübt. Herz normal gross, schlaff, mit reichlichen Blutgerinnseln. Das Herzfleisch bleich, etwas weicher, mässig fettig entartet. Klappen und grosse Gefässe normal.

Leber normal gross; ihre Schnittfläche etwas fester, deutlich acinös. Die Centra der Acini bleich; die Centralvenen stark erweitert. Keine Tuberkel. Galle reichlich, blass. — Milz über 7" lang, entsprechend breit und dick; ihre Kapsel etwas dicker, fleckig gelbroth; das Milzgewebe braunroth, gleichmässig blutarm, etwas fester. Das Stroma nicht sichtlich verdickt.

Nieren normal gross. Kapsel fester ansitzend. Oberfläche blass, stellenweise flachnarbig. Rinde etwas breiter, grau und roth gestreift, schlaff, aber etwas fester. In der Rinde spärliche Miliartuberkel und linkerseits eine halbkirschengrosse Cyste. Pyramiden normal.

Magen normal. In den unteren zwei Drittheilen des Dünndarms gegen zwanzig, 1—2□" grosse, alte, meist glatte, tuberculöse Geschwüre, denen entsprechend die Serosa mit frischen Miliartuberkeln besetzt ist. Im Dickdarm ebensoviel, meist kleinere, gleiche Geschwüre. — Mesenterialdrüsen zum Theil wallnussgross, peripherisch bleich, im Centrum grauröthlich, an beiden Stellen mit zahlreichen, sehr kleinen Miliartuberkeln durchsetzt.

Die rechte Cruralvene ist 2" unterhalb des Inguinalcanals durch einen grauothen, peripherisch festen, central eitrig weichen Thrombus verstopft, der an seinem centralen Ende eine platte, ziemlich glatte Fläche darbietet.

91. Chronische Tuberculose der Lungen etc. Fettherz. Speckleber und Specknieren.

32jähriger Mann, secirt am 9. November 1861.

Körper mittelgross, stark abgemagert. Haut graugelb, mit sparsamen blassen Todtenflecken. Starke Starre. — Schädeldach normal. Weiche Hirnhäute an der Convexität schwach getrübt. Hirnsubstanz mässig bluthaltig. — In der rechten Hälfte der hintern Larynxwand bis nahe an die Stimmbänder reichend ein 4''' langes, 3''' breites und 2''' tiefes Geschwür mit wulstigen, festen, speckähnlichen, nirgends tuberculösen Rändern, ziemlich glatter, nur stellenweise unregelmässig papillärer Basis. Die Schleimhaut in der Umgebung mässig, die der entsprechenden Stelle der Oesophaguswand sehr stark ödematös.

Linke Lunge ringsherum fest und kurz, namentlich längs ihrer hintern Fläche durch eine dicke Schwarte verwachsen. Die Lunge in allen Durchmessern etwas grösser. Den ganzen obern Lappen nimmt, mit Ausnahme des vorderen zungenförmigen Endes, eine faustgrosse Höhle ein, welche mit einem Blutgerinnsel gefüllt ist. Die Innenfläche der Höhle ist an den meisten Stellen glatt, nur stellenweise finden sich schwach vorragende Balken und ein brückenförmiger grösserer Strang. Das übrige Gewebe des oberen, sowie das des unteren Lappens blutarm, von sparsamen sehnigen Strängen, streifigen Pigmentindurationen und älteren Tuberkeln durchsetzt. — Die rechte Lunge ist längs ihrer ganzen hinteren Fläche fest und kurz verwachsen, in ihrer vorderen Hälfte, besonders am untern Lappen stark emphysematös; im obern Theile des obern Lappens findet sich eine eigrosse Höhle mit schmutziggelblichem Inhalt und glatter Innenfläche. Das übrige Gewebe gleich dem des linken untern Lappens. — Herz in allen Durchmessern fast um die Hälfte breiter. Linker Ventrikel schlaff, rechter fester. Linker Ventrikel um die Hälfte weiter; sein Fleisch grauroth, an einzelnen Stellen zunächst dem Endocardium gleichmässig oder punctförmig gelb gefärbt. Rechter Ventrikel etwas weiter, die Wand etwas dicker; sein Fleisch, besonders zunächst dem Endocardium, an allen Theilen ziemlich gleichmässig gelb gefärbt. Klappen und grosse Gefässe normal. Bauchhöhle ohne Flüssigkeit.

Leber in allen Durchmessern über die Hälfte grösser, 7⅕ Pfund schwer; ihre Oberfläche zeigt zahlreiche grösstentheils unter einander zusammenhängende blassgelbe Inseln in einer blassrothen Grundsubstanz. Die Schnittfläche matt glänzend, ohne Spur von Acini, in dünnen Schnitten durchscheinend; sie besteht aus gelben ungefähr hirsekorngrossen isolirten oder zusammenfliessenden Stellen und aus einer dazwischen liegenden blassrothen Grundsubstanz. Galle reichlich, dunkelgrün, zähflüssig. — Milz normal gross, etwas schwerer; ihre Schnittfläche unregelmässig grau und grauroth gefärbt und an einzelnen kleinen, schwach vorragenden Stellen speckig. — Nieren etwas grösser. Kapsel leicht abziehbar, ihre Oberfläche unregelmässig flach granulirt, grösstentheils grauröthlich gefärbt, stellenweise grob vascularisirt. Rinde etwas breiter, grösstentheils graugelb, trocken, mattglänzend, schwach durchscheinend, sehr blutarm. Pyramiden grauroth, blass, fest.

Magen normal gross, in seiner linken Hälfte grauroth, in der rechten schwach schieferfarben, mit reichlichem glasigen Schleim überzogen. Die Schleimhaut des ganzen Jejunum enthält reichlichen schieferfarbnen oder schwarzgrünen zähen Schleim und ist ziemlich gleichmässig und fein schwarz gefleckt. An zahlreichen Stellen der Falten finden sich feine gelbe Körnchen, an einer Stelle eine über bohnengrosse, mit graugelbem Chylus erfüllte Vorbuchtung der Schleimhaut. Ungefähr in der Mitte des Dünndarms liegen 2 linsengrosse Geschwüre, deren eines deutliche tuberculöse Ränder hat; die übrige Dünndarmschleimhaut grösstentheils blutarm, grob vascularisirt, nur an einigen Stellen deutlich sammtartig. Am Ende des Ileums fünf linsengrosse, stark pigmentirte, vernarbende, im Coecum sechs bis neugroschengrosse flache Geschwüre, die undeutlich tuberculös sind. Die Dickdarmschleimhaut enthält stellenweise reichlichen Schleim, ist übrigens normal. Ebenso die Mesenterialdrüsen. Pancreas etwas fester und grösser.

92. Tuberculose der Lungen und des Darms. Fettmetamorphose des linken Ventrikels.

46jähriger Mann, secirt am 10. April 1860.

Körper mässig genährt, an den Knöcheln schwach ödematös. Oedem der weichen Hirnhäute. Chronischer Catarrh des Larynx und der Trachea. Lungen an den Spitzen verwachsen, über den untern Lappen mit frischer Fibrinschicht; in jeder Pleurahöhle c. ½ Pfund dünneitrige Flüssigkeit. In den obern Lappen bis eigrosse, schwarze, feste Knoten mit älteren miliaren Tuberkeln, rechts oben alte Cavernen. Aehnliche Tuberkel auch in den untern Lappen. Die linke Lunge übrigens lufthaltig; die rechte grösstentheils frisch und stellenweise älter pneumonisch infiltrirt. Beiderseitige Bronchitis und cylindrische Bronchiectasieen. — Herz um die Hälfte breiter, mit mehreren Sehnenflecken; linker Ventrikel durchaus und gleichmässig fettig entartet; rechter weiter, auffallend starr und fest, nicht fettig entartet. Fettmetamorphose der Aorteninnenhaut.

Leber etwas dicker, an der Oberfläche mehrere Sehnenflecke. Schnittfläche weicher als normal, blutarm. Kleine blassrothe Inseln, umgeben von einer schmalen gelben oder graugelben Substanz; keine Spur von Durchschnitten der Centralvenen. Galle dunkel, spärlich; auf der Schleimhaut ein zierliches gelbliches, erhabenes Netzwerk. — Milz ringsum verwachsen, Kapsel verdickt; Gewebe sehr weich, dunkel.

Magen normal. Jejunum in der obern Hälfte an der Aussenfläche gelbroth gefärbt (Fettmetamorphose der Muscularis). Auf einer Falte eine zweierbsengrosse, weiss gefleckte, weiche Hervorragung (Chylangiectasie). Ileum normal. Im Dickdarm c. 30, bis 2'' lange, schmale, quer liegende, alte tuberculöse Geschwüre. Mesenterialdrüsen normal.

Rechte Niere um die Hälfte grösser; Kapsel normal; Rinde breiter, grauroth, mattglänzend. Die linke Niere liegt vor der linken Symphysis sacro-iliaca, den Hilus nach vorn gekehrt; ihre Gestalt in der gewöhnlichen Weise verändert. Die Nierenvene besteht aus zwei gesonderten Gefässen, deren oberes aus dem untern Ende der Cava entspringt, und mehrere Lumbalvenen abgibt, während das andre aus der linken Iliaca communis kommt. Die Nierenarterie hat normalen Ursprung. Die linke Nebenniere liegt an ihrem normalen Orte.

93. Chronische Tuberculose. Eigenthümliches Fettherz.

47jähriges Weib, secirt am 20. März 1863.

Körper lang, gut genährt. Hautfarbe brünett. Unterhautzellgewebe mässig fettreich. Musculatur kräftig, dunkelroth. Starre bedeutend; Todtenflecke ausgedehnt, aber bleich.

Schädeldach allenthalben fest, 1/4'' dick, sonst normal. Dura mater normal. Weiche Hirnhäute an der Convexität verdickt und mit der Dura verwachsen. Dem linken Tuber parietale entsprechend ein kleines frisches Blutextravasat unter der Arachnoidea. Gehirnsubstanz blutreich, sonst normal.

Kehlkopfschleimhaut mässig geröthet, wenig geschwollen; an den unteren Stimmbändern mit kleinen oberflächlichen Substanzverlusten. Epiglottis an ihrem vorderen Rande etwas rauh, ihre Schleimhaut verdickt.

Die linke Lunge ist bis auf eine kleine Stelle an der vorderen Fläche des oberen Lappens vollständig und sehr fest mit der Costalpleura, dem Pericardium und dem Zwerchfell verwachsen. Die Lungenpleura ist mit einer dünnen Exsudatmasse überzogen; die Lunge selbst um den vierten Theil verkleinert. Im oberen Lappen findet sich an der Spitze eine hühnereigrosse, dünnwandige, vielfach ausgebuchtete Caverne, welche mit einer grauröthlichen, dickflüssigen Masse theilweise gefüllt ist. Ausserdem mehrere bis über erbsengrosse Bronchiectasieen mit eingedickter, gelber, bröcklicher Masse. In der Umgebung der Cavernen ist noch wenig lufthaltiges Lungengewebe übrig geblieben, welches in einzelnen Partieen emphysematös erscheint. Der untere Theil des oberen Lappens ist fast ganz luftleer. Auf der Schnittfläche sieht man hier eine grosse Anzahl erbsengrosser, grauweisslicher, fein granulirter Heerde und zwischen den letzteren zahlreiche frische Miliartuberkel, sowie einzelne bis halberbsengrosse, erweichte gelbe Tuberkel. Hier und da tritt bei schwachem Druck ein Eiterpfropf aus den erweiterten kleinen Bronchien hervor. Von der Schnittfläche fliesst spärliche wässrige und schaumige Flüssigkeit ab. Durchschneidet man den unteren Lappen, so fliesst eine reichliche Menge blutigwässrige, schaumige Flüssigkeit ab. Auf der Schnittfläche sieht man reichlichere frische Miliartuberkel als im oberen Lappen; dagegen weniger zahlreiche, grauweisse, fein granulirte Heerde. Die grösseren Bronchien enthalten viel schaumigen Schleim; ihre Schleimhaut ist stark geröthet, wenig geschwollen. Bronchialdrüsen mässig vergrössert, weich und schwarz. — In der rechten Pleurahöhle etwa 1 Pfund röthlicher, ziemlich klarer Flüssigkeit. Rechte Lunge nur an der Spitze verwachsen. Der obere Lappen ist vollständig luftleer und von der Consistenz der Leber. Die Schnittfläche ist glatt, homogen, hellgrau, ohne Tuberkel. Der mittlere Lappen verhält sich wie der untere

Theil des linken oberen Lappens. An der hinteren Fläche des unteren Lappens eine schwach strahlige Narbe der Pleura, unter welcher das Gewebe etwas verdichtet, aber nicht wesentlich von der Umgebung verschieden ist. Uebrigens verhält sich der untere Lappen wie der der linken Seite. Bronchien und Bronchialdrüsen wie links.

Der Herzbeutel enthält 4 ℥ schwach röthlicher, klarer Flüssigkeit. Visceralblatt stellenweise milchig getrübt. Das Herz nach allen Dimensionen etwa um $1/4$ grösser, die Wände der Ventrikel nicht hypertrophisch, die Herzhöhlen erweitert. Das Fleisch des linken Ventrikels enthält zahlreiche, gelbbräunliche bis hanfsamengrosse, ganz fettig entartete Heerde. Die Papillarmuskeln an ihrer Spitze fettig entartet. Beide Herzhöhlen mit weichen, dunkelrothen Gerinnseln erfüllt. Endocardium, Klappen und grosse Gefässe normal.

Bauchhöhle ohne Flüssigkeit. Leber etwas dicker, sonst von normaler Dimension; Serosa normal. Lebergewebe deutlich acinös, blutarm, an einzelnen Stellen eine auffallend starke Injection der die Leberinseln umgebenden Gefässnetze. Die Klinge wird fettig beschlagen. Galle spärlich, dunkelgrün, dickflüssig. — Milz über 5" lang, mehrfach gelappt, von normaler Consistenz und Farbe, mit einigen, etwa erbsengrossen, frischen hämorrhagischen Infarcten in der Nähe ihrer Oberfläche.

Nieren normal gross: Kapsel leicht abziehbar, nicht verdickt; Nierengewebe ohne wahrnehmbare Abnormität.

Magen mit spärlichem Inhalt; Schleimhaut stark gefaltet, mit dickglasigem Schleim überzogen, bleich. Unterer Theil des Dünndarms mit spärlichen festen Kothmassen; oberer Theil desselben fast leer. Die Schleimhaut des ganzen Dünndarms geröthet und geschwollen, mit dickem Schleim überzogen, ohne Geschwüre. Der Dickdarm enthält reichliche feste Kothmassen: seine Schleimhaut ebenfalls geröthet und geschwollen. Im Coecum etwa ein Dutzend kleinere bis halberbsengrosse Geschwüre mit wallförmigem Rande und dunkelrother Umgebung. Uebriger Dickdarm frei von Geschwüren. Mesenterialdrüsen normal. Blase und Genitalien ohne Abnormität.

94. Chronische Tuberculose von Lungen, Leber und Darm. Fettmetamorphose des rechten Ventrikels.

35jähriges Weib, secirt am 16. August 1862.

Körper stark abgemagert, an den Knöcheln schwach ödematös. Haut bleich, fast ohne Todtenflecke; schwache Starre.

Schädeldach normal dick; an der Aussenfläche des hintern Endes des linken Scheitelbeins mehrere flache Narben; an der Innenfläche des Stirnbeins spärliches Osteophyt. Dura mater normal; weiche Hirnhäute schwach getrübt; Hirnsubstanz ziemlich fest, mässig bluthaltig.

Rachenorgane normal. An dem hinteren Ende beider unteren Stimmbänder rechts ein kleines, links ein grösseres bis halblinsengrosses Geschwür. Schilddrüse mässig vergrössert.

Linke Lunge allseitig kurz und fest verwachsen, in allen Durchmessern kleiner. Der obere Lappen ist mit Ausnahme des vorderen und hinteren Endes (in der Länge von $1^1/_2$") in eine einzige Caverne verwandelt, welche nur theilweise mit grauröthlicher, käsigeitriger Flüssigkeit erfüllt ist. Die Höhle ist von zahlreichen balkenförmigen Strängen durchsetzt, welche, gleich der stellenweise kaum liniendicken Wand der Caverne selbst, luftleer, pigmentindurirt und nur von spärlichen kleinen älteren Tuberkeln durchsetzt sind. Der untere Lappen enthält in seiner Spitze eine über ganseigrosse ähnliche Höhle, und unmittelbar darunter mehrere ähnliche kleinere. Das übrige Gewebe ist, mit Ausnahme einzelner bis ½" dicker Stellen der Basis, luftleer, von reichlichen, sehr kleinen bis erbsengrossen gelben Tuberkeln und älteren schlaffen Infiltraten durchsetzt. Ueber dem untern Lappen findet sich stellenweise eine dünne Fibrinschicht. Die Bronchien des oberen Lappens münden nach kurzem Verlauf in eine grosse Höhle; die des unteren Lappens sind mässig erweitert, mit schleimigem Eiter bedeckt; ihre Schleimhaut blass, stellenweise ecchymosirt, an anderen Stellen flach exulcerirt. Bronchialdrüsen schwach vergrössert, schwarz und fest. — Rechte Lunge in der Spitze mässig fest verwachsen, übrigens grösstentheils mit einer dünneren oder dickeren Fibrinschicht bedeckt, ungefähr normal gross. Der obere Lappen etwas kleiner: seine obere Hälfte besteht aus gleichen Cavernen wie links, die aber zur Hälfte mit schleimigem Eiter und käsigen Bröckeln erfüllt sind. Das übrige Gewebe derselben vollständig luftleer, mit zahlreichen grösseren und kleineren älteren Miliartuberkeln durchsetzt, dazwischen pigmentirt und schlaff infiltrirt. Der mittlere Lappen zur Hälfte luftleer, übrigens von denselben Massen durchsetzt, wie der obere. Der untere ähnlich dem mittleren, nur etwas stärker lufthaltig; in seiner Spitze einzelne kleine glattwandige, mit Eiter erfüllte Höhlen. In den Bronchien reichlicher schleimiger Eiter. Bronchialdrüsen wie links. Im unteren Lappen enthalten mehrere mitteldicke Lungenarterienäste embolische Gerinnsel.

Im Herzbeutel ungefähr 1 ℥ klare Flüssigkeit. Herz normal gross, sehr schlaff: Herzfleisch braunroth, weniger deutlich faserig, im rechten Ventrikel vielfach punctirt, fettig entartet. In beiden Herzhöhlen reichliche Blutgerinnsel. Zwischen den Trabeculae carneae des rechten Herzens zahlreiche verschieden grosse graugelbe globulöse Vegetationen. Mitral- und Aortenklappen an den Rändern schwach verdickt.

In der Bauchhöhle eine geringe Menge klarer Flüssigkeit. — Leber normal gross; ihr Gewebe braunroth, deutlich acinös, blutarm, mattglänzend, von mässig reichlichen, meist gelben Miliartuberkeln durchsetzt. Galle reichlich, dunkel, dickflüssig. — Milz normal gross, Kapsel schwach verdickt; Milzgewebe braun- und grauroth, ziemlich gleichmässig etwas fester, mattglänzend, nicht speckig.

Nieren normal gross; Kapsel etwas dicker und fester ansitzend; Oberfläche gleichmässig fein granulirt, blass. Rinde auf dem Durchschnitt grauroth, weniger deutlich fasrig, fester, mattglänzend. — Nebennieren normal. — Magenschleimhaut normal; nur an der hinteren Wand, nahe der kleinen Curvatur, gleichweit von Pförtner und Cardia, eine ungefähr 1□" grosse flachnarbige Stelle. Die Schleimhaut des untern Dünndarms mässig injicirt und mässig geschwollen; übrige Dünndarmschleimhaut normal. Im Dickdarm sehr reichliche flüssige gallenarme Faeces. Im Coecum ungefähr 6 1□" grosse ältere tuberculöse Geschwüre. Die ganze übrige Schleimhaut des Dickdarmes ist mässig geröthet und geschwollen und vorzugsweise nach dem Mastdarm zu mit dünnen, meist fein flockigen, selten ziemlich gleichmässigen, graugrünen, weichen, theils leicht abstreifbaren, theils fester ansitzenden Massen bedeckt. Mesenterialdrüsen schwach vergrössert, fester, sonst normal.

Uterus um die Hälfte grösser, in den Wänden dicker. In der Höhle seines Körpers eine gegen kirschkerngrosse graubraune, fibrösschleimige Masse. Im linken Horn sitzt dieselbe an der Schleimhaut fest, welche daselbst unregelmässig weich granulirt ist. In der Schleimhaut der Höhle zahlreiche sehr kleine Cysten. Ovarien vielfach geschrumpft.

Von ausgebreiteten chronischen Tuberculosen andere Organe und ohne gleichzeitige Tuberculose der Lungen, z. B. primärer ulceröser Darmtuberculose, primärer Tuberculose der Harn- oder Geschlechtsorgane, sah ich selbst nur wenige Fälle. In keinem derselben fand sich Fettherz.

Der folgende Fall zeigt das Vorkommen des Fettherzens bei Lungentuberculose nach mehrjähriger Zuckerharnruhr. In mehreren anderen Fällen gleicher Complication fand ich keine Fettmetamorphose des Herzfleisches.

95. Tuberculose der Lungen. Fettmetamorphose des Herzens. (Diabetes mellitus.)

(Dreijähriger Diabetes mellitus.)

40jähriger Mann, secirt am 1. März 1863.

Körper gross, ziemlich abgemagert. Haut blass, mit sparsamen blassen Todtenflecken. Mässige Starre. Unterhautzellgewebe fettarm; Musculatur spärlich, blass.

Schädeldach dick, grösstentheils compact; an der Oberfläche des hintern Theils der Scheitelbeine mehrere, theils flache, theils tiefe, übrigens glatte und in ihrer Umgebung normale Narben; einzelne davon bis 1/2□" gross. Auf der Innenfläche gleichfalls einzelne körnige Osteophyten. Dura mater normal; weiche Hirnhäute an der Convexität und Basis schwach getrübt. Die Seiten- und der mittlere Ventrikel ungefähr um die Hälfte weiter, mit klarer Flüssigkeit erfüllt; das Septum pellucidum stark verdünnt. Die übrige Hirnsubstanz sehr weiss, weicher.

Rachen- und Halsorgane blutarm. Schleimhaut der Morgagn. Ventrikel mässig ödematös; das Uebrige normal.

Linke Lunge allseitig kurz und fest verwachsen, schwach vergrössert; der freie Theil des vorderen Endes des unteren Lappens mit einer älteren Fibrinschicht bedeckt. In der Spitze, vorzugsweise nach den hinteren Rande zu, mehrere fast faustgrosse, mit blutig-eitriger Flüssigkeit erfüllte Höhlen, welche sämmtlich eine glatte, stark vascularisirte Wand haben; im übrigen Theile einzelne kleine gleiche Höhlen. Der obere Lappen ist übrigens mit Ausnahme einzelner kleiner, nicht scharf umschriebener Stellen luftleer, grösstentheils braunroth, schwach oder stark granulirt, vielfach grob reticulirt, brüchig und nur von spärlichen bis erbsengrossen, graugelben, käsigen Massen durchsetzt. In der Spitze des unteren Lappens findet sich eine über wallnussgrosse, an der Innenfläche glatte Caverne, welche ganz erfüllt ist mit grünlichem schleimigen Eiter, und einer sulzigen, halbwallnussgrossen, aus erweichtem Lungengewebe bestehenden Masse. Das übrige Gewebe enthält ziemlich zahlreiche, meist über erbsengrosse, hornige Tuberkel. In den Bronchien mässig reichliche, theils schleimig eitrige, theils blutigschleimige Flüssigkeit. Ihr Lumen mässig erweitert; ihre Schleimhaut geröthet und mässig geschwollen. Mit ihnen communiciren die meisten Cavernen. Bronchialdrüsen stark vergrössert, schwarz und grau gefärbt, ziemlich fest. — Der grössere Theil des obern und einzelne Stellen des untern rechten Lungenlappens sind langfädig fest verwachsen. Der Oberlappen etwas kleiner: hinten nahe der Basis eine hühnereigrosse, glattwandige Höhle mit gelbgrünem, etwas schleimigen Eiter. Im übrigen Theil zur grösseren Hälfte lufthaltiges Gewebe, zum kleinern Theil kleine Höhlen mit ähnlichem Eiter erfüllt. Der mittlere und untere Lappen enthält nur sehr spärliche gleiche Tuberkel wie links; das übrige Gewebe ist lufthaltig, mässig pigmentirt. Die Bronchien mässig erweitert, mit spärlichem glasigen Schleim erfüllt. Ihre Schleimhaut mässig geröthet. Bronchialdrüsen wie links.

Im Herzbeutel geringe Menge Flüssigkeit. Am Visceralblatt mässige Trübungen. Das Herz fest und um die Hälfte grösser, besonders länger und entsprechend dem linken Ventrikel kuglich; in seiner Höhle spärliche Gerinnsel. Das Endocardium in beiden Ventrikeln, besonders im linken, getrübt; das Herzfleisch in den innern Schichten netzförmig fettig entartet. Linker Ventrikel etwas weiter und dicker, rechter normal weit. Mitral- und Aortenklappen gleichmässig schwach verdickt. Aorta etwas weiter; ihre Innenhaut schwach runzlig.

Leber 2060 Grm. schwer, in beiden Lappen zungenförmig, im Dickendurchmesser grösser. Gewebe schlaff, braunroth, deutlich acinös. Galle sparsam, blass, dünnflüssig. — Milz fast 8" lang, verhältnissmässig breit, etwas weniger dick. Kapsel ziemlich gleichmässig getrübt, schwach runzlig. Das Milzgewebe braunroth, glatt; etwas fester, sehr blutarm. — Magen und Darm weit; Schleimhaut blass, gleichmässig dicker, ohne Geschwüre. — Linke Niere über die Hälfte grösser (255 grm. schwer). Kapsel schwach verdickt, leicht abziehbar; Oberfläche glatt, theils grau und roth gefleckt, theils gleichmässig geröthet; die Rinde wenig verbreitert, grau und roth gefleckt, homogen, speckähnlich glänzend; Pyramiden sehr stark geröthet, besonders an der Basis fester, mit reichlichem Kalkinfarct. Becken und Kelche weit, umgeben von sehr reichlichem stark ödematösen Fettgewebe. Rechte Niere etwas weniger gross, sonst ebenso. Harnblase reichlichen Harn enthaltend; Schleimhaut normal; Musculatur gleichmässig stark hypertrophisch. Prostata normal.

2. Die chronische Bronchitis mit Bronchiectasieen kommt selten rein vor, ist vielmehr meist mit Emphysem oder chronischer Pneumonie complicirt. Die folgenden Fälle zeigen allerdings das erstere Verhalten, waren aber sämmtlich mit Zuständen combinirt, welche vielleicht auch allein Fettmetamorphose des Herzens bedingen können.

96. Bronchiectasieen und Pneumonieen. Chronische Cystitis und Pyelitis. Fettherz.

58jähriger Mann, secirt am 2. December 1863.

Körper altersmarastisch.

Am rechten Scheitelbein eine zweierbsengrosse Exostose. Verdickung der Dura mater und der weichen Hirnhäute. Gehirnödem. Chronischer Hydrocephalus.

Rachenorgane ohne besondere Abnormität. Flache linsengrosse Narbe an der Hinterfläche des Kehldeckels.

Beiderseitige geringe fibrinös-eitrige Pleuritis der Unterlappen. Intensive chronische Bronchitis und gleichmässige Erweiterung der kleinen Bronchien der Unterlappen, sowie Anfüllung derselben mit reichlichem stinkenden Eiter. Emphysem der Oberlappen. Im linken Unterlappen zahlreiche, im rechten spärliche, 1—6 □''' grosse, runde und zackige, eitrig infiltrirte, meist glatte, mässig weiche, zum Theil eitrigweiche Stellen. Das übrige Gewebe dieser Lappen links durchaus, rechts zur Hälfte schlaff pneumonisch infiltrirt. Vergrösserung und Pigmentinduration der Bronchialdrüsen. — Herz länger und besonders breiter, im Fleisch beiderseits dicker. Linker Ventrikel von zahlreichen, meist kleinen Schwielen durchsetzt, welche zum Theil bis ans Endocardium reichen. Eine derselben mit erbsengrosser Vegetation. Mitralklappe in den Sehnenfäden mässig, am Segel stark verkürzt und verdickt. An der Vorhoffläche des Aortenzipfels eine $^3/_4$'' lange, 1''' breite und dicke Reihe grauröthlicher, glatter, fibrinähnlicher Auflagerungen. Aortenklappen gleichmässig schwach verdickt. Starke chronische Arteriitis der ganzen Aorta.

Leber und Milz altersatrophisch. Nieren normal gross; Becken, Kelche und Ureteren mit reichlichem gelbgrünen, dicken Eiter erfüllt, stark ausgedehnt; die Kelche gegen kirschengross. Pyramiden stark abgeplattet. Rinde schmaler, grauroth, fest. Nierenhilus sehr fettreich. Starker chronischer Blasencatarrh; mässige Hypertrophie der Muscularis.

Magen und Darm normal.

97. Chronische Bronchitis und Colitis. Erweiterung des Herzens. Fettmetamorphose des linken Ventrikels.

31jähriger Mann, secirt am 23. Januar 1862.

Körper mittelgross, gut genährt. Haut bleich, mit reichlichen violetten Todtenflecken. Sehr starke Starre.

Schädelknochen normal. Weiche Hirnhäute an der Convexität theils gleichmässig getrübt, theils mit zahlreichen kleinen, grauen oder gelben, ziemlich festen Flecken besetzt. Hirnsubstanz ziemlich bluthaltig, etwas weicher. Kleine Gefässe etwas weiter.

Auf der Schleimhaut des Larynx zäher glasiger Schleim. Die Schleimhaut selbst, sowie die der Trachea ziemlich gleichmässig geröthet, mässig geschwollen. Schilddrüse normal.

Beide Lungen ringsum ziemlich fest und kurz verwachsen. Ihr Gewebe in hohem Grade ödematös, dadurch an den meisten Stellen ziemlich fest und luftleer. Die Bronchien sämmtlich etwas weiter, ihre Schleimhaut gleich der des Larynx und der Trachea. Bronchialdrüsen stark vergrössert, grösstentheils schwarz und fest, stellenweise grauröthlich und weich.

Herzbeutel mit einer geringen Menge klarer Flüssigkeit. Herz in allen Durchmessern um die Hälfte grösser, im linken Ventrikel weich, gleichmässig fettig entartet, im rechten starr anzufühlen. In den Herzhöhlen reichliche Gerinnsel. Beide Herzhöhlen um die Hälfte weiter. Die Klappen ohne besondere Abnormität. An der Spitze des rechten Ventrikels unter dem Pericardium reichliches Fettgewebe. Grosse Gefässe normal.

Leber an den meisten Stellen der Convexität kurz und fest verwachsen, normal gross. Gewebe von normaler Consistenz, mässig bluthaltig. Galle mässig reichlich, blassbraun. — Milz um die Hälfte grösser; ihr Gewebe reich an Stroma, übrigens dunkelbraunroth, blutreich.

Nieren normal gross. Ober- und Schnittfläche dunkel, letztere normal breit, fest, undeutlich faserig, blutreich.

Magen normal gross; seine Schleimhaut mit zähem Schleim überzogen; die Schleimhaut selbst mässig geröthet, gleichmässig verdickt. Die letzte Dünndarmschlinge ist mittelst eines gegen 2″ langen Bandes mit dem unteren Ende der Flexura sigmoidea verwachsen, so dass letztere in der rechten Körperhälfte liegt. Die übrige Dünndarmschleimhaut normal; die des Dickdarmes an den meisten Stellen mit einer geringen Menge zähen Schleimes überzogen. Die Schleimhaut überall mässig geröthet, wenig verdickt; in der unteren Hälfte zahlreiche, verschieden grosse, diffuse graurothe Flecken, sowie einzelne dünngestielte, gegen erbsengrosse polypöse Wucherungen.

98. Chronische Bronchitis und Bronchiectasieen, zum Theil gangraenescirend; Pneumonie. Fettmetamorphose des Herzfleisches und zahlreiche Lipome des Endocardium und Herzfleisches.

63jähriges Weib, secirt am 16. Februar 1860.

Körper mittelgross, ziemlich stark abgemagert, nicht ödematös.

Schädeldach dick, compact; an der Innenfläche zahlreiche kleine Exostosen. Dura mater normal. Weiche Hirnhäute schwach getrübt; unter denselben an der Aussenfläche des rechten Grosshirns eine dünne Lage frisch geronnenen Blutes. Hirnwindungen rechterseits stark abgeplattet. An Stelle des rechten Corpus striatum, Thalamus opticus, des Seitenventrikels und des grössten Theils der Marksubstanz derselben Hemisphäre ein Klumpen dunkeln Blutgerinnsels und einzelne erweichte Hirntrümmer. Septum theils perforirt, theils weiss erweicht. Die umgebende Marksubstanz weiss, stellenweise blassbräunlich, weicher und von zahlreichen capillären Apoplexieen durchsetzt. Ebensolche auch an einer Stelle der Hirnrinde, entsprechend der submeningealen Hämorrhagie. Uebrige Hirnsubstanz blass, weicher. Im linken Seitenventrikel einige Tropfen flüssigen Blutes; Innenfläche desselben blass. Hirnarterien überall, die grössern und kleinern, von zahlreichen grauen Kalkplatten durchsetzt.

Halsorgane normal.

Lungen an den Spitzen fest verwachsen; ausser dem rechten untern Lappen und der angrenzenden Stelle des mittlern, mässig emphysematös, stark pigmentirt, trocken; Bronchien derselben etwas weiter, Schleimhaut blass. Erstgenannte Theile luftleer, abwechselnd und ohne scharfe Begrenzung grau und braunroth gefärbt, undeutlich granulirt, weicher, reichliche eitrige Flüssigkeit an das Messer abgebend. An drei Stellen des untern Lappens, an dessen Peripherie, kleinwallnussgrosse, ovale, mit erweiterten Bronchien communicirende Höhlen, erfüllt mit brandig stinkender, graugrüner, dünnbreiiger Masse; ihre Innenfläche glatt, missfarbig, deutlich in die Bronchien übergehend. Letztere theils gleichförmig und stark, theils schwach sackig erweitert, mit reichlicher eitriger Flüssigkeit erfüllt; ihre Innenfläche dunkel geröthet, verdickt. Bronchialdrüsen grösser, fest, schwarz. Lungenarterie normal.

Herzbeutel normal, über dem rechten Ventrikel fettreicher. Herz in allen Durchmessern etwas weiter; Fleisch nicht verdickt, graugelb, weicher, mässig fettig entartet. Höhlen mässig erweitert, reichliche Blut- und Fibringerinnsel, peripherisch zahlreiche hirsekorngrosse, graugelbe, weiche Knötchen (vorzugsweise farblose Blutkörperchen) enthaltend. Endocardium stellenweise schwach getrübt; im linken Ventrikel stellenweise, im rechten fast überall, besonders über den Trabeculae carneae, theils 1- bis 2hirsekorngrosse, runde oder achterförmige, stark prominirende, gelbliche, Fettgewebe gleichende Knötchen enthaltend, theils längliche, nicht prominirende, bis 3 □‴ grosse, nicht circumscripte Flecken, gleichfalls vom Aussehen von Fettgewebe. Alle diese Stellen setzten sich in die obersten Schichten der Muscularis fort. Aortenzipfel der Mitralis in allen Theilen stark verdickt. Aortenklappen und Innenfläche der Aorta mit sparsamen, schwach vorragenden, gelblichen Stellen.

Leber im rechten Lappen zungenförmig, fester, undeutlich acinös, blutarm. Galle spärlich, grün. — Senile Milzatrophie. — Nieren etwas kleiner. Kapsel schwer abziehbar; Oberfläche schwach granulirt, gleichmässig grauroth; Rinde schmaler, grauroth, homogen, fester. Pyramiden und Harnblase normal.

Magen normal. — Im Anfangstheil des Duodenum an der vordern und hintern Wand zwei narbige Stellen: die eine beginnt $^3/_4$″ hinter dem Pförtner, der Darmlängsaxe parallel, ist 1" lang, 4''' breit, oval, bräunlich gefärbt, eben, die Schleimhaut der Umgebung geht allmälig in den Grund über; die andere beginnt 1/4" hinter dem Pylorus, ist länger, schmaler, unregelmässig grob zackig, übrigens ähnlich beschaffen. Am Ende des obern Horizontalstücks des Duodenum liegen drei ähnliche, quere, ovale, 2 und 4''' lange Stellen; die Schleimhaut fehlt nur im Centrum von zweien, ist bräunlich, zunderartig mürbe. Zwischen diesen befindet sich eine wallnussgrosse Ausbuchtung sämmtlicher Darmhäute, deren Grund und Rand nicht narbig ist. Uebriger Dünndarm normal. Im Dickdarm sparsame feste Fäces und reichlicher zäher Schleim.

Uterus im Körpertheil etwas grösser. In seinem Grund ein platter und zwei breitgestielte, kaffeebohnengrosse Cystenpolypen und reichliche dünnschleimige Flüssigkeit. Ovarien fest, klein.

Chronische Cystitis und Pyelitis fand ich zwar mehrmals mit Fettherz combinirt; aber gleichzeitig kamen immer andere Affectionen vor, welche auch selbständig Fettmetamorphose des Herzfleisches bedingen können.

3. Wahrscheinlich aber war letztere Metamorphose in den folgenden Fällen durch die chronische Eiterung bedingt.

99. Brandiges Geschwür am Unterschenkel; Hypertrophie von Tibia und Fibula. Emphysem der Lungen. Herzerweiterung. Fettmetamorphose des Herzfleisches.

58jähriger Mann, secirt am 17. Mai 1863.

Körper mittelgross, stark abgemagert. Haut gelbbraun, mit spärlichen bleichen Todtenflecken. Unterhautzellgewebe fast fettlos; Musculatur dürftig; Starre mittleren Grades.

Schädeldach dick und schwer. Dura mater am seitlichen Umfang der Convexität schwach verdickt. Weiche Hirnhäute sehr blutreich, allgemein getrübt und stellenweise schwach verdickt. Hirnsubstanz schwach ödematös. Die Corpora striata, die Sehhügel, die Brücke und das kleine Gehirn zeigen auf der Schnittfläche bohnengrosse rosenrothe Flecke. Ventrikel normal.

Rachen- und Halsorgane normal.

Linke Pleurahöhle ohne Flüssigkeit. Die Lunge vielseitig mit der Costalpleura verwachsen. Das Lungengewebe lufthaltig, in den vorderen Partieen sehr blutarm, in den hinteren etwas blutreicher, schwach pigmentirt, an den Rändern der Lappen und an der unteren Fläche des unteren Lappens emphysematös. In der Mitte des oberen Lappens eine hühnereigrosse, schmutzig graurothe, luftleere, undeutlich und fein granulirte Stelle, welche ziemlich weich ist und aus der bei schwachem Druck gelbgraue, eitrige Flüssigkeit austritt. Ausser diesem grösseren pneumonischen Heerde finden sich noch einige erbsengrosse hie und da zerstreut. Bronchien spärlichen trüben Schleim enthaltend; Schleimhaut geröthet, kaum geschwollen. Bronchialdrüsen bis taubeneigross, weich, auf dem Durchschnitt theils graugelb, theils schwarz und grau tingirt. — Rechte Pleurahöhle ohne Flüssigkeit. Die Lunge vielfach mit der Costalpleura verwachsen. Das Lungengewebe wie links, aber ohne pneumonische Heerde. Bronchien und Bronchialdrüsen wie links.

Im Herzbeutel eine geringe Menge klarer Flüssigkeit. Visceralblatt stellenweise sehnig getrübt. Das Herz gegen ein Drittel breiter. In den mässig erweiterten Herzhöhlen frische Blut- und Faserstoffgerinnsel. Das Herzfleisch von hellgraubrauner Farbe, sehr schlaff, eigenthümlich glänzend, sehr stark fettig entartet. Die oberflächlichen Fleischbalken des linken Herzens auf die Dicke von Sehnenfäden reducirt. Das Endocardium im linken Ventrikel überall getrübt, stellenweise stärker oder schwächer verdickt. In den Papillarmuskeln einige leinsamengrosse, narbige Stellen. Mitral- und Tricuspidalklappe, sowie die Sehnenfäden beträchtlich verdickt. Uebrige Klappen normal. Aorta stellenweise schwach fettig.

Bauchhöhle ohne Flüssigkeit. Leber etwas kleiner; ihr Gewebe fester, mässig bluthaltig, braunroth, deutlich acinös, schwach fettig. Galle reichlich, dickflüssig, dunkelgrün. — Milz mit der Umgebung fest verwachsen, normal gross; Kapsel stellenweise beträchtlich verdickt. Milzgewebe fest, dunkel grauroth, schwach körnig.

Nieren normal gross; Kapsel meist leicht, stellenweise schwerer abziehbar, an letzteren Stellen schwach verdickt. Corticalsubstanz normal dick, sehr blutarm, gelbgrau; Pyramiden normal.

Magen mit etwas graugrünem, trüben, flüssigen Inhalt. Schleimhaut mit dickem, glasigen Schleim überzogen, grau, hie und da etwas geröthet. Dünn- und Dickdarm, sowie Mesenterialdrüsen normal. Die Retroperitonaeal-, sowie die äusseren und inneren Leistendrüsen der rechten Seite haselnuss- bis kirschengross, weich, auf dem Durchschnitt graugelb und stellenweise grauroth.

An der unteren Hälfte des rechten Unterschenkels, und zwar an seiner hinteren Fläche, ein handgrosses, brandiges Geschwür. Dasselbe beginnt 1" über den Knöcheln und geht bis über die Mitte des Unterschenkels hinaus. Die Ränder des Geschwürs sind scharf abgeschnitten; die Umgebung ödematös geschwollen, zunächst dem Rande schwärzlich, weiter von demselben entfernt blauroth gefärbt. Im Grunde des Geschwürs sieht man die Muskeln in eine graugrüne, stinkende, schmierige oder fasrige Masse umgewandelt. Die brandige Zerstörung erstreckt sich bis auf den Knochen; das Fussgelenk ist normal. Die Knochen sind aufgetrieben, an ihrer Oberfläche mit gröberen und feineren Höckern versehen; das missfarbige Periost lässt sich bis an diese Stellen leicht abziehen.

100. Grosse congenitale Geschwulst der Perinaealgegend. Fettmetamorphose des Herzfleisches.

52jähriges Weib, secirt am 5. August 1862.

(Die Frau litt wahrscheinlich seit der Geburt an dem Perinäaltumor, welcher seit dem 27. Jahre stärker, seit dem 49. noch mehr wuchs und zuletzt eine colossale Grösse erreichte, so dass er bis zu den Kniekehlen herabhing und die Kranke fast vollständig am Gehen hinderte, sowie durch zahlreiche flache und tiefere Geschwüre belästigte. Die am 2. August vorgenommene Punction ergab, dass die Geschwulst eine colossale Cyste war, welche 9000 Cub.-Cent. dünne, braungelbe Flüssigkeit enthielt. Tod nach 48 Stunden.

S. das Nähere bei W. Braune. Die Doppelbildungen und angebornen Geschwülste der Kreuzbeingegend. Leipzig 1862. S. 79 und 140.)

Die Section ergab in Schädel- und Halsorganen, sowie in den Lungen und Bauchorganen keine wesentliche Abnormität. Das Herz war im Längsdurchmesser um fast die Hälfte, im Querdurchmesser schwach vergrössert; Mitral- und Aortenklappen mässig verdickt, stellenweise verkalkt. Alle Muskelfasern beider Ventrikel waren mässig oder stark fettig entartet. Die Leberzellen waren stark fettig infiltrirt. — Die Geschwulst wurde vorzugsweise von der Art. glutaea dextra versorgt, welche stärker war als die Subclavia.

101. Caries von linker Hand und linkem Fuss. Speckentartung von Leber, Milz und Nieren. Fettherz.

$9^1/_4$jähriges Mädchen, secirt am 16. August 1862.

Körper entsprechend gross, ziemlich stark abgemagert. Haut graugelblich, mässig dünn, fast ohne Todtenflecke. Kein Oedem. Schwache Starre. — Der Zeigefinger der linken Hand reicht mit seiner Spitze bis zur Mitte der 1. Phalanx des Mittelfingers und zeigt an seiner Basis ein neugroschengrosses granulirendes Geschwür, in dessen Mitte ein 2erbsengrosses, schwarz gefärbtes, cariös-necrotisches Knochenstück liegt. — Die Innenfläche des unteren Endes des linken Unterschenkels und Fusses enthält ein zweithalergrosses, mit weichen, missfarbigen Granulationen und jauchigem Eiter bedecktes Geschwür, auf dessen Grund einzelne Fisteln zum rauhen Knochen führen. Mehrere ähnliche kleine Geschwüre an der vorderen Fläche des unteren Endes des Unterschenkels und des vorderen Theiles des Fusses. Die Knochen des unteren Endes des Unterschenkels und der Fusswurzel sind theilweise oberflächlich cariös; übrigens bestehen dieselben aus einer dünnen Rindenschicht und sehr reichlichem, mässig vascularisirten, schmierigen Markgewebe. — Die Lymphdrüsen der linken Leistengegend zum Theil stark geschwollen, grauröthlich, weich, ziemlich homogen. — Die Gefässe normal. Die Muskeln des Unterschenkels zum grössten Theil von sehr reichlichem fettigen Gewebe durchsetzt.

Schädeldach normal; ebenso Dura mater; weiche Hirnhäute an Convexität und Basis mässig getrübt; Gehirn verhältnissmässig gross, sehr blutarm, mässig ödematös.

Rachen- und Halsorgane normal.

Beide Lungen allseitig kurz und mässig fest verwachsen. Linke Lunge etwas kleiner. Der obere Lappen längs des vorderen Randes schwärzlich gefärbt, fest anzufühlen, auf dem Durchschnitt in scharfer Begrenzung grau und weiss gefleckt, luftleer, von reichlichen fibrösen Streifen und erweiterten Bronchien durchsetzt. Uebriges Gewebe des oberen Lappens, namentlich nahe der Wurzel, enthält dieselben pigmentindurirten Massen, ist sonst blutarm, schwach ödematös. Der untere Lappen enthält einzelne kleine Pigmentindurationen, ist übrigens mässig pigmentirt, blutarm, schwach ödematös. Die Bronchien enthalten bis in die letzten Verzweigungen spärlichen zähen Schleim. Schleimhaut mässig geröthet und geschwollen. Bronchialdrüsen schwach vergrössert, theils schwarz, fibrös, theils verkalkt. — Rechte Lunge in allen Durchmessern etwas grösser, vollständig lufthaltig, mässig pigmentirt, sehr blutarm, schwach ödematös. Bronchien normal. Bronchialdrüsen mässig pigmentirt.

Im Herzbeutel geringe Menge klarer Flüssigkeit. Herz fast um die Hälfte grösser als die Faust des Kindes. In den Höhlen spärliche blasse Gerinnsel. Linker Ventrikel etwas weiter und dicker. F l e i s c h b e i d e r s e i t s b l e i c h, g r a u g e l b l i c h, w e n i g e r d e u t l i c h f a s e r i g, w e i c h e r, g l e i c h m ä s s i g u n d m ä s s i g f e t t i g e n t a r t e t. Klappen und grosse Gefässe normal.

Leber in allen Durchmessern über doppelt grösser, 1680 Grm. schwer; ihre Oberfläche gelbroth, glatt; ihre Schnittfläche ebenso gefärbt, undeutlich acinös, mattglänzend. Die Centralvenen etwas weiter. Galle spärlich, zähschleimig. — Milz 4" lang; ihre Kapsel grauroth; ihr Gewebe ebenso gefärbt, schwach speckig. — Beide Nieren um die Hälfte grösser; Kapsel normal; Oberfläche graugelb, grob vascularisirt; Rinde um die Hälfte breiter, graugelb, stellenweise grob vascularisirt, mattglänzend; Pyramiden ebenso gefärbt, klein, sonst gleich beschaffen. — Nebennieren etwas grösser, blass, speckig.

Magenschleimhaut sehr bleich, sonst normal. Dünndarmschleimhaut in der oberen Hälfte mit reichlichem trüben Schleim bedeckt. Im Dickdarm blasser, dünnbreiiger Koth: Schleimhaut bleich, sonst normal. — Pancreas etwas grösser, sonst ohne besondere Abnormität.

Harnblase gross, klaren Harn enthaltend. Genitalien kindlich, sonst normal.

102. Gangränöse Parotitis; Endocarditis der Mitralis; stellenweise Fettmetamorphose des linken Ventrikels; Milzinfarcte; beiderseitige Hydronephrose.

30jähriger Mann, secirt am 4. Juli 1858.

Körper mittelgross, stark abgemagert. In der linken Parotisgegend eine tiefe, mehrere Zoll lange, 1'' breite, schwärzliche, brandig riechende, unregelmässige Vertiefung, welche ein spärliches, schwarzbraunes, stinkendes Secret enthielt und deren Ränder ziemlich derb, glatt oder unregelmässig zottig waren. Nach oben zu waren die Muskeln und das Periost bis über den obern Rand des Keilbeinflügels und der Schläfenbeinschuppe theils von kleinen, dicken Eiter enthaltenden Abscessen durchsetzt, theils gleichmässig eitrig infiltrirt, das Periost sehr leicht ablösbar, die Knochenoberfläche ohne sichtbare Abnormität. Die umliegenden Gefässe ohne Anomalie.

Schädeldach und Dura mater normal. Weiche Hirnhäute entsprechend den genannten Abscessen gleichmässig dunkelroth, nach der Peripherie heller roth gefärbt, etwas verdickt, leicht abziehbar. Gehirn blass, derb. Hirnsinus normal.

Halsorgane normal. Lungen stellenweise angeheftet, sonst normal. Geringe chronische Bronchitis. Lungenarterie frei.

Herzbeutel normal. Herz normal gross. Das Muskelfleisch des linken Ventrikels blass, weicher, von ziemlich zahlreichen, meist mitten drin sitzenden, streifen- und fleckförmigen, meist sehr kleinen, stellenweise bohnengrossen, meist scharf umschriebnen, gelblichen Stellen durchsetzt, an welchen das Microscop eine ausgezeichnete Fettmetamorphose der Muskelfasern zeigte. Am Vorhoftheil der Mitralis, nahe dem freien Rande, zahlreiche grauröthliche, mürbe, trockne, bis 3''' lange, unregelmässig zottige, unebene Massen, welche dem Endocardium fest aufsassen; letzteres dem entsprechend verdickt, sehr weich, eitrig infiltrirt. An 3 Stellen war die Klappe zu kleinkirschengrossen Säcken vorgewölbt; hier fanden sich an der Hinterfläche gleiche Auflagerungen und ein Zusammenhang derselben mit dem gleichfalls trüben und unebnen gegenüberliegenden Endocardium; die unter letzterem liegende Musculatur normal. Uebrige Klappen normal.

Leber etwas grösser, sehr blass, fest. Galle spärlich, dünn, hell. — Milz dreimal grösser, von sehr zahlreichen, erbsen- bis wallnussgrossen, meist peripherischen und keilförmigen, scharf umschriebenen, dunkelrothen bis graugelben, mürben Infarcten durchsetzt.

In der linken Bauchseite fand sich eine, vom untern Milzende bis zum Rande des kleinen Beckens reichende, ovale, ungefähr mannskopfgrosse Geschwulst, welche überall breit vom Bauchfell überzogen war und an deren Vorderfläche das absteigende Colon lose angeheftet verlief. An ihrer hintern Fläche näher dem untern Ende verlief der normale Ureter. Ihrer obern Fläche sass die normale Nebenniere auf. Die Geschwulst fluctuirte und entleerte angeschnitten zuerst klare, weingelbliche, später flokig trübe, deutlich urinös riechende Flüssigkeit. Die Wand des Sackes war $^1/_2$ bis 1''' dick, fibrös. Seine Innenfläche glatt, glänzend, hier und da mit kleinen gestielten colloidähnlichen Cysten besetzt. Die Einmündung in den Ureter war sehr eng, gleich letzterem selbst, für eine $^1/_2'''$ dicke Sonde durchgängig, etwas sichelförmig. An der hintern und äussern Wand des Sackes zeigte die Innenfläche mehrere bis $^3/_4''$ im Durchmesser haltende rundliche Ausstülpungen, deren Rand durch sichelförmige Vorsprünge der Wand gebildet wurde. Diesen Stellen entsprechend fand sich ein ca. 4'' langes, 2'' breites, in der Mitte 3''' dickes, nach der Peripherie sich abflachendes, aus fester, blasser Rindensubstanz bestehendes Stück. — Die rechte Niere hing an ihrer Hinterfläche ihrem Lager sehr fest an und bei der Abtrennung berstete ein eigrosser Abscess zwischen oberstem Nierenende und Leber. Derselbe hatte glatte Wände und enthielt dünne eitrige Flüssigkeit nebst zahlreichen sehr weichen Stücken einer der Nebenniere gleichen Substanz. Die Niere selbst war etwas grösser, ihr Becken doppelt weiter; ihre Kelche bildeten länglichrunde, über wallnussgrosse Säcke mit graugelbem dünneitrigen flockigen Inhalte und reichten zum Theil bis nahe an die Nierenoberfläche; der oberste derselben communicirte mit dem über der Niere liegenden Abscesse durch eine unregelmässig zackige Oeffnung, deren Umgebung missfärbig und zottig war. In einem Nierenkelch lag ein rundlich keilförmiger, braun und weissgefärbter, haselnussgrosser Stein. Die übrige Nierensubstanz graugelb, blutarm, fester, ihre Epithelien mässig granulirt, einzelne Harncanälchen der Pyramiden fettig entartet. Ureter normal. Harnblase mässig ausgedehnt, mit trübem Harn gefüllt; Schleimhaut normal; Muskelhaut mässig hypertrophisch; Prostata wenig vergrössert.

Magen und Darmcanal ohne besondre Anomalie.

103. Grosse subcutane Abscesse. Thrombose der Vena cruralis und Embolie der Lungenarterie. Fettmetamorphose des Herzfleisches.

50jähriges Weib, secirt am 23. Juni 1862.

Körper mittelgross, mässig genährt. Haut graugelblich, mit sparsamen blassen Todtenflecken. Schwache Starre. — Am innern Rande des linken Schulterblattes, auf der Höhe der Schulter, und auf der inneren Seite in der Mitte des linken Oberschenkels finden sich bis 1'' lange subcutane Gruben, die einen grünlichen, stinkenden Eiter entleeren. Zwischen Haut und linkem Glutaeus liegt ein circa zweihandgrosser, gegen 1''' dicker, mit geronnenem Blut und mit graugrüner Jauche erfüllter Heerd, welcher sich bis nahe zur Mittellinie des Kreuzes nach unten bis 3'' unter den grossen Trochanter erstreckt, dessen Innenfläche mit schwarzgrüner, dicker Flüssigkeit beschlagen, übrigens unregelmässig ausgebuchtet ist. Nur in der Mitte des Abscesses sind linsengrosse Perforationsstellen nach aussen. Die Muskelsubstanz des Glutaeus stellenweise 1''' dick pigmentirt, theils fester, theils weicher. Die Oeffnung auf der Schulterhöhe führt in einen, die ganze Fossa supraspinata füllenden Abscess, welcher unterhalb des Acromion mit einem halb so grossen gleichen Abscess communicirt. Am Acromion nur eine linsengrosse cariöse Setlle. Endlich setzt sich der Abscess zwischen Deltoideus und Haut bis zu dessen Insertionsstelle fort. — In der linken Vena cruralis bis zur Vena poplitaea findet sich ein oben schief und ziemlich gradlienig endender, die halbe Venenlichtung einnehmender Pfropf, dem peripherisch frisch geronnenes Blut aufliegt, während sein grösster Theil graugelblich, fest und ziemlich trocken ist.

Schädeldach dick; auf der Innenfläche einige kleine Exostosen. Hirnhäute und Gehirn sehr blutarm, letzteres etwas fester, sonst normal.

Larynx normal. Schilddrüse doppelt grösser, gleichmässig colloid entartet.

Linke Lunge stellenweise verwachsen. In der Spitze ein gegen wallnussgrosser, aus schwarzem schwieligen Gewebe und verkalten Massen bestehender Knoten; mehrere kleinere ähnliche zerstreut in den übrigen Lungentheilen. Lungengewebe im oberen Lappen blutarm, im unteren blutreich, mässig ödematös, überall pigmentirt. Bronchien normal, Bronchialdrüsen schwach vergrössert, schwarz, fest. — Rechte Lunge in allen Stücken gleich der linken. Die rechte Lungenarterie in ihrem Stamm sowie in den Hauptästen zu $^2/_3$ ihres Lumens verstopft von einem gegen 3″ langen, verästigten, in den Anfangstheilen 3‴, dann 1‴ dicken, unregelmässig cylindrischen, schmutziggrauweissen, derben Gerinnsel, das nach dem Herzen zu, sowie an einer Stelle seiner Peripherie, uneben, nach den kleinen Aesten zu platt, auf dem Durchschnitt theils ebenso gefärbt und glatt, theils braunroth und weich ist.

Herzbeutel leer. Visceralblatt über beiden Höhlen sehr fettreich. Herz links wenig, rechts sehr schlaff, mit sehr spärlichen Blutgerinnseln. Linker Ventrikel etwas weiter, Endocardium stellenweise getrübt. Mitralis normal. Aortenklappen schwach verdickt. Herzfleisch grauroth, weniger deutlich fasrig, in beiden Ventrikeln gleichmässig und mässig fettig entartet. Aorteninnenfläche stellenweise fettig.

Bauchhöhle ohne Flüssigkeit. Leber in beiden Lappen zungenförmig, grauröthlich. Oberfläche deutlich acinös; Schnittfläche ebenso, blutarm, matt glänzend. Galle grünlich und schwärzlich, ziemlich dickflüssig. — Milz über 4″ lang, entsprechend breit und dick, Kapsel mässig getrübt. Gewebe grauroth, ziemlich homogen, blutarm, von normaler Consistenz (nicht speckig).

Nieren normal gross; Kapsel normal; Oberfläche glatt, mässig injicirt; Rinde normal breit, blass, undeutlich fasrig, etwas weicher; Pyramiden klein, blass.

Magen klein. Schleimhaut stellenweise stark gefaltet, gleichmässig graugrün, auf der Höhe der Falten etwas injicirt, überall etwas dicker; mit zähem Schleim bedeckt. — Dünndarm eng, seine Schleimhaut fein schwarz pigmentirt, dünn. — Im Coecum und Anfangstheil des Colon ascendens zwölf 2‴ breite, $^1/_4$″ lange, dunkelrothe, theilweise im Centrum graugelbe, erhabene Stellen. Mesenterialdrüsen normal.

3. Verschwärende Carcinome

haben in ungefähr einem Sechstel aller Fälle Fettmetamorphose des Herzfleisches zur Folge. Von mehreren Fällen dieser Art theile ich nur die folgenden mit.

104. Krebs des Uterus und der Scheide. Peritonitis. Fettmetamorphose des Herzfleisches.

29jähriges Weib, secirt am 7. Mai 1861.

Körper mittelgross, ziemlich abgemagert. Haut sehr bleich, überall schwach, an der untern Körperhälfte stärker ödematös, mit sehr sparsamen Todtenflecken; mässige Starre.

Schädeldach dick. Weiche Hirnhäute an der Basis schwach getrübt. Hirnsubstanz sehr blutarm, schwach ödematös.

Larynx normal. Schilddrüse über doppelt grösser, gleichmässig colloid entartet.

Beide Lungen allseitig kurz und mässig fest verwachsen, in allen Durchmessern kleiner. (Zwerchfell bis zur vierten Rippe reichend.) Der peripherische Theil des obern Lappens der rechten Lunge ist bis zur Tiefe von 1″ durchsetzt von sehr reichlichen, schwieligen, stark pigmentirten Stellen von netzförmiger Ausbreitung und bis Kirschengrösse, innerhalb deren sich mässig reichliche, scharf begrenzte, gegen erbsengrosse, graugelbe, käsige Stellen finden. Letztere ergeben sich als $^1/_4$—$^1/_2$″ lange Bronchien 4. und 5. Ordnung, die an dieser Stelle gleichmässig erweitert und in ihrer Wand meist verdünnt, zum Theil bis gegen 1''' dick, graugelb, weich und homogen sind. In der linken Lunge findet sich eine einzige ähnliche halbkirschengrosse Stelle. Das übrige Lungengewebe beiderseits in den obern Lappen trocken, mässig pigmentirt, in den untern stark ödematös, überall blutarm.

Herzbeutel ohne Flüssigkeit. Herz um die Hälfte breiter, sehr schlaff, rechterseits reich an Fettgewebe. Zwischen den davon freien Stellen ist die Musculatur regelmässig gelb punctirt oder reticulirt. In den Höhlen des Herzens sparsame Blutgerinnsel. Das Endocardium des linken Ventrikels ist überall, vorzugsweise an den Papillarmuskeln, stark gelb reticulirt, welche Fleckung in gleicher Weise stellenweise sich bis 2''' tief ins Herzfleisch hineinerstreckt. Im rechten Ventrikel die gleiche Fleckung in viel geringerem Grade. Die Herzklappen normal, nur die Aortenklappen etwas dicker. Das übrige Herzfleisch blassgelb, undeutlich fasrig, viel weicher. Grosse Gefässe normal.

Unterleib ziemlich stark aufgetrieben, gegen 3 Pfund theils serös-eitrige, theils rein eitrige Flüssigkeit enthaltend. Das Peritonäum besonders des Dünndarms mit spärlichen fibrinöseitrigen Massen belegt; die Darmwindungen selbst an den meisten Stellen untereinander verklebt. Ausserdem hängt das Netz der untern Bauchwand an zahlreichen Stellen fest an. Der Uterus ist durch die stark ausgedehnte Harnblase weit nach hinten gedrängt, am hintern untern Ende grösstentheils fest mit dem Mastdarm verwachsen, die Douglas'sche Falte sehr seicht. Uterus fast 4'' lang, seine Gestalt ziemlich normal, nur im untern Ende etwas verbreitert. Den obern Theil der Scheide und das untere Drittel des Cervix nimmt ein ringförmiges, gegen 2'' breites Geschwür ein, dessen Grund mit reichlicher gelblicher, rahmigeitriger Flüssigkeit bedeckt ist. Die Mitte des Geschwürs ist stellenweise gegen 1'' tief und in der Ausdehnung von 1 □'' bis unmittelbar an die äussere Mastdarmhaut reichend; die übrigen Theile des Geschwürs sind unregelmässig zottig, grösstentheils grauweiss, stellenweise grünlich gefärbt, an sparsamen Stellen grob injicirt. Die Ränder des Geschwürs sind steil, stellenweise gegen $^3/_4$'' hoch. Auf dem Durchschnitt ist das Gewebe an diesen Stellen weiss, homogen und ergiesst reichliche rahmige Flüssigkeit, theils gleichmässig, theils aus macroscopischen Höhlen. Die Vaginalportion fehlt links ganz, rechterseits ist noch ein 4''' dicker, ziemlich gestielter Zapfen vorhanden. Der Cervix uteri ist an den meisten Stellen gegen $^3/_4$'' dick und verhält sich bis zum innern Muttermund ziemlich genau wie der Rand des Geschwürs. Die Schleimhaut des Cervix ist stark injicirt, die Körperhöhle gegen doppelt grösser, pigmentirt, platter. Das Parenchym des Körpers ist über $^1/_4$'' dick, fest. Beide Tuben laufen längs der hintern und seitlichen Wand des Uterus fast bis zur Höhe der Vaginalportion hinab, sind längs dieser Stellen fest und kurz angeheftet, in ihren untern Enden gegen hühnereigross, nach oben hin ziemlich allmälig im Durchmesser abnehmend. In ihrer Höhle findet sich reichliche übelriechende, grünlich gelbe, eitrige Flüssigkeit; ihre Schleimhaut fehlt fast vollständig. An Stelle derselben findet sich ein rothbraunes, narbenähnliches Gewebe; von der Schleimhaut finden sich links reichliche, rechts sparsame schmale faltenähnliche Reste. Die Häute sind an allen Stellen mässig verdünnt, mürber, stellenweise finden sich auf der Innenfläche linsengrosse flache Abscesse. Die Ovarien sind schwach vergrössert, gleichfalls fest an den Uterus angelöthet; in jedem ein grosses scharfbegrenztes Blutgerinnsel. Der Mastdarm ist an der Hinterfläche bis zur Nähe des innern Muttermundes kurz, aber lose mit dem Uterus verwachsen.

Leber in allen Durchmessern etwas kleiner, schlaff; ihre Kapsel schwach getrübt, an zahlreichen Stellen unregelmässig und fein gelb punctirt oder gestreift (entsprechend dem Centrum der Acini). Das Lebergewebe auf dem Durchschnitt ist grünbraun gefärbt, undeutlich acinös, die Acini an zahlreichen Stellen central gelb gefärbt, ihre Peripherie an andern Stellen etwas breiter, deutlicher fibrös. Die Wand der Pfortaderäste an den meisten Stellen dicker. In der Gallenblase mässig reichliche blasse Flüssigkeit und ein gegen $^3/_4$'' langer ovaler Cholestearinstein. — Milz normal gross, blass, von normaler Consistenz.

Nierenkapsel etwas dicker, fester ansitzend; Oberfläche stellenweise narbig, sehr bleich. Rinde normal breit, graugelblich, vollständig homogen, etwas fester. Pyramiden bleich. Nierenbecken und Kelche linkerseits schwach erweitert; in den mittleren Aesten der Nierenvenen beiderseits grauröthliche mürbe Gerinnsel.

Magen normal. Dünndarm und Dickdarm normal.

An der Theilungsstelle der Cava liegen ungefähr sechs 2—3fach vergrösserte, auf dem Durchschnitte weiche, rahmigen Saft enthaltende Lymphdrüsen. Die Hohlader und ihre grösseren Aeste ohne Gerinnsel.

105. Krebs des Uterus und der Vagina; eitrige Peritonitis. Frische und alte Endocarditis (Insufficienz der Mitralis); Fettmetamorphose des Herzens.

44jähriges Weib, secirt am 8. Juli 1862.

Körper gross, mässig genährt, an den untern Extremitäten mässig ödematös. Haut schmutzig gelblich, mit spärlichen blassen Todtenflecken. Starke Starre. Unterhautzellgewebe in der Bauchgegend stellenweise $^3/_4$'' dick, gelblich. Musculatur ziemlich reichlich, mässig geröthet, fest.

Schädeldach an der Innenfläche mit spärlichem villösen Osteophyt. Dura mater normal; weiche Hirnhäute an der Convexität mässig getrübt. Gehirn blutarm.

In der Bauchhöhle etwa 2 Pfd. dünne, gelbgrüne, mit zahlreichen Flocken untermischte Flüssigkeit. Die Serosa der Bauchwandungen, sowie sämmtliche Windungen des an den meisten Stellen stark erweiterten Dünndarms mit einer dünnen, theils glatten, theils areolirten, meist leicht abstreifbaren Fibrinschicht überzogen. In derselben Weise verhält sich die Serosa des Uterus und seiner Anhänge. Letzterer ist in der Gegend der linken Cervicalhälfte fest mit der Umgebung verwachsen. Die unterste Hälfte des Cervix fehlt; an deren Stelle, sowie an dem angrenzenden Scheidentheil findet sich eine 4 □''' grosse, mit rahmiger Flüssigkeit bedeckte und mit zahlreichen vascularisirten Zotten besetzte Fläche. Der übrige Theil des Cervix, sowie die angrenzenden Theile des Körpers sind im allmäligen Uebergang zum normalen Gewebe homogen, markweiss, mässig fest, und geben auf der Schnittfläche eine dickrahmige Flüssigkeit. Der Körper des Uterus selbst ist etwas dicker, einfach hypertrophisch. — Die linke Tuba ist in ihrem abdominalen Ostium verschlossen und in ihrer äussern Hälfte in eine fluctuirende, eigrosse Masse verwandelt, die spärlichen rahmigen Eiter enthält und deren Schleimhaut mässig geschwollen ist. Die Uterushälfte der Tuba ist gegen 3''' dick, fest. An der Einmündungsstelle der Tuba in den Uterus ist eine erbsengrosse fibroide Geschwulst.

Larynx normal. Schilddrüse stellenweise colloid entartet.

Beide Lungen in der Mittellinie stellenweise 1'' weit übereinander ragend, ihre Ränder überall stumpf, flaumig anzufühlen. Das Zwerchfell beiderseits tief stehend. Die linke Lunge stellenweise verwachsen; ihr Gewebe im obern Lappen blutarm, mässig emphysematös und ödematös. Der untere Lappen ergiesst auf dem Durchschnitt reichliche seröse Flüssigkeit, ist weniger lufthaltig, braunroth, glatt, weich, an einzelnen erbsengrossen Stellen dunkelroth, grob granulirt, mürbe. Bronchien und Bronchialdrüsen normal. In einzelnen mittelgrossen Aesten der Lungenarterie des obern Lappens finden sich einzelne, das Lumen erfüllende Gerinnsel von graurother Farbe und mürber Consistenz. — Rechte Lunge an der Spitze und dem untern Lappen langfädig verwachsen. Ihr oberer und mittlerer Lappen gleich dem linken obern Lappen; das hintere Ende des obern, sowie die Spitze des untern Lappens sind in der Grösse eines Gänseeies braunroth, luftleer, grob granulirt. Im Innern dieser Stellen finden sich zahlreiche kleine verstopfte Arterienäste, wie links. Der untere Lappen verhält sich übrigens gleich dem linken untern Lappen. Bronchien u. s. w. wie links.

Im Herzbeutel geringe Menge klarer Flüssigkeit; Visceralblatt überall mässig getrübt, zum Theil ecchymosirt. Herz um die Hälfte breiter, wenig verlängert. Linker Ventrikel etwas grösser, mit spärlichen Blutgerinnseln Visceralblatt überall mässig getrübt. Papillarmuskeln meist etwas dicker, zum Theil sehnig, zum Theil punctirt fettig entartet; einzelne Papillarmuskeln glatt und grösstentheils sehnig. Alle Sehnenfäden um die Hälfte kürzer, stellenweise liniendick. An der Vorhoffläche, nahe dem freien Rand, zwei $^1/_2$'' lange, bis 1''' hohe und ebenso breite, unregelmässig granulirte, der Innenfläche ziemlich fest ansitzende, graugelbe Massen. Der linke Vorhof mässig erweitert, übrigens normal. Im rechten Herzen reichliche Gerinnsel. Das rechte Herz etwas erweitert, mit reichlichen Blutgerinnseln. Das Endocardium schwach getrübt und gleich der anliegenden Muskelsubstanz überhaupt, vorzugsweise der einzelnen Papillarmuskeln, punctirt fettig entartet. Das übrige Fleisch im rechten Herzen blassgrauroth, das im linken ebenso gefärbt, von einzelnen runden und ästigen sehr kleinen bis bohnengrossen fibrösen Streifen durchsetzt Pulmonalklappen normal. Aortenklappen schwach verdickt. Aorta weiter, ihre Innenfläche an zahlreichen umschriebenen Stellen verdickt, zum Theil verkalkt.

Leber an ihrer convexen Fläche stellenweise verwachsen, stellenweise mit derselben fibrinösen Schicht bedeckt. Leber in allen Durchmessern schwach vergrössert. Kapsel gleichmässig getrübt. Gewebe sehr blutarm, undeutlich acinös; die Acini im Centrum bleich, peripherisch grauroth und fein gelb gefleckt. Galle reichlich, blass-grün, dünnflüssig. — Milz mit der Umgebung vielfach verwachsen; Kapsel stark getrübt; Gewebe grauroth, blutarm, weicher.

Linke Niere kleiner; Kapsel dicker, fester ansitzend; Oberfläche mit zahlreichen, theils flachen, theils tiefen Narben, übrigens graugelb gefärbt, glatt. Rinde um die Hälfte schmäler, gleichmässig graugelblich, nur stellenweise injicirt. Pyramiden kurz, breit, Papillen verstrichen. Becken, Kelche und Ureter zum Dreifachen ausgedehnt, mit klarer Flüssigkeit erfüllt. — Rechte Niere normal gross; Kapsel ebenso verdickt, schwerer abziehbar. Oberfläche unregelmässig fein granulirt, stellenweise narbig. Rinde blass grauroth, normal breit, von normaler Consistenz; an zwei Stellen eine durch deren ganze Dicke gehende, graugelbliche, brüchige, homogene Masse. Pyramiden blass; eine derselben in ihrer Mitte ebenso verändert, in der Umgebung frisch hämorrhagisch. Becken und Kelche normal.

Magen weit, sonst normal; seine Häute ausserordentlich blass. Dünn- und Dickdarm ebenso. Mesenterialdrüsen normal. Retroperitonaealdrüsen grösser, bleich, etwas weicher, nicht deutlich markig.

Beckenvenen und die obern Theile der Cruralvenen normal. Die Inguinaldrüsen beiderseits gleich den Retroperitonaealdrüsen.

Blase und Mastdarm normal.

4. Pleuritische Exsudate

kommen selten ohne schwerere Complicationen zur Section. Um so wichtiger sind zwei der folgenden Fälle, bei welchen sich ohne weitere Krankheit plötzlicher Tod und Fettherz fand.

106. Linkseitiges pleuritisches Exsudat. Fettmetamorphose des Herzfleisches.

45jähriger Mann, secirt am 19. Mai 1862 (Dr. Ehrenberg).

(Früher keine längere Krankheit. Seit 10 Tagen Krankheitsgefühl; seit 2 Tagen Bettlägerigkeit. Beim Sitzen auf dem Nachtstuhl plötzlicher Tod.)

Körper gross, gut genährt, kräftig. Haut bleich. Sehr reichliche dunkle Todtenflecke. Geringe Starre. Unterhautzellgewebe fettreich. Musculatur reichlich, ziemlich dunkel, fest.

Schädel- und Halsorgane nicht eröffnet — In der linken Pleurahöhle 6—8 Pfd. gelbgrüne, klare, nur in den abhängigen Theilen schwach trübe, sparsame Faserstoffgerinnsel enthaltende Flüssigkeit. Letztere fanden sich in geringer Menge auch über der Costal- und Zwerchfell-, in grösserer über der Lungenpleura. Lunge an der Spitze fest verwachsen, längs der Wirbelsäule und der entsprechenden Herzbeutelfläche lose verklebt, in allen Durchmessern, besonders dem dicken, stark verkleinert. Durchschnitt in der Spitze mit zahlreichen hirsekorn- bis erbsengrossen, grauweissen, käsigen und kreidigen Massen, übrigens vollkommen luftleer, im höchsten Grade comprimirt. Mässige chronische Bronchitis. — Rechte Lunge mässig emphysematös, in der Spitze fest angeheftet. Letztere wie linkerseits. Gewebe des übrigen obern und des mittlern Lappens blutarm, das des untern blutreich, lufthaltig. Bronchien wie links. Lungenarterie normal.

Herzbeutel 1 ℥ schwach blutige Flüssigkeit enthaltend. Herz in allen Durchmessern etwas grösser, sehr schlaff, über der rechten Hälfte fettreich. In allen Herzhöhlen spärliches flüssiges Blut, keine Gerinnsel. Weite derselben im Verhältniss zur Herzgrösse. Endocardium und innere Gefässhaut gleichmässig geröthet. Herzfleisch überall, besonders im linken Ventrikel, grauroth, nicht oder undeutlich fasrig, meist so weich, dass es leicht eindrückbar war. Papillarmuskeln und Trabekeln überall sehr platt, ihr Fleisch ebenso. (Die Muskelfasern des linken Ventrikels waren sämmtlich stark getrübt durch Eiweissmolecüle. Ungefähr der sechste Theil derselben bot die höchsten Grade von Fettmetamorphose dar. Letztere betraf stets die Muskelfasern in ihrer ganzen Ausdehnung; nie eine einzelne Faser, sondern stets zahlreiche beisammenliegende. Die Fettentartung schien an allen Stellen des Herzfleisches gleichmässig vorhanden zu sein, wenigstens fand sich an Durchschnitten mit dem Doppelmesser, welche ich genau durchsah, keine bevorzugte Stelle. Der rechte Ventrikel zeigte dieselben Veränderungen in geringerem Grade. Auffallend war, dass sich in den ziemlich zahlreich sichtbaren Capillaren meist reichliche farblose Blutkörperchen fanden.) Klappen normal.

Bauchhöhle ohne Flüssigkeit. Leber schwach vergrössert, grauroth, etwas weicher, undeutlich acinös. In den Pfortaderästen und Venen reichliches flüssiges Blut. — Geringer acuter Milztumor. — Starke Hyperämie der Nieren. — Magen und Darm etc. normal.

107. Chronische Bronchitis. Linkseitiges Pleuraexsudat. Fettherz. Echinococcus der Leber. Diffuse Nephritis.

78jähriger Mann, welcher nach nur 24stündigem Krankenlager starb. secirt am 14. Juni 1863 (Georgenhaus).

Körper mittelgross, mager, an der untern Körperhälfte mässig ödematös. Haut bleich.

Schädel- und Halsorgane normal.

In der linken Pleurahöhle ca. 1 Pfd. serös-eitrige Flüssigkeit; unterer Lungenlappen mässig comprimirt. Rechte Lunge an der Basis kurz und fest mit dem Zwerchfell verwachsen und von letzterem aus stark comprimirt. Lungengewebe beiderseits stark ödematös, stark pigmentirt. Intensive chronische Tracheitis und Bronchitis mit zahlreichen cylindrischen Bronchiectasieen. — Herz etwas grösser, in beiden Ventrikeln etwas weiter und dicker, in seinem Fleisch gleichmässig, links mässig, rechts stark fettig entartet. Mitral- und Aortenklappen mässig verdickt, etwas kleiner. Aorta und Pulmonalis vielfach fettig gefleckt.

In der Bauchhöhle 2 Pfd. klare Flüssigkeit. Leber am hintern Ende fest mit dem Zwerchfell verwachsen, durch eine kindskopfgrosse Geschwulst zwischen ihr und diesem. Dieselbe hat eine 1 - 2''' dicke, schwielige Wand und enthält eine reichliche, grützähnliche, glitzernde Masse, zusammengefallne grosse und kuglige kleine Echinocokken. Links von der Gallenblase am vordern Leberrand eine ei-, rechts davon eine faustgrosse, ovale, dickwandige, fluctuirende Geschwulst: die linksseitige enthält ganz collabirte, vielfach geschichtete Echinococcusblasen. Uebrige Lebersubstanz blutroth, weicher. -- Milz normal. — Magen und Darm ohne besondre Abnormität. — Nieren etwas grösser. Kapsel dicker, fester ansitzend. Oberfläche glatt, braunroth; Rinde breiter, braunroth und grauroth gestreift, fester, homogen (Stroma reichlicher; zahlreiche Harncanälchen mit fettig entarteten Epithelien); in den Pyramiden mässiger Kalkinfarct.

108. Pneumothorax durch Perforation einer Bronchiectasie. Dilatation und Fettentartung des Herzens.

65jähriger Mann, welcher ein etwas dissolutes Leben führte, seit October 1861 ein linkseitiges pleuritisches Exsudat hatte, am 3. April früh starke Dyspnöe bekam und am 4. Abends starb.

Section am 5. April 1862. (Dr. Schmieder.)

Körper gross, mässig genährt. — Schädel- und Halsorgane nicht eröffnet.

Bei Eröffnung der rechten Pleurahöhle entwich Luft unter stark zischendem Geräusch. Die Lunge lag fast vollständig collabirt neben der Wirbelsäule und hing an der Spitze nur durch mehrere lange Adhäsionen mit der Brustwand zusammen. Nach Herausnahme derselben zeigte sich an der Spitze, neben einer Adhäsion, eine halblinsengrosse, unregelmässig zackige Oeffnung, welche in eine kaffeebohnengrosse, zum Theil mit glasigem Schleim erfüllte Bronchiectasie führte. Auf der ganzen Pleura keine Reaction sichtbar; die Lunge viermal kleiner, an den Rändern stumpf; die Lungenbläschen theils gar nicht sichtbar, theils erweitert. Das Gewebe luftarm, schwer zu durchschneiden, zäh, ohne Infiltrate, Tuberkel u. s. w. Alle Bronchien schleimigen Eiter enthaltend, stark cylindrisch, die der Spitze meist sackig erweitert, mit glasigem Schleim erfüllt; Schleimhaut blass. Bronchialdrüsen etwas grösser, schwarz, fest. — Linker Thorax im untern Theil fast doppelt enger. Die Lunge selbst überall verwachsen, in der Spitze locker, im übrigen Theil durch eine ca. 2‴ dicke, fibröse Schwarte, welche an der der Lunge entsprechenden Fläche mit zahlreichen älteren Miliartuberkeln gleichmässig besetzt war. Das Lungengewebe ziemlich lufthaltig, übrigens wie links. Ebenso die Bronchien; in der Spitze ausserdem zahlreiche gegen halbwallnussgrosse Bronchiectasieen.

Herzbeutel leer. Herz um die Hälfte grösser, besonders breiter, rechts mit reichlichen Gerinnseln. Herzhöhlen sämmtlich weiter. Fleisch blass, sehr mürbe, gleichmässig und ziemlich stark fettig entartet. Klappen des linken Herzens etwas verdickt; Aorta mässig erweitert.

Bauchhöhle ohne Flüssigkeit. Leber in allen Durchmessern etwas kleiner, stellenweise flach granulirt, grauröthlich, fest, auf dem Durchschnitt kreischend. Schnittfläche ohne sichtbare Acini, grauroth, stellenweise deutlich granulirt. — Milz etwas grösser, sonst normal. — Nieren etwas grösser, fester, blutarm. — Magen und Darm ohne besondre Abnormität.

109. Tuberkulose von Lungen, Leber, Darm. Rechtseitiges Pleuraexsudat. Hypertrophie und Fettentartung des Herzens; globulöse Vegetationen im linken Ventrikel.

26jähriger Mann, secirt am 26. Juni 1860.

Allgemeine starke Abmagerung; schwaches Oedem der untern Extremitäten.

Weiche Hirnhäute an der Convexität schwach, an der Basis stark getrübt.

Im Larynx und in der obern Trachea zahlreiche Folliculargeschwüre und ödematöse Schwellung der Schleimhaut.

Linke Lunge an der Spitze fest verwachsen, von mässig zahlreichen, wallnussgrossen Knoten durchsetzt, welche aus schwieligem und pigmentirtem Gewebe und zahlreichen unregelmässigen, bis erbsengrossen tuberculösen Infiltraten bestanden. — In der rechten Pleura über 2 Pfund dünneitrige Flüssigkeit; das Zwerchfell stark nach unten gedrängt; überall eine ½‴ dicke feste fibröse Schwarte. Oberer Lappen äusserst fest verwachsen, aus zahlreichen mittelgrossen älteren Cavernen bestehend. Das übrige Gewebe der ganzen, um die Hälfte kleinern Lunge luftleer, theils schwielig, pigmentirt, theils von gleichen Infiltraten durchsetzt wie links. Chronische Bronchitis und cylindrische Bronchiectasieen; zahlreiche kleine Bronchien in ihren Wänden tuberculös.

Am Visceralblatt des Herzbeutels zahlreiche Sehnenflecke; einer an der Spitze ½ □″ gross, 2‴ hoch, zottenförmig; Parietalblatt normal. Herz in allen Durchmessern um die Hälfte grösser, besonders länger. Linker Ventrikel fast doppelt weiter; sein Fleisch absolut normal dick, in den verdickten Papillarmuskeln und in der Wand grossfleckig fettig entartet; seine Höhle von dunkeln Gerinnseln strotzend erfüllt; einzelne dieser zwischen den Fleischbalken in allen Stadien der Bildung globulöser Vegetationen. Uebrige Verhältnisse am Herzen normal.

Bauchhöhle 1 Pfund klare Flüssigkeit enthaltend.

Leber 3″ tiefer stehend. Convexität des rechten Lappens stark getrübt; vorderer Rand stumpf. Gewebe grauroth, fester; Acini deutlich umschrieben, blutarm. Gallenblase grösstentheils an der obern Leberfläche liegend, kleiner, blasse Galle enthaltend. Leberzellen normal, viele schwach fettig infiltrirt. Interacinöses Bindegewebe etwas reichlicher, stellenweise von feinen bis 1/300‴ grossen runden Hämatoidinkörnchen durchsetzt.) In der Lebersubstanz einzelne Miliartuberkel. Mässiger acuter Milztumor.

Magen normal. Schleimhaut des Jejunum reichlich fein pigmentirt. Im untern Ileum mässig zahlreiche einfache und tuberculöse linsengrosse Geschwüre. Ein bohnengrosses im Cöcum. Zahlreiche kleine tuberculöse im Wurmfortsatze. Schleimhaut des Colon descendens bis zum After stark geschwollen, weich, stellenweise stark injicirt und fein ecchymosirt. Im Rectum zahlreiche linsengrosse Folliculargeschwüre.

Nieren normal gross, blass, fester.

Die dunkle Hautfärbung und die Fettmetamorphose des Herzens.

Bekanntlich bieten manche sonst ganz gesunde Menschen eine eigenthümliche, mit keiner Farbe genau übereinstimmende, angeborne dunklere Hautfärbung dar, welche wahrscheinlich in einer Vermehrung des gewöhnlichen oder vielleicht auch des veränderten Pigments des Rete Malpighi besteht. Von dem eigenthümlichen, mehr schmutzigbraunen und eigenthümlichen Hautcolorit, welches Leute niederer Stände, welche mit Läusen u. s. w. lange behaftet waren, zeigen und welches in einer Pigmentirung des Coriums selbst besteht, ist dabei nicht die Rede. Die fragliche Hautfärbung entwickelt sich aber nicht selten erst in den spätern Lebensjahren, bald ohne weitere nachweisbare Krankheit, bald im Verlaufe schwerer chronischer Krankheiten, z. B. Tuberculose und Krebs.

Eine erhöhte Bedeutung gewann diese letztere Hautfärbung erst seit dem Jahre 1855, wo Addison (On the constitutional and local effects of dis. of the supra-renal glands) nachwies, dass ein eigenthümliches, im Ganzen bronzeähnliches Hautcolorit das wichtigste objective Symptom einer fast immer tödtlichen Krankheit sei, bei welcher sich constant schwerere Veränderungen, besonders chronische eitrige Entzündung und Tuberculose der Nebennieren fänden. Addison's Beobachtungen wurden in den folgenden Jahren theils bestätigt, theils vielfach angefochten. Man fand allerdings in vielen Fällen die von Addison angegebenen oder auch andersartige Affectionen der Nebennieren mit Bronzehaut und mit den übrigen characteristischen Symptomen. Dagegen wurde auch eine ganze Reihe von Fällen veröffentlicht, in welchen sich entweder Erkrankungen der Nebennieren (freilich meist solche andrer Art, als von Addison angegeben war) ohne Bronzehaut, oder Bronzehaut ohne Nebennierenaffection gefunden hatte.

Auf jeden Fall ist Addison's Lehre weder so einfach zu adoptiren, als dies in der ersten Zeit ihrer Veröffentlichung der Fall war; aber noch viel weniger ist dieselbe ohne Weiteres zu verwerfen, wie in den letzteren Jahren mehrfach versucht worden ist.

Ich selbst sah im Leben zwei Fälle von Addison'scher Krankheit. Der eine derselben glich in jeder Beziehung dem Addison'schen Bild, so dass ich beim ersten Anblick des Kranken die Diagnose vermuthen konnte. Die weitere Untersuchung, der Verlauf und die Section bestätigten dieselbe. Vergleiche die ausführliche Mittheilung von Ploss in Küchenmeisters Zeitschr. II, pag. 127. — Der andre Kranke, dessen Hautfarbe von dem Addison'schen Bild abwich, litt an melanotischen Krebsen der Haut und zahlreicher innerer Organe, vorzugsweise der gegen faustgrossen Nebennieren. (Vergl. Arch. d. Heilk. 1864. V, pag. 280.)

Zwei weitere Fälle von Addison'scher Krankheit hatte ich zu seciren Gelegenheit. In einem dritten Falle, wo die Diagnose von Wunderlich mit grösster Sicherheit auf die gleiche Affection gestellt worden war, fand sich starke und allgemeine Fettentartung des Herzens als hauptsächlichste Affection; die Nebennieren waren ganz normal. Dasselbe war in einer vierten Beobachtung der Fall, wo die eigenthümliche Hautfärbung der Leiche und die nachträglich erhobene Anamnese und Krankengeschichte den gleichen Symptomencomplex, die Section die gleiche Herzaffection und normale Nebennieren ergab. In mehreren andern Fällen fand ich an der Leiche eine ähnliche Hautfarbe, bedingt durch stärkern, zum Theil sehr starken Pigmentgehalt des Rete Malpighi (Vulpian und Robin), sowie Fettentartung des Herzens und normale Nebennieren; die im Leben beobachteten Symptome von allgemeiner Anämie und Schwäche konnten aber ebensowohl auf Rechnung der übrigen schweren Affectionen, als des Fettherzens gesetzt werden.

Eine Durchsicht der Literatur der Addison'schen Krankheit ergab gleichfalls, dass in einzelnen Fällen Fettherz in der Leiche gefunden worden war. Dabei war bald die characteristische oder eine andre, z. B. carcinomatöse, Affection der Nebennieren vorhanden, z. B. in Addison's letztem Falle, in einem Falle von Hutchinson (Med. tim. and gaz. Dec. 1855 und März 1856), in Fällen von Mettenheimer (Deutsche Klinik 1856, Nr. 47), von Mingoni (Gazz. lomb. 1856, Nr. 42), von Fletcher (Assoc. journ. Nov. 1856), von Leeming (Med. tim. and gaz. Jan. 1860), von Henoch (Med. Centr.-Zeit. 1860, No. 98); — bald waren die Nebennieren normal, z. B. in einem Falle von Puech (Gaz. hebd. 1856, III, Nr. 40) und in einem von v. d. Byl (Harley in Brit. rev. XXI).

Ueber den Zusammenhang des Fettherzens mit der eigenthümlichen Hautfärbung weiss ich nichts mitzutheilen, wenn ich es auch für wahrscheinlich halte, dass bei dem gestörten venösen Rückfluss der Hautcapillaren eine reichlichere Transsudation durch die Gefässe stattfindet.

Von den Fällen von Fettherz mit der eigenthümlichen Hautfärbung und dem mehr oder weniger deutlichen Symptomecomplex der Addison'schen Krankheit theile ich einige mit, ohne aber damit, wie schon gesagt, den Morbus Addisonii und die Fettmetamorphose des Herzfleisches identificiren zu wollen.

110. Hypertrophie und Fettmetamorphose des Herzfleisches.

39jähriger Mann, secirt am 20. October 1861.

(Wunderlich's Diagnose: Morbus Addisonii.)

Der ausführliche Sectionsbericht ist mir leider verloren gegangen. Der Körper zeigte allgemeines schwaches Oedem. Das Herz war in allen Durchmessern mässig vergrössert; seine Fasern waren fast sämmtlich in hohem Grade fettig entartet. — Die für das blosse Auge normalen Nieren zeigten die Harncanälchen etwas weiter, ihre Epithelien etwas grösser, meist mit einzelnen, wenige mit zahlreichen Fettmolecülen, das Stroma etwas reichlicher, die Glomeruli normal. — An der untern Leberfläche, gegenüber der rechten Nebenniere, aber ohne Zusammenhang damit, zweilinsengrosse, rundliche Körper, gleich der Rindensubstanz der Nebennieren. Letztere, sowie alle übrigen Organe, vollkommen normal.

111. Fettmetamorphose des Herzfleisches. Allgemeines Oedem. Induration von Leber, Milz und Nieren. Capilläre Gehirnhämorrhagieen.

33jähriger Mann, secirt am 29. April 1861.

(Diagnose: Morbus Addisonii.)

Körper schwach genährt, überall sehr schwach, an Vorderarmen und Unterschenkeln ziemlich stark ödematös. Haut überall blass bronzefarbig (schmutzig graugelb, mit einem Stich ins Bräunlichgrünliche), mit sehr sparsamen violetten Todtenflecken. Ziemlich starke Starre. Conjunctiva blass.

Schädeldach normal. Hirnhäute und Hirnsubstanz ausserordentlich blutarm. In der Decke der Seitenventrikel, vorzugsweise in der vordern Hälfte und nahe der Mittellinie, finden sich theils dicht beieinander liegende, theils etwas weiter von einander entfernte, frische capillare Apoplexieen; ebensolche in viel geringerer Menge an den verschiedensten Stellen der Marksubstanz des Gross- und einzelne in der des Kleinhirns. Nur am untern Theile des linken Corpus striatum finden sich auch innerhalb der grauen Substanz ebensolche Hämorrhagieen. Hirnsinus und grössere Hirngefässe normal.

Das Bindegewebe an der hintern Larynxfläche gegen liniendick ödematös. Stimmritze selbst frei. Schleimhaut ausserordentlich bleich. — Schilddrüse normal gross, gleichmässig colloid entartet.

In der lin ken Pleurahöhle gegen 2 Pfund gelbgrünliche klare Flüssigkeit. Linke Lunge an den meisten Stellen durch eine $^1/_2'''$ dicke, fibröse Schicht kurz mit der Umgebung verwachsen, in hohem Grade ödematös. Ihr Gewebe sehr blutarm, mässig pigmentirt, lufthaltig. Bronchialschleimhaut blass, an einzelnen Stellen der grösseren Bronchien schwach injicirt. — In der rechten Pleurahöhle die gleiche Flüssigkeit wie links. Oberer und mittlerer Lappen mässig, unterer sehr stark ödematös.

Im Herzbeutel ungefähr 3 ℥ klare Flüssigkeit. Herz normal gross, über dem rechten Ventrikel ziemlich fettreich; links fest, rechts schlaff. In allen Herzhöhlen sehr sparsame, blasse, derbe Gerinnsel. Linker Ventrikel zur Grösse des Herzens um die Hälfte weiter; seine Wand etwas dicker. Das Endocardium nur stellenweise schwach getrübt, an den meisten Stellen, besonders stark an den Papillarmuskeln, ziemlich regelmässig blass oder stärker gelb gefleckt; auf dem Durchschnitt ist das Herzfleisch ebenso beschaffen, ohne Spur von Faserung. Sehnenfäden und Klappensegel der Mitralis sehr schwach, letztere nur an den Rändern stellenweise stark verdickt. Aortenklappen gleichmässig stärker verdickt. Rechtes Herz normal gross; Endocardium normal. Herzfleisch ebenso wie links, nur in geringerem Grade verändert. Tricuspidalis normal. Auf der Innenfläche der Aorta stellenweise gegen 1 □" grosse, knorpelähnliche Verdickungen. — Die microscopische Untersuchung des linken Ventrikels ergab an den gelblichen Stellen die stärkste, an den übrigen eine ziemlich starke Fettmetamorphose der Muskelfasern.

In der Bauchhöhle gegen 4 Pfund klare, gelbgrüne Flüssigkeit. — Am Peritonäum keine abnorme Färbung. Leber in allen Durchmessern, besonders im Dickendurchmesser, etwas grösser. An der Oberfläche sehr zahlreiche, meist kaum linsengrosse, flache Narben, welchen entsprechend sich im Lebergewebe gegen 1 □''' grosse, fibröse Streifen finden. Leber auf der Schnittfläche etwas fester, deutlich acinös; Centrum der Acini dunkelroth, Peripherie graugelb gefärbt. Im Innern der Leber kleine Narben. Lebergefässe normal. Gallengänge etwas ausgedehnt. Galle mässig reichlich, dunkel, zähflüssig. Die microscopische Untersuchung der Leber ergab eine über das Doppelte betragende Vermehrung des inter- und intraacinösen Bindegewebes, und eine ziemlich starke Erfüllung der meisten Leberzellen, mit Ausnahme der centralen, mit kleinen und grösseren Fetttröpfchen. Die Capillargefässe enger. — Milz $5^1/_2$" lang, verhältnissmässig dünn; ihr Gewebe braunroth, gleichmässig fester.

Magenschleimhaut in der rechten Hälfte schwach pigmentirt, sonst normal. — Im Dünndarm reichlicher, meist galliger, ziemlich dickbreiiger Chymus. Dickdarm und Mesenterium normal. Nieren normal gross, sehr fest anzufühlen. Kapsel normal dick, stellenweise fester ansitzend. Nierenoberfläche grösstentheils graugelb und grauroth gefärbt, glatt. Rinde schwerer zu durchschneiden, normal breit, gleich der Oberfläche gefärbt, undeutlich fasrig, trocken. Pyramiden blass. Die microscopische Untersuchung der Nierenrinde erwies das interstitielle Gewebe sehr bedeutend vermehrt, undeutlich fasrig, mit ziemlich reichlichen länglichen Kernen. Ebenso beschaffen war die Kapsel der Malpighi'schen Körper. In den Epithelien mässig reichliche feine Fetttröpfchen. — Nebennieren vollständig normal. — Das Pancreas gross, fester, seine Acini viel deutlicher. — Die Innenfläche der Bauchaorta fein gelb gefleckt.

112. Tuberculose der Lungen und des Darmcanals. Fettherz.

60jähriger Mann, secirt am 2. Mai 1862.

Körper gross, in hohem Grade abgemagert. Haut an allen Stellen, vorzüglich am Rumpf und an den Oberschenkeln, gleichmässig und stark schmutzigbraun gefärbt.

Schädeldach und Dura mater normal. Hirnhäute mässig getrübt und ödematös. Hirnsubstanz blutarm, sehr weich. Hirnhöhlen mässig erweitert; ihre Umgebung auffallend weich. — Halsorgane normal.

Linke Lunge am oberen Lappen kurz und fest verwachsen, an der vorderen Fläche derselben mit dünner Fibrinschicht bedeckt. Der obere Lappen normal gross; der untere um ein Viertheil grösser, vorzüglich in seinen unteren zwei Dritteln in mässigem Grade emphysematös. Der obere Lappen zeigt in seinem hinteren oberen Theile eine über ganseigrosse, mit blutiger Flüssigkeit gefüllte, glattwandige Caverne. In den übrigen Stellen desselben finden sich mässig reichliche, meist halbkirschengrosse, mit Eiter gefüllte Höhlen. Das übrige Gewebe dieses Lappens ist von zahlreichen schwarzen Schwielen und von graugelben, meist hirsekorngrossen, festeren, käsigen Tuberkeln durchsetzt; ausserdem finden sich einzelne frische und ältere lobuläre pneumonische Infiltrationen. Der untere Lappen enthält in seiner Spitze spärliche kleinere gleiche Cavernen und einzelne pigmentindurirte Stellen. Das übrige Gewebe ist blutreich und mässig ödematös. Mässige chronische Bronchitis. — Rechte Lunge ebenso verwachsen, wie die linke. Oberer Lappen normal; unterer ebenso emphysematös, wie links. Im oberen Lappen spärlichere Cavernen, Tuberkel und Pigmentindurationen, als links. Das übrige Gewebe und die Bronchien ebenso wie linkerseits. Bronchial- und Mesenterialdrüsen stark vergrössert, vielfach pigmentirt, übrigens grauroth und rothweiss.

Im Herzbeutel geringe Menge Flüssigkeit. Herz ungefähr um die Hälfte und gleichmässig vergrössert. An dem Visceralblatte mehrere Sehnenflecke. Alle Herzhöhlen mässig erweitert, mit spärlichen Faserstoffgerinnseln. Das Endocardium des linken Ventrikels an zahlreichen Stellen mässig getrübt und an den meisten Stellen frisch ecchymosirt. Das Herzfleisch beiderseits wenig verdickt, gelbröthlich, undeutlich faserig, weicher; die microscopische Untersuchung desselben zeigte überall hochgradige sog. colloide und meist schwache, stellenweise starke Fettmetamorphose. Mitral- und Aortenklappen schwach verdickt. Auf der Aorteninnenfläche zahlreiche schwielige Stellen.

Bauchhöhle ohne Flüssigkeit. — Leber normal gross. Ihre Kapsel an zahlreichen unregelmässigen Stellen verdickt. Die Oberfläche diesen Stellen entsprechend schwach eingezogen. Lebergewebe normal consistent, grauroth, deutlich acinös; die Acini im Centrum blass, peripherisch grauroth. Im Innern der Leber nirgends Narben. Galle sparsam, blass. — Milz stellenweise verwachsen, normal gross; ihr Gewebe dunkelroth, etwas weicher.

Beide Nebennieren normal.

Nieren normal gross; Kapsel und Oberfläche normal; Rinde blutarm, etwas fester; an den Pyramiden einzelne sehr kleine Fibroide.

Magen normal gross. Die Schleimhaut in der rechten Hälfte grob injicirt, stark gefaltet, auf dem Durchschnitt an letzterer Stelle mässig verdickt. — Im Dünndarm mässig reichliche, erbsengrosse, gelbe Tuberkel, einzelne linsengrosse frische und wenige grössere ältere tuberculöse Geschwüre, letztere vorzugsweise in den oberen Theilen des Dünndarms. Letzteren Stellen entsprechend findet sich ein gegen gänseeigrosses Packet von stark vergrösserten, graugelben, theils käsigen, theils eitrig-weichen Mesenterialdrüsen.

113. Tuberculose von Lungen, Darm und Luftwegen. Fettmetamorphose des Herzens.

64jähriger Mann, secirt am 2. Juni 1862.

Körper gross, mässig mager. Haut überall gleichmässig graubräunlich gefärbt, dünn, an der oberen Körperhälfte feinschuppig; Unterhautzellgewebe fettarm. Musculatur mässig entwickelt, graubraun.

Schädeldach dick, compact. Dura mater überall gegen doppelt dicker; auf ihrer Innenfläche an der Convexität eine dünne, grauröthliche, weiche, abstreifbare Auflagerung. Weiche Hirnhäute an der Convexität überall sehr stark verdickt, mit reichlichen grösseren Granulationen besetzt. Zwischen ihnen und der Dura gegen 2 Unzen klare Flüssigkeit. Hirnsubstanz zähe; Rinde blutarm; zahlreiche Stellen im Mark etwas hyperämisch. Hirnhöhlen gegen doppelt weiter, mit schwach trüber Flüssigkeit gefüllt. Die Umgebung derselben, vorzüglich in den hinteren Theilen, breiig erweicht. Arterien und Venen normal.

Die obere Hälfte des Larynx ist normal; in der unteren Hälfte finden sich an der hinteren rechten Wand 6 linsen- und darüber grosse, rundliche, theils bloss stark injicirte und geschwollene, theils im Centrum grauweisse und flach ulcerirte Stellen. Ebensolche sitzen in viel reichlicherer Menge und meist grössere und tiefere Geschwüre bildend, einzeln oder zusammengeflossen, auf der Schleimhaut der ganzen Trachea.

In der linken Pleurahöhle gegen $1^1/_2$ Pfund schwach trübe, blassrothe Flüssigkeit und einzelne Fibringerinnsel. Die Lunge ist an der Spitze verwachsen, ungefähr normal gross. Ihre Spitze lufthaltig, mässig pigmentirt, blutarm und mässig ödematös. Im mittleren Theile des obern Lappens sitzen mehrere bis über ganseigrosse, zackige, luftleere Stellen, welche aus schwieligem Gewebe und zahlreichen, bis bohnengrossen, meist scharf umschriebenen, graugelben, theils feuchten, meist aber trocknen und käsigen Infiltraten bestehen, und in deren Umgebung wiederum grauröthliche, feuchte infiltrirte Stellen liegen. Stellenweise finden sich auch sehr kleine bis bohnengrosse frische Cavernen, sowie cylindrisch erweiterte, mit Eiter erfüllte Bronchien. Der untere Lappen ist in seinem obersten Drittel in eine gegen 2" dicke, 4" lange, peripherisch sitzende, übrigens gleiche, luftleere Masse verwandelt. An den übrigen Stellen dieses Lappens finden sich einzelne, meist kleine gleiche Stellen. Das übrige Gewebe ist lufthaltig, an den Rändern emphysematös, stark pigmentirt, blutarm. Im Hauptbronchus und in den nächsten Bronchien des oberen Lappens gleiche Ulcerationen, wie in der Trachea. Die übrigen Bronchien mit schleimigblutiger Flüssigkeit erfüllt, ihre Schleimhaut dunkel geröthet, mässig geschwollen, ihr Lumen cylindrisch erweitert. Die Bronchialdrüsen mässig vergrössert, schwarz, fest. — Die rechte Lunge ist allseitig kurz und mässig fest verwachsen, normal gross. Die Spitze ist in der Dicke von 2" nur stark ödematös und pigmentirt. Die mittleren Theile des oberen Lappens sind theils in derselben Weise infiltrirt, wie die entsprechenden Stellen der linken Seite, theils pigmentindurirt. Aehnliche zerstreute, bis wallnussgrosse Infiltrate finden sich in dem vorderen Theile des mittleren und unteren Lappens. Der grösste Theil des unteren Lappens ist luftleer, weich, auf dem Durchschnitt reichliche blutige Flüssigkeit ergiessend. Bronchien und Bronchialdrüsen wie links.

Im Herzbeutel ungefähr 2 Drachmen klare Flüssigkeit. Herz unter dem Visceralblatt sehr fettreich, 5" breit, sehr schlaff, mit spärlichen Gerinnseln. Der linke Ventrikel etwas weiter, sein Endocardium stellenweise getrübt. Mitral- und Aortenklappen schwach verdickt, letztere vorzugsweise an der Insertion. D a s H e r z f l e i s c h i m l i n k e n V e n t r i k e l g r a u r o t h , w e n i g e r d e u t l i c h f a s e r i g , w e i c h e r , i n b e i d e n V e n t r i k e l n m ä s s i g f e t t i g e n t a r t e t. Aorta weiter; die Innenfläche stellenweise fettig entartet.

Bauchhöhle ohne Flüssigkeit. — Leber im Dickendurchmesser etwas kleiner, schlaff; das Lebergewebe braunroth, deutlich acinös, etwas weicher, blutarm. Galle sparsam, blass, dünn. — Milz normal gross; Kapsel fleckig getrübt; Pulpa graubraun, weich.

Nebennieren normal.

Nieren normal gross; Kapsel fester ansitzend; Oberfläche stellenweise flach vertieft; Rinde normal breit, grauroth, homogen; Pyramiden normal.

Magen normal gross; Schleimhaut in der rechten Hälfte vielfach pigmentirt. An der hinteren Wand nahe der kleinen Curvatur, näher dem Pylorus eine strahlige, flache Narbe. — In der unteren Hälfte des Dünndarms gegen 40 ein- bis zweilinsengrosse und 6 bis $^1/_2$□" grosse, alte, meist stark pigmentirte tuberculöse Geschwüre. Im Coecum ein 2□" grosses und mehrere kleinere gleiche, bis zur Muscularis reichende Geschwüre, über denen die Serosa stellenweise pigmentirt ist. — Chronische Tuberculose der Mesenterialdrüsen.

114. Chronische Tuberculose der Lungen und des Darms; linkseitiger Pneumothorax. Fettherz.

42jähriger Mann, secirt am 17. Juli 1857.

Körper gross. Haut graubräunlich gefärbt, an Bauch und Oberschenkeln mit zahlreichen flachen Narben (vielleicht in Folge früherer Fettleibigkeit). — Schädelorgane normal. In der Mitte der Medulla oblongata eine über erbsengrosse, unregelmässig zackige, graue und gelbe, steinharte Masse. — In der linken Pleurahöhle Gas und mehrere Pfunde serös-eitriges Exsudat. Unterer Lappen vollständig comprimirt; in seiner Spitze eine halblinsengrosse Perforationsstelle, welche in eine haselnussgrosse, ziemlich frische Caverne führte. In den Spitzen beider Oberlappen einzelne kleine alte Cavernen, schwielig-pigmentirtes Gewebe, sowie ziemlich zahlreiche alte Miliartuberkel. Im übrigen Gewebe spärliche gleiche Tuberkel. Geringe chronische Bronchitis. – Herz normal gross; sein Fleisch besonders links sehr bleich, schlaff, weich, sehr leicht zerreisslich, hochgradig fettig entartet. Klappen etc. normal. — Leber stellenweise schwach fettig infiltrirt. In der Gallenblase zahlreiche runde und eckige gelbe Steine. — Geringer acuter Milztumor. — Nieren und Nebennieren normal. — Magen, Dünndarm und Mesenterialdrüsen normal. Im Dickdarm bis zur Flexur acht sehr grosse alte tuberculöse Geschwüre.

115. Chronische Endocarditis. Eitrige Meningitis. Pneumonie. Fettherz.

50jähriger Mann, secirt am 11. April 1857.

Körper mässig abgemagert, gleichmässig schmutziggelblich gefärbt. Eitrige Meningitis der Basis, in geringerem Grade der Convexität des Gehirns; acuter Hydrocephalus und weisse Erweichung der Umgebung der Ventrikel. Im rechten Corpus striatum und Thalamus opticus einzelne capilläre Hämorrhagieen. Rechter Oberlappen und untere Hälfte des untern Lappens schlaff, linker Unterlappen lobulär pneumonisch. Chronische Bronchitis. Totale, mässig alte Verwachsung der Herzbeutelblätter. Hypertrophie des linken Ventrikels; Papillarmuskeln an den Spitzen sehnig, im übrigen Theil, gleich dem andern Herzfleisch, fleckig fettig entartet. Sehnenfäden verdickt. Segel der Mitralis mässig geschrumpft; an der Vorhoffläche frische Endocarditis. — Leber stellenweise fettig. Milz grösser, fester. Nieren grösser, weicher. Nebennieren normal. Magen am Fundus, Zwerchfell an der entsprechenden Stelle cadaverös erweicht.

116. Krebs der Lunge. Fettherz.

53jähriges Weib, secirt am 20. Mai 1857.

Körper in der obern Hälfte hochgradig abgemagert, in der untern sehr stark ödematös. Haut schmutzigbraun gefärbt, dünn. Hirnhäute und Gehirn mässig ödematös. Schilddrüse doppelt grösser, colloid entartet. Linke Lunge mässig emphysematös, stark pigmentirt. In der rechten Pleurahöhle 1 Pfund dünneitrige Flüssigkeit; oberer Lappen gleichmässig eitrig infiltrirt; unterer Lappen cylindrisch, grösstentheils weich carcinomatös. Herz etwas breiter, schlaff. Herzfleisch bleich, mürbe, links gleichmässig gelblichroth (stark fettig entartet), rechts von sehr zahlreichen, punct- und streifenförmigen, fettig entarteten Stellen durchsetzt. Klappen und grosse Gefässe normal. — In der Bauchhöhle 1 Pfund klare Flüssigkeit. Leber und Milz altersatrophisch. Chronischer Magencatarrh. Nieren etwas kleiner; Kapsel dicker, fester ansitzend. Rinde gelblich gestreift, weicher. Nebennieren und Genitalien normal.

Die Intoxications- und die Infectionskrankheiten, und die Fettmetamorphose des Herzfleisches.

1. Die acute Phosphorvergiftung.

Ich habe zuerst vor zwei Jahren (Arch. d. Heilk. III, pag. 359) an einem Falle zweifelloser und an einem Falle zweifelhafter Phosphorvergiftung mit Sicherheit nachgewiesen, dass sich neben der schon früher bekannten hochgradigen Verfettung der Leber und Nieren eine gleichfalls sehr starke Fettmetamorphose des Herzfleisches und zahlreicher Fasern von willkürlichen quergestreiften Muskelfasern, sowie mehrerer andrer Gewebe findet. Ungefähr gleichzeitig mit mir machte Helbert in Hamburg dieselbe Beobachtung am Herzfleisch, nachdem Lewin schon die gleiche Vermuthung ausgesprochen hatte. Seitdem ist Obiges von Rokitansky und Andern in mehreren andern genauer untersuchten Fällen bestätigt worden.

Ich sprach damals die Vermuthung aus, dass drei von Rokitansky (Ztschr. d. Wien. Aerzte. 1859, II, pag. 32) als acute lethale Leber- und Nierensteatose, sowie drei von Wunderlich (Arch. d. Heilk. I, pag. 9) als spontaner Icterus gravis beschriebene Fälle gleichfalls acute Phosphorvergiftungen gewesen seien. Helbert (l. c.) hat nach mir dieselbe Meinung über die Rokitansky'schen Fälle geäussert. Rokitansky hat bei Gelegenheit eines neuerdings von ihm beobachteten Falles sich seitdem auf meine Seite gestellt (Wochenbl. d. Ztschr. d. Wien. Aerzte, 1862. Nr. 46). Wunderlich hingegen hat einen Fall, bei dessen Section ich den obigen gleiche Veränderungen fand und den ich deshalb gleichfalls als Phosphorvergiftung ansehen zu müssen glaubte, benutzt, um zu beweisen, dass die intoxicationsartige Form des perniciösen Icterus auch in spontaner Entwicklung oder doch ohne toxische Einflüsse sich ausbilden könne (l. c. IV, pag. 145) Trotz dieser gewichtigen Gegnerschaft kann ich jedoch die Vermuthung meines geehrten Lehrers und Collegen nicht theilen. Vielmehr bin ich heute noch mehr als damals davon überzeugt, dass sämmtliche erst in den letzten Jahren beobachteten und beschriebenen Fälle von acuter Verfettung des Herzens, der Leber, der Nieren u. s. w. Vergiftungen, und zwar höchst wahrscheinlich mit Phosphor gewesen seien. Das allgemeine Bekanntsein der Giftigkeit des Phosphor, die allgemeine Verbreitung dieser Substanz in den Streichhölzern und in der Phosphorlatwerge, die in den letzten Jahren bedeutend vermehrten Vergiftungen damit, die meist geringe Läsion der Mund-,

Rachen-, Oesophagus- und Magenschleimhaut, welche u. A. auch in Tüngel's Fällen beobachtet wurde, endlich die in den meisten Fällen vorgekommene Incompetenz der chemischen Untersuchung sind wichtige, zu meinen Gunsten sprechende Argumente.

Ausser den beiden von mir mitgetheilten Fällen fand ich die gleiche Verfettung des Herzfleisches in dem von Wunderlich (l. c. I, pag. 218) als primär perniciöser Icterus mitgetheilten Falle eines 25jährigen, am 5. Krankheitstage verstorbenen Mädchens, sowie in dem von Wunderlich veröffentlichten, schon oben erwähnten zweiten Falle (l. c. IV, pag. 145). Seitdem endlich sind mir noch zwei weitere Fälle vorgekommen, deren ersten ich sicher, den zweiten sehr wahrscheinlich hierher zählen muss, trotzdem dass auch hier weder Anamnese, noch chemische Untersuchung Anhalts- oder Beweispuncte brachten.

Dass in allen diesen Fällen die Fettmetamorphose des Herzfleisches ebenso wichtig ist, als die von Rokitansky und Wunderlich besonders hervorgehobene Leber- und Nierenstörung, bedarf wohl keines Beweises.

117. Acute Verfettung von Herzfleisch, Körpermuskeln, Leber, Nieren u. s. w. Brandiges Magengeschwür. Vielfache Hämorrhagieen.

20jähriges Weib, secirt am 20. October 1863.

(Starb nach 60stündiger Krankheit.)

Körper mittelgross, gut genährt. Haut an einzelnen Stellen der Extremitäten schwach gelb, sonst grau gefärbt, mit reichlichen violetten Todtenflecken. Conjunctiva schwach gelb gefärbt; Pupille beiderseits erweitert. Unterhautzellgewebe ziemlich fettreich, sonst normal; Musculatur spärlich, bleich; zwischen einzelnen Muskeln kleine Hämorrhagieen.

Schädeldach normal; die Dura mater stellenweise damit verwachsen; Schädelsinus überall blutreich. Weiche Hirnhäute an der Convexität mässig getrübt; Hirnsubstanz blutarm, von normaler Consistenz.

Beide Lippen zeigen in ihrer Mitte, in der Länge von $1^1/_2$'', in der Breite von $1^1/_2$''', grünliche, schorfähnliche Massen, unter denen die Schleimhaut der Oberlippe blass, in der Tiefe stärker injicirt ist. Das Zahnfleisch blass, am Rande geröthet. Die Mundschleimhaut blass; der Zungenrücken, sowie die Rachenschleimhaut geröthet, zum Theil mit hellgrünem Schleim bedeckt; ebenso geröthet ist die Schleimhaut der Ligamenta aryepiglottica, die Schleimhaut der Ventric. Morgagni und der oberen Trachea; die Schleimhaut der unteren Stimmbänder zeigt einzelne kleine Hämorrhagieen. Thymusdrüse normal.

In der linken Pleurahöhle etwas Flüssigkeit. Linke Lunge frei, normal gross, im oberen Lappen wenig, im unteren stärker bluthaltig; überall lufthaltig, mässig pigmentirt. Die grösseren Bronchien mässig injicirt, leer; Bronchialdrüsen schwach vergrössert, fest. — Rechte Pleura wie die linke; Lunge stellenweise langfädig verwachsen; unter der Costalpleura kleine frische Hämorrhagieen. Uebrigens das Lungengewebe wie links. In einzelnen grösseren Bronchien spärlicher grünlicher Schleim; die übrigen und die Drüsen wie links.

Im Herzbeutel eine geringe Menge klarer Flüssigkeit. Herz normal gross; links derb, rechts schlaff; unter dem Pericardium fettreich. Im linken Herzen spärliches flüssiges Blut; im rechten graurothe Gerinnsel. Unter dem Visceralblatt einzelne kleine Hämorrhagieen. Das Herzfleisch links etwas dicker; auf dem Durchschnitt die inneren Schichten ziemlich gleichmässig graugelb; die äusseren graugelb gefleckt. Das Fleisch des rechten Herzens zeigt dieselbe Punctirung in geringerem Grade. (Das Microscop zeigte alle normal aussehenden Muskelfasern wenig oder mässig, die der graugelben Stellen stark fettig entartet.) Das Endocardium besonders links gleichmässig getrübt. Klappen normal.

In der Bauchhöhle eine geringe Menge blass gelblicher klarer Flüssigkeit. Die Leber ist im Dickendurchmesser etwas grösser; Kapsel gleichmässig getrübt; die Leberoberfläche an den meisten Stellen schmutzig gelb gefärbt, an einzelnen schmutzig röthlich und spärlich injicirt. Das Lebergewebe etwas weicher, spärliches Blut enthaltend; die acinöse Structur deutlich. Die Acini verschieden gross; ihr Centrum und die umliegenden Theile gelb; die peripherischen Theile gleichmässig blassroth; die Centralvene meist deutlich erweitert. Der linke Leberlappen ist viel weicher und blutärmer als der rechte; das interacinöse Bindegewebe blass oder blassröthlich; die Centra der Acini vielfach grünlich. Die Galle spärlich, dunkelgrün. — Milz normal gross; ihre Kapsel fleckig getrübt; in der Peripherie der Milz zahlreiche zerstreute, bis erbsengrosse, erhabene Stellen, welche auf der Schnittfläche bis 1''' im Durchmesser halten, grauweiss, feucht und etwas consistenter sind. Das übrige Milzgewebe braunroth, etwas consistenter, blutarm.

Nieren etwas grösser, besonders dicker als normal; Kapsel normal. Oberfläche grauröthlich, spärlich injicirt; Rinde etwas breiter, grau; die Malpighischen Körper deutlich sichtbar; das Rindengewebe selbst homogen, saftreich, fest; Pyramiden blass. In der Schleimhaut des Beckens und der Kelche einzelne kleine Hämorrhagieen.

Der Magen normal gross; seine Serosa vorn ziemlich gleichmässig getrübt; an der hinteren Fläche finden sich sehr zahlreiche, unregelmässig fleckige, bis mehrere □''' grosse, frische Hämorrhagieen. Die Magenwände selbst dicker. In der Magenhöhle einige Unzen einer schwarzbraunen, feinflockigen Flüssigkeit. Die ganze Magenschleimhaut mit einer dicken Schicht eines grauweissen, vielfach schwarz gefleckten, zähen Schleims überzogen. Unter diesem Schleim ist sie stellenweise gefaltet und dazwischen feinwarzig. In der rechten Magenhälfte eine 1□'' grosse Stelle, deren Schleimhaut dünner und in eine schwarzbraune Masse verwandelt ist. Von hier setzen sich nach links hin mehrere Zoll lange, unregelmässig breite Stellen fort, die sich theils ebenso verhalten, theils in den tieferen Theilen dunkelroth sind; die Schleimhaut darum ist mässig dick. Endlich finden sich noch einzelne □'' grosse Stellen, die unregelmässig geformt, tiefer liegend, grau und roth gefleckt und wenig verschiebbar sind. Die übrige Schleimhaut gleichmässig schwach verdickt, blass. — Der Dünndarm ist von mittlerer Weite. In seinem oberen Theile finden sich theils spärliche, theils reichliche, der Wand anliegende, braunschwarze, zähe Massen; im unteren Dünndarm spärliche, theils schwärzliche, theils grüne Massen. Die Schleimhaut des Duodenum ist mit gleichem Schleim überzogen wie die Magenschleimhaut; Einzelne solitäre Follikel sind mässig geschwollen; die Schleimhaut auf der Höhe der Falten des obern Jejunum von spärlichen, die des untern von reichlichen Ecchymosen durchsetzt. Einzelne bis in das obere Jejunum heraufreichende Peyer'sche Plaques sind blässer, dicker, an der Oberfläche undeutlich narbig. Die Schleimhaut des mittleren und unteren Ileums gleichmässig verdickt, injicirt; auf der Höhe der Falten frisch ecchymosirt; die betreffenden Peyer'schen Plaques und solitären Follikel mässig infiltrirt. — Der Dickdarm, von mittlerer Weite, enthält ziemlich reichliche, geruchlose, dunkelgrüne Faeces; in diesen überall reichliche, meist sehr kleine bis hirsekorngrosse, graugelbe, feste, zackige Partikelchen; die Schleimhaut nur im Umfang des Dickdarms mässig injicirt. — Die Mesenterialdrüsen schwach vergrössert, theils blass, theils mässig geröthet, von normaler Consistenz. — Das Pancreas normal; im interacinösen Gewebe etwas blutreicher.

In der Harnblase gegen 1 ℥ dunkler Harn; die Schleimhaut an den meisten Stellen stärker injicirt.

Uterus um die Hälfte grösser. Die Schleimhaut des Körpers von blutigem Schleim bedeckt, dick, blutreicher. Das linke Ovarium grösser, einzelne kleine und eine kirschengrosse seröse Cyste enthaltend. Im rechten kleineren Ovarium kleinere Cysten. An der Oberfläche beider Ovarien keine Narben.

Die microscopische Untersuchung des Herzfleisches s. o. Präparate aus den Bauch- und Oberschenkelmuskeln zeigten alle Muskelfasern, die meisten sehr stark, fettig entartet; die Fettmolecüle waren äusserst klein, gleichmässig vertheilt. Dieselbe Entartung bot stellenweise die Zungenmusculatur dar.

Die Leber zeigte die höchste Anämie, die Leberzellen mässig vergrössert, mit kleineren und grösseren Fetttropfen strotzend erfüllt, viele zerfallen. Stellenweise fanden sich im interacinösen Bindegewebe und im angrenzenden Lebergewebe sehr zahlreiche, kleine, runde, glänzende Kerne, welche sich namentlich durch ihr Volumen von den Kernen zerfallener Leberzellen unterschieden.

In den Nieren waren fast alle Epithelien, besonders der breiteren Harncanälchen, stark fettig entartet.

Ferner zeigten stärkere oder schwächere Fettmetamorphose: die Epithelien der Schleimdrüsen der Epiglottis; die Muskelzellen der kleinen Nieren- und Hirnhautarterien, die Kerne der Capillaren der weichen Hirnhäute und des Gehirns; die Epithelien der Drüsen des Uteruskörpers, die Cylinderepithelien des Uterus und der Tuben, die rundlichen Zellen der aufgelockerten Uterusschleimhaut; die Epithelien der Bronchien; die Epithelzellen und einzelne Muskelfasern des Dünndarms.

Die rothen und weissen Blutkörperchen normal.

118. Fettmetamorphose von Herzfleisch, Leber und Nieren. Angina tonsillaris.

c. 25jähriges Freudenmädchen, secirt am 10. Januar 1864.

(Starb nach 60stündiger Krankheitsdauer unter choleraähnlichen Erscheinungen.)

Körper mittelgross, mässig genährt. Haut grau, mit einem Stich ins Gelbliche; mit sehr zahlreichen, theils rothen, theils violetten Todtenflecken. Starke Starre. Unterhautzellgewebe in der Bauchgegend ungefähr $^1/_2$'' dick. Musculatur mässig entwickelt, etwas blasser.

Schädeldach normal; ebenso die Dura mater, welche nur an ihrer Innenfläche stellenweise auffallend blutreich ist. In den Schädelsinus reichliches dunkles, geronnenes Blut. Die weichen Hirnhäute in den gröbern und feinen Gefässen, vorzugsweise der Convexität, stark gefüllt mit dunklem, dickflüssigen Blute. Die Hirnsubstanz in der Rinde von normaler Farbe, am Rande an sehr zahlreichen, meist kleinen, vielfach zusammenfliessenden Stellen rosenroth und auch in den gröbern Gefässen stark injicirt. Hirnventrikel und die übrigen Verhältnisse des Gehirns normal.

Die rechte Tonsille ist über 1'' lang, entsprechend breit und dick; an ihrer Oberfläche finden sich gegen 10 $^1/_2$—3□''' grosse, flache oder tiefere, mit eitriger Flüssigkeit, einzelne mit graugelber, käsiger Masse erfüllte Gruben; zwischen denselben ist die Schleimhaut ziemlich stark injicirt, mässig geschwollen, ohne Beleg. Auf dem Durchschnitt sieht man 2–6‴ lange, stellenweise 1‴ breite, eitriginfiltrirte Stellen, die im Zusammenhang mit den Gruben an der Oberfläche stehen. Das übrige Gewebe der Tonsille ist grauröthlich, weicher. Die linke, wenig vergrösserte Tonsille zeigt an der Oberfläche eine flache Narbe und im Inneren mehrere untereinander zusammenhängende, erbsengrosse, mit eitriger Flüssigkeit erfüllte Gruben. Die Tonsille selbst wenig vergrössert, übrigens normal. — Magen- und Larynxschleimhaut normal, blutarm. Schilddrüse normal.

Linke Pleura leer. Linke Lunge überall lufthaltig, auf der Schnittfläche hellroth, im oberen Lappen blutarm, im unteren gleichmässig hellroth, mit mässig reichlichem dunklen Blute. In sämmtlichen grösseren und mittleren Bronchien reichliche schleimige Flüssigkeit; Schleimhaut mässig geröthet, etwas geschwollen. — Rechte Pleura und Lunge im Wesentlichen gleich der linken; nur im unteren Lappen einzelne grössere, nicht scharf umschriebene, blutreiche Stellen. Bronchien wie links; Bronchialdrüsen normal gross, stärker pigmentirt. — Im Herzbeutel eine geringe Menge schmutzig röthlicher Flüssigkeit; das parietale und viscerale Blatt stark injicirt, letzteres ausserdem ziemlich gleichmässig getrübt. Herz selbst normal gross, links mit spärlichen, rechts mit reichlichen weichen Faserstoffgerinnseln. Beide Ventrikel schwach erweitert, Endocardium des linken stellenweise getrübt. Mitralklappe stellenweise, Aortenklappen durchaus mässig verdickt. Zahlreiche Fleischbalken im linken Ventrikel schmächtig, fast ganz aus Bindegewebe bestehend. Das Herzfleisch im linken Ventrikel grauröthlich, weicher, weniger deutlich fasrig. An einzelnen Papillarmuskeln kleine frische Hämorrhagieen. Innenhaut der Aorta etwas runzlich.

Bauchhöhle ohne Flüssigkeit. Leber im rechten Lappen, sowie in der rechten Hälfte des linken zungenförmig verlängert. Oberfläche glatt und stellenweise getrübt, meist braunroth, stellenweise hellgelb gefärbt. Die Schnittfläche nur in den grösseren Gefässen bluthaltig, weniger deutlich acinös; die Acini theils gleichmässig braunroth, theils nur in der Peripherie, während das Centrum in grosser Ausdehnung blassgelb ist. Die meisten Centralvenen deutlich erweitert. Lebergewebe selbst weicher, ziemlich fettreich. Galle dunkelgrün, von normaler Consistenz. — Milz $7\frac{1}{2}$″ lang, entsprechend breit und dick; Kapsel glatt; Milzgewebe braunroth, weicher, von zahlreichen weissen, weichen Flecken durchsetzt.

Linke Niere normal gross; Kapsel normal; Oberfläche in den Venen stark injicirt, glatt, schlaff. Rindensubstanz etwas breiter, graugelblich, mässig injicirt, homogen. Pyramiden blass. Die rechte Niere etwas kleiner, sehr schlaff; Kapsel fester ansitzend; Oberfläche ziemlich gleichmässig flachnarbig, stellenweise mit reichlichen frischen Hämorrhagieen. Rinde normal breit, übrigens, sowie die Pyramiden, wie links. Harnblase leer, sonst normal.

Schleimhaut der Mundhöhle normal; die des Oesophagus stärker injicirt. Der Magen normal weit; in seinem Fundus einige Unzen grünlicher dünner Flüssigkeit. Schleimhaut an den meisten Stellen blass, stellenweise stark injicirt und ecchymosirt, mit spärlichem rahmigen Schleim überzogen. Unterste Schlinge des Ileum mit dem rechten Uterushorn fest verwachsen. Grösster Theil des Dünndarms in der Höhle des kleinen Beckens liegend, eng; Serosa in den venösen Gefässen ziemlich stark injicirt. Im Innern des Darms eine geringe Menge grünlicher, meist dickschleimiger Flüssigkeit. Schleimhaut grösstentheils stark injicirt und vielfach fein ecchymosirt. Im oberen Dünndarm reichliche, dünnschleimige gelbgrüne Flüssigkeit; Schleimhaut auffallend blass, gleichmässig schwach geschwollen. Ebenso die Schleimhaut des Duodenum. Mesenterialdrüsen zum Theil etwas grösser, theils blutarm, theils schwach injicirt, von normaler Consistenz. Im Darm eine geringe Menge hellgrüner, theils dünner, theils dicker breiiger Flüssigkeit; Schleimhaut selbst blass; nur einzelne solitäre Follikel schwach vergrössert.

Uterus schwerer beweglich, sein Cervix bogenförmig gekrümmt, so dass die Convexität nach vorn liegt; Uterus selbst schwach vergrössert; Schleimhaut des Cervix und besonders des Corpus stärker injicirt, mässig geschwollen; übriges Parenchym des Uterus normal. Ovarien und Tuben vielfach miteinander verwachsen; letztere stellenweise stärker ausgedehnt und mit einer hellbräunlichen dünnschleimigen Flüssigkeit erfüllt.

Die microscopische Untersuchung zeigte im Herzen alle Muskelfasern beider Ventrikel sehr brüchig, undeutlich oder gar nicht quergestreift, trübe, die meisten von zahlreichen äusserst kleinen Fettmolecülen ganz gleichmässig durchsetzt. Vorzugsweise stark fettig waren die Papillarmuskeln und die innern Schichten des Herzfleisches. — In etwas geringerem Grade fand sich dieselbe Metamorphose im Rectus abdominis, im Extensor quadriceps und in mehreren Halsmuskeln.

Die Lungenepithelien enthielten sämmtlich spärliche Fettmolecüle.

Die Leberzellen enthielten sämmtlich reichliche kleine, die peripherischen der Acini reichliche grössere Fetttropfen. An zahlreichen Stellen des interacinösen Gewebes, sowie des Gewebes der Acini selbst fanden sich Haufen von 30—100 dicht beieinander liegenden kleinen runden Kernen.

Die Nierenepithelien waren sämmtlich trübe, undeutlich zellig und enthielten einzelne oder zahlreiche Fettmolecüle. Manche Harncanälchen enthielten nur stark fettig entartete Epithelien. Die Malpighi'schen Körper gross, aber blutarm.

2. Die acute Schwefelsäurevergiftung.

Die folgende Beobachtung lehrt, dass der Phosphor nicht die einzige Substanz ist, welche eine acute Fettmetamorphose verschiedner Gewebe bedingt, dass vielmehr auch in Folge von gewöhnlicher Schwefelsäurevergiftung in mancher Beziehung gleiche Veränderungen verschiedner Gewebe eintreten können. Ob auch andre Substanzen noch dieselbe Fettinfiltration zur Folge haben, weiss ich weder aus eigner Erfahrung, noch aus der Literatur.

119. Acute Schwefelsäurevergiftung.

22jähriges Weib, secirt am 7. Juni 1863.

(Starb 3 Stunden nach Genuss von zwei Unzen Schwefelsäure.)

Körper mittelgross, sehr gut genährt; Haut schwach bräunlich, am Rücken mit ausgebreiteten lividen Todtenflecken. Unterhautzellgewebe sehr fettreich; Musculatur gut entwickelt, dunkelroth; starke Starre. Ueber dem Kinn und dem ganzen Hals bis zum Sternum entlang ist die Haut im Verlaufe eines herabfliessenden Tropfens, c. $^1/_4$—$^1/_8$'' breit, trocken, braun, hart.

Schädeldach dünn; Dura mater und weiche Hirnhäute normal. Gehirn mässig bluthaltig, ohne jegliche Störung.

Die Schleimhaut der Mund- und Rachenhöhle, sowie die des oberen Oesophagus hat eine ziemlich homogene, bleigraue Farbe. Ihre Oberfläche ist mit spärlichem geronnenen Schleim überzogen. Streicht man mit dem Messer über die Schleimhaut, so lässt sich ziemlich leicht eine weisse, dünne, fast croupartige Schicht abziehen, unter welcher die Schleimhaut eine graue, homogene Farbe zeigt. — Die Schleimhaut des Kehlkopfs und der Luftröhre ist ebenfalls mit geronnenem Schleim überzogen, hat aber eine mehr weisse Farbe, welche nach den Bronchien zu in Roth übergeht. — Die bisher erwähnten Schleimhäute sind nicht erweicht, sondern zeigen eine eigenthümliche festweiche Consistenz.

Linke Pleurahöhle mit ℥j—jj blutfarbiger, durchscheinender Flüssigkeit erfüllt. Lunge allseitig frei, normal gross; ihr Gewebe lufthaltig, mässig blutreich. Die Fläche der Lunge, welche auf dem Zwerchfell aufliegt, hat in der Dicke von $^1/_4$'' eine bräunliche Färbung angenommen, reagirt stark sauer und ist gegen das normal gefärbte Lungengewebe scharf abgegrenzt. Bronchien theils mit wenigem geronnenen Schleim, theils mit blutig-schleimigen Massen überzogen. Schleimhaut mässig geröthet, nicht deutlich geschwollen. Bronchialdrüsen normal. — Die rechte Pleurahöhle gleich der linken. Die Lunge in allen Beziehungen vollständig normal; die Bronchien und Bronchialdrüsen wie links. — Im Herzbeutel c. ℥j feinflockiger, getrübter, schwach gelblicher Flüssigkeit. Am Parietalblatt einzelne stecknadelkopfgrosse Ecchymosen. Visceralblatt normal. Herz normal gross; Herzhöhlen ganz leer. Herzfleisch hellbraunroth, deutlich faserig, aber weniger straff. Endocardium, Klappen und grosse Gefässe normal. Im linken Vorhof ist die Wand, welche auf dem Zwerchfell aufliegt, in scharfer Begrenzung graugrün, gegen den Rand hin schwärzlich gefärbt, ohne Veränderung der Consistenz. Auf der Vorhofswand liegen kleine, dunkle, trockne, fast pechähnliche Blutgerinnsel auf.

Der in der Brusthöhle liegende Theil des Oesophagus reisst, nachdem er von seiner Nachbarschaft isolirt worden ist, bei schwachem Zug von der Cardia ab. Er enthält eine trübe, dunkelbraune Flüssigkeit, ist seiner ganzen Dicke nach von grünlichbrauner Farbe, welche auch das benachbarte Zellgewebe zeigt, und besonders gegen sein unteres Ende hin gallertartig erweicht, so dass man hier seine einzelnen Lagen nicht mehr unterscheiden kann.

In der Bauchhöhle 3—4 Unzen dunkelbrauner, schwach trüber, sehr saturirter Flüssigkeit. Leber vom aufgetriebenen Magen etwas zur Seite gedrängt, normal gross, blassbraunroth und an der Fläche, durch welche sie mit dem Magen in Berührung steht, in der Dicke von $^1/_6$'', hellgraugelb gefärbt. Ihr Gewebe sehr blutarm, ziemlich deutlich acinös, fettreicher. Die Gallenblase, höchstens pflaumengross, enthält eine trübe, hellgelbgrüne, dünnflüssige Galle. — Milz c. 3'' lang und c. $^1/_2$'' breit. Da, wo sie am Magen angelegen, ist sie ganz hellgraugelb, sonst braunroth gefärbt und von normaler Consistenz.

Nieren normal gross; Kapsel leicht abziehbar, nicht verdickt. Das Nierengewebe auffallend blutarm. Rinde normal dick, an ihrer Peripherie hell rosenroth, gegen den Umfang der Pyramiden wird sie allmälig blässer. Pyramiden hell blauroth.

Magen stark aufgetrieben; seine Oberfläche stark glänzend, glatt, von schwarzer bis dunkelschwarzgrauer Färbung. Er enthält mindestens 2 Kannen einer dunkelbraunen, schwach getrübten, sehr gesättigten, schwach ölartigen Flüssigkeit. Bei den Abtrennungsversuchen von seinen Nachbarorganen reisst der Magen an der Cardia und am Pylorus sogleich ab und zerreisst an der hinteren Fläche sogar durch mässigen Fingerdruck. Der aufgeschnittene Magen stellt, von der Innenfläche betrachtet, eine dunkelschwarzbraune, homogene, saftige, sammtartig weiche, $^1/_6$—$^1/_4$'' dicke Masse dar, an welcher sich keine Lagen, ausser der Serosa, unterscheiden lassen und welche in allen ihren Schichten die gleiche Consistenz und Farbe besitzt. — Die Dünndärme boten bei der Eröffnung der Unterleibshöhle ein eigenthümlich weissgeflecktes Ansehen dar, indem ihre Serosa wie das Visceralblatt des Pericardiums sehnig getrübt schien. Die verdickte Serosa liess sich mit der Längsfaserschicht derart abheben, dass die Kreisfasern wie durch sorgfältige Präparation blossgelegt waren. Sobald aber der Mageninhalt mit dem Dünndarme in Berührung kam, wurden sie über und über sehnig getrübt, und zwar in wenig Minuten. — Der oberste Theil des Duodenum war da, wo er vom Magen sich ablöste, gallertartig erweicht, von graubrauner Farbe. Ebenso war das Bindegewebe um das Duodenum und Pancreas gallertartig weich und braun gefärbt. Der obere Theil des Dünndarms enthielt eine ziemlich reichliche Menge trüben, graubraunen, dünnflüssigen Speisebreies. Die Schleimhaut sehr schwach geröthet, von grauer Färbung und etwas aufgelockert. Der untere Theil des Dünndarms ist fast leer; seine Schleimhaut ähnlich beschaffen wie die des oberen Oesophagus, d. h. trocken, bleigrau, wie gegerbt, das Epithelium lässt sich wie eine dünne Croupmembran als weisse Schicht abziehen, worauf die entblösste Schleimhaut dunkelgrau erscheint und von den weissen solitären Follikeln und Peyer'schen Plaques sich scharf abgrenzt (als ob weisse Perlen auf grauem Grunde eingestickt wären). — Dickdarm weit, mit flüssigen, grauen, trüben Kothmassen von mässiger Menge gefüllt. Seine Schleimhaut verhält sich bis auf das normale Rectum, wie der untere Theil des Dünndarms.

Uterus normal, jungfräulich. Ovarien gross, mit reichlichen Graf'schen Follikeln. Scheide und Blase normal.

Die microscopische Untersuchung zeigte mehrere Extremitätenmuskeln normal; im Rectus abdominis zahlreiche gleichmässige und stark fettig entartete Muskelfasern; ungefähr ein Viertel der Muskelfasern des linken und rechten Ventrikels ebenso fettig entartet. Die Leberzellen stark getrübt, mit reichlichen kleinsten und grössern Fetttröpfchen. Die Epithelien der Rinden- und Pyramidensubstanz beider Nieren gleichmässig und meist stark fettig entartet. In den verschiedenen Häuten der Gehirngefässe, besonders in der Intima der Arterien und in den Capillaren, meist reichliche Fettmolecüle. Ebensolche in den Epithelien den feineren Bronchien.

120. Acute Schwefelsäurevergiftung.

In einem andern, früher beobachteten Falle, wo ein 15jähriges Mädchen $3\frac{1}{2}$ Tage nach einer Schwefelsäurevergiftung starb, fand ich diphtheritische Entzündung und Geschwüre auf der Schleimhaut von Mund, Rachen, Oesophagus, Magen, Larynx und oberer Trachea, acute Tracheitis und Bronchitis, rechtseitige frische Pleuritis und lobuläre Pneumonicen. Das Herz war sehr schlaff und blass.

3. Der chronische Alcoholismus.

Zu den wichtigsten Folgen lange fortgesetzten Missbrauchs geistiger Getränke gehört auch die Hypertrophie des subpericardialen Fettgewebes und die Fettmetamorphose des Herzfleisches. Constant aber kommt wenigstens die letztere Degeneration bei Säufern nicht vor. Bei ungefähr zehn derartigen Individuen, welche entweder an zufälligen Ereignissen, z. B. Schädelfractur mit Gehirnhämorrhagie, oder im Delirium tremens mit Pneumonie u. s. w. nach ein- bis wenigtägiger Krankheit gestorben waren, fand ich das Herzfleich nicht fettig entartet. Bei einer ungefähr gleichen Anzahl unter nahezu gleichen Verhältnissen gestorbener Säufer fand ich das Herzfleisch schwächer, nur in zwei Fällen stärker fettig entartet. Darunter war ein todt aufgefundner, wahrscheinlich plötzlich verstorbner 57jähriger Mann, dessen Section verschiedne Zeichen von Säuferkrankheit und als einzig nachweisbare Todesursache starke Fettmetamorphose des Herzfleisches darbot.

121. Acuter Hydrocephalus. Fettmetamorphose des Herzfleisches.

51jähriger Gewohnheitstrinker, welcher nach 3—4tägigem maniakalischem Delirium starb, secirt am 26. September 1861.

Körper gross, sehr kräftig, mit starker Starre, reichlichen Todtenflecken. Unterhautzellgewebe mässig fettreich. Musculatur reichlich, dunkel. — Mässige Trübung der Convexität der Hirnhäute. Hirnsubstanz blutarm, weicher, in der Umgebung und an der Innenfläche der mässig erweiterten, schwach trübes Serum enthaltenden Ventrikel stark erweicht. — Halsorgane normal. — Lungen stellenweise verwachsen, in den obern Lappen mässig, in den untern in hohem Grade blutreich, stark pigmentirt. Herz etwas grösser, sehr schlaff, spärliches flüssiges Blut enthaltend. Fleisch grauröthlich, homogen, sehr weich, mässig fettig entartet. Klappen normal. Innenfläche der Aorta mit einzelnen Atheromflecken. — Bauch sehr aufgetrieben durch Meteorismus von Magen und Darmcanal. Leber in allen Durchmessern schwach vergrössert, glatt, graubraun, sehr schlaff. Schnittfläche von normaler Consistenz, deutlich acinös, blutarm. Die Acini deutlich umgrenzt, graubraun, normal gross oder etwas grösser, mit meist deutlicher Centralvene; einzelne (ca. 1 auf 1 bis $1\frac{1}{2}$ □'') kleiner oder normal gross, gelbgrau, weich, ganz homogen. Grosse Gefässe normal. Galle reichlich, gelbbraun, dünn. — Milz doppelt grösser, etwas stromareicher, übrigens weicher, schwarzroth. — Magen und Darm ohne besondere Abnormität. — Nieren etwas grösser, sehr schlaff, blutarm.

122. Sog. Lungenödem. Fettherz.

ca. 30jähriger Mann, secirt am 20. Juni 1862.

(Ging am 19. betrunken in's kalte Bad und wurde darin bewusstlos. Aus dem Bade herausgeholt blieb Pat. bewusstlos, bekam bald Lungenödem und starb nach ca. 12 Stunden.)

Körper gross, gut genährt. Haut mit reichlichen violetten Todtenflecken. Starke Starre. Unterhautzellgewebe in der Bauchgegend $\frac{1}{2}$'' dick. Musculatur reichlich.

Schädeldach und Dura mater normal. Weiche Hirnhäute an der Convexität mässig getrübt. Hirnsubstanz mässig bluthaltig. Ventrikel und grosse Gefässe normal.

Larynx normal. Rechter Lappen der Schilddrüse normal; der linke Lappen ist in eine $2\frac{1}{3}$'' lange, ovale Geschwulst verwandelt, die auf dem Durchschnitt aus bohnengrossen, grauröthlichen, weichen Abtheilungen besteht; in der Mitte eine fast kirschengrosse Höhle, die theils gelbe colloide Flüssigkeit, theils fest aufsitzende, der Schilddrüse ähnliche Masse enthält, eine glatte Innenfläche und eine $\frac{1}{2}$—3''' dicke fibröse Wand zeigt.

Linke Lunge allseitig kurz und ziemlich fest mit dem Thorax verwachsen, normal gross, fester und schwerer anzufühlen. Auf dem Durchschnitte ergiesst sich aus den Bronchien ausserordentlich reichliche schaumige Flüssigkeit von blassblutiger Farbe. Das Lungengewebe ist braunroth, mässig pigmentirt, glatt, vollständig luftleer. Die Bronchien normal weit; die Schleimhaut der grösseren und mittleren mässig geröthet, die der kleineren normal. — Rechte Lunge wie die linke. Feine Scheerenschnitte der Lungen zeigten nur in sehr wenigen Alveolen Luft.

Die meisten Alveolen waren erfüllt mit sehr zahlreichen, meist dreikernigen, Eiterkörperchen gleichen Zellen, sowie mit spärlicheren, grösseren, ovalen oder runden Zellen, welche einen einfachen runden, langen oder eingeschnürten Kern einschlossen. Alle Zellen enthielten einzelne Fettmolecüle. — Bronchialdrüsen mässig vergrössert, schwarz, fester. — Im Herzbeutel eine geringe Menge klarer Flüssigkeit. Das Herz vorzugsweise im Längsdurchmesser etwas vergrössert. Visceralblatt überall mässig getrübt. Linker Ventrikel um die Hälfte weiter, dem entsprechend dickwandig; rechter Ventrikel normal. In beiden Ventrikeln alle Muskelfasern undeutlich quergestreift, theils gleichmässig staubförmig getrübt, theils von sehr zahlreichen Fettmolecülen gleichmässig durchsetzt. In allen Herzhöhlen mässig reichliche Blutgerinnsel. Klappen und grosse Gefässe normal.

Leber normal gross, braunroth, mässig bluthaltig, von normaler Consistenz. An der Oberfläche des linken Lappens eine hirsekorn- und eine kaffeebohnengrosse Teleangiectasie; an der unteren Fläche ein verkalktes Pentastomum. Milz normal gross; schlaff, blutarm. Nieren normal gross; Rinde und Pyramiden von normaler Consistenz und stärkerem Blutgehalt.

Magen sehr gross, reichliche gelbbraune Flüssigkeit enthaltend; seine Schleimhaut zeigt im Pförtnertheil stark geschwollene Follikel, sowie einzelne stark injicirte und ecchymosirte Stellen. Dünndarm sowie Mesenterialdrüsen normal. Im Anfangstheil des Dickdarms spärliche dickbreiige Faeces.

123. Gehirnerweichung; Fettmetamorphose des Herzens.

(59jähriger Mann, welcher ein sehr bewegtes Leben hatte, Jahre hindurch mässiger Potator war und ohne vorherige andre Krankheit am 1. November 1860 Abends vor 7 Uhr plötzlich besinnungslos wurde und mit allgemeinen Krämpfen niederstürzte. Eine halbe Stunde darauf fand ich den Kranken vollständig bewusstlos. Haut bleich, wenig wärmer; Puls 96, gross, voll. Mundhöhle und Rachen normal. Ebenso Respiration und Circulation. Bauch normal. — Ungefähr alle 5 Minuten traten allmälig zunehmend und gegen 2 Minuten dauernd allgemeine Convulsionen ein. Kopf Anfangs gestreckt, im Nacken steif, später regelmässig nach hinten gezogen. Kiefer fest vereinigt, später starkes Zähneknirschen. Kein Schaum vor dem Munde. Extremitätenmuskeln sehr starr, kurze clonische Bewegungen machend, im Ganzen schwach gebeugt. Puls unfühlbar. Clysma von Essig, Eisumschläge ohne Wirkung. Schlucken unmöglich. Gegen $^1/_4$9 Uhr begann Trachealrasseln. Dabei gleicher je fünfminutiger Eintritt der Convulsionen. Um 9 Uhr Tod.)

Section 19. h. p. m. Körper gross, gut genährt. Haut normal, mit sparsamen Todtenflecken. Starke Starre. — Schädeldach dick. Dura mater stark gespannt. Weiche Hirnhäute an der Convexität stark getrübt. Das vordere Ende der untern Fläche der linken Grosshirnhemisphäre sass in einer Ausdehnung von ca. 1 □" auf der Basis der vordern Schädelgrube so fest an, dass es zunächst nicht davon ablösbar war. Dieser Stelle entsprechend war die Marksubstanz des Gehirns in der Länge von $1^1/_2$", in der Breite von $^1/_2$" und in der Dicke von 2—4‴, in allmäligem Uebergang zur Umgebung und bei normaler Beschaffenheit der Rindensubstanz, gelbröthlich, breiig weich oder schmierig. Die Hirnhäute an jener Stelle gegen $^1/_2$‴ dick und fest mit der Dura verwachsen; letztere selbst und der Knochen normal. Hirnwindungen stark abgeplattet. Gehirn in der grauen Substanz aller Stellen sehr blutreich, durchaus fest. Hirnarterien stellenweise rigid.

Die übrigen Organe zeigten ausser den gewöhnlichen Altersveränderungen keine Abnormität. Das Herz um die Hälfte grösser, sehr schlaff, gleichmässig und mässig fettig entartet. Die Aorta asc. um die Hälfte weiter.

Die microscopische Untersuchung der erweichten Gehirnstelle zeigte die milchige Flüssigkeit aus Serum, sehr zahlreichen mittelgrossen, meist runden Fettkörnchenhaufen und aus einzelnen kleinsten Fettkörnchen bestehend. In der Wand des Erweichungsheerdes fanden sich stellenweise sehr reichliche, stellenweise sparsamere, sehr feine, unregelmässig nebeneinander liegende oder netzförmig verflochtne Fäden, welche die grösste Aehnlichkeit mit den Fäden frisch geronnenen Fibrins hatten und auch gegen Essigsäure und Aetzkali sich gleich verhielten. Innerhalb dieser Fäden lagen nicht selten längere oder kürzere Reihen feinster Fetttröpfchen dicht aneinander. Hier und da fanden sich dickere Bündel gewöhnlichen wellenförmigen Bindegewebes; diese, sowie die zahlreichen kleinen arteriellen und venösen Gefässe in ihrer Adventitia waren dicht besetzt und durchsetzt von kleinen, mittelgrossen und grossen, runden oder ovalen Kernen. Auch die Capillarmembran war stellenweise reich an denselben Kernen. Nervenmark kam in sehr geringer Menge vor.

4. Der Abdominaltyphus.

Beim Abdominaltyphus kommt nicht nur constant eine albuminöse Infiltration des Herzfleisches, sowie der Zellen der Leber, Nieren u. s. w. (Buhl), sondern auch eine eigenthümliche colloidähnliche Erkrankung mit Untergang und späterer Regeneration eines Theils der Rumpf- und Extremitätenmuskeln (Zenker) vor. Dass das Herzfleisch in späteren Stadien nicht selten fettig entartet, hat vorzugsweise Lebert (Handb. d. prakt. Med. I, pag. 121) hervorgehoben.

Unter meinen 2000 Sectionen fanden sich 59 Fälle von Abdominaltyphus. Unter diesen fand ich nicht selten einzelne fettig entartete Muskelfasern des Herzens in Fällen, wo der Tod in der Mitte oder am Ende der zweiten Woche eintrat. Stärkere und ausgebreitetere Fettmetamorphose (nie mit Zeichen von beginnender Regeneration) kam in 9 Fällen vor, — eine Zahl, welche wahrscheinlich aber zu niedrig ist. In diesen 9 Fällen war der Tod eingetreten: 1mal in der 3., 1mal in der 4., 2mal in der 5., je 1mal in der 6., 7., 8., 9. und 12. Krankheitswoche. Ueber den Krankheitsverlauf dieser Fälle weiss ich nur so viel, dass alle schwer waren, dass insbesondere nicht bei einem leichten oder mittelschweren Verlauf plötzlich ein unvorhergesehener tödtlicher Ausgang, z. B. durch Darmperforation, Darmblutung, Glottisödem u. s. w. eintrat.

Ausser den unten mitgetheilten Fällen fand ich noch stärkere Fettentartung des Herzfleisches bei einem 42jährigen, in der 5. Woche gestorbenen Manne, dessen gerade Bauchmuskeln zahlreiche kleine und grössere Hämorrhagieen zeigten;

bei einem 28jährigen Säufer, welcher am 17. Tage starb und der sehr auffallende Cerebralsymptome, ähnlich denen bei Delirium tremens, darbot;

bei einem 5jährigen, später an Noma gestorbenen Knaben (s. den Fall unten).

124. Typhöse Infiltration des Ileum und der Leber.

32jähriger Mann, secirt am 2. Januar 1863.

(Starb in der 5. Woche des Typhus. Blutungen aus dem Darm. Hochgradiger Meteorismus.)

Körper gross, mässig genährt. Haut blass, mit mässig reichlichen violetten Todtenflecken. Mässige Starre. Unterhautzellgewebe fettreich; Musculatur reichlich, dunkelroth, fest.

Schädeldach und Dura mater normal. Weiche Hirnhäute an der Convexität mässig getrübt. Hirnsubstanz blutarm, schwach ödematös.

Rachen- und Halsorgane normal; ihre Schleimhaut sehr bleich.

Zwerchfell bis zum oberen Rand der 4. Rippe reichend. Beide Lungen vielfach kurz verwachsen, in den unteren Lappen mässig comprimirt, blutreich, in den oberen Lappen blutarm, trocken, mässig pigmentirt. Schleimhaut der Luftwege gleichmässig schmutzigroth gefärbt, ohne schleimigen Inhalt. Bronchialdrüsen normal. — Herzbeutel leer. Herz normal gross, schlaff; links ohne, rechts mit spärlichen Gerinnseln. Herzfleisch grauroth, weicher, mässig fettig entartet. Endocardium links gleichmässig stark, rechts stellenweise getrübt. Mitral- und Aortenklappen stellenweise verdickt; Aorteninnenfläche stellenweise fettig entartet.

Bauch stark aufgetrieben; Dünndarm mässig, Dickdarm im höchsten Grade ausgedehnt, die Leber ganz verdeckend. — Leber etwas kleiner; ihre Kapsel mässig getrübt; das ganze Organ schlaff; die rechte Hälfte des rechten Leberlappens ist auf dem Durchschnitt graubraun, undeutlich acinös, blutarm. Der übrige Theil der Leber ist blass braunroth, etwas fester, deutlich acinös und stellenweise von undeutlichen, weichen, sehr kleinen Granulationen durchsetzt. Galle reichlich, dunkel, dünnflüssig.

Milz über 7'' lang, in Breite und Dicke wenig vergrössert; Kapsel mässig runzlich; Gewebe braunroth, blutarm, von normaler Consistenz.

Linke Niere normal gross, schlaff; Kapsel etwas dicker und fester ansitzend; Rinde mässig injicirt, auf dem Durchschnitt normal breit, grauröthlich, homogen, etwas fester und blutarm; Pyramiden klein, blass. — Rechte Niere gleich der linken, nur etwas blutreicher und weicher.

Oesophagusschleimhaut normal. Magenschleimhaut nur in der linken Hälfte schwarz gefärbt; die übrige Magenschleimhaut schieferfarben. Schleimhaut im Ganzen etwas dicker. — Im Dünndarm reichlicher, schwarzer, dünner Inhalt. In dem untersten Viertel des Ileum nahe bei einander 7 bis 2thalerstückgrosse Substanzverluste, an denen sich nur noch spärliche Reste der Submucosa finden, so dass die Muscularis bloss liegt, während der Rand wenig verdickt, theilweise unterminirt, schwarz gefärbt, etwas weicher ist. Ungefähr 6'' höher liegen nahe bei einander 3 quere, weniger tiefe, in ihrem Rand markig infiltrirte Geschwüre. Etwa 10'' höher liegen 2 gleichfalls quere gleiche Geschwüre. Uebrige Darmschleimhaut ohne Geschwüre und ohne Infiltration. Mesenterium fettreich; die oberen Mesenterialdrüsen klein, welk, schieferfarben an ihrer Peripherie. Die Mesenterialdrüsen entsprechend den Geschwüren gleichfalls schwach vergrössert, grauroth gefärbt, markig weich, nicht schieferfarben. — Im Coecum u. Colon ascendens mässig reichliche hirsekorngrosse, weisse, narbenähnliche Stellen mit schwarzem Hofe.

125. Typhöse Ablagerungen in Ileum, Colon, Lymphdrüsen, Milz und Leber. Fettmetamorphose des Herzfleisches.

28jähriger Mann, secirt am 9. Juli 1862.

(Starb nach sechswöchentlicher Krankheitsdauer.)

Körper gross, stark abgemagert. Haut grauweiss, dünn, mit ziemlich reichlichen, blass-violetten Todtenflecken. Mässige Starre. Unterhautzellgewebe fast fettlos. Musculatur dunkel, ziemlich spärlich.

Schädeldach etwas dicker und fester; Dura mater normal; weiche Hirnhäute an der Convexität, vorzugsweise in den auffallend weiten und tiefen Furchen, stark, an der Basis mässig verdickt. Hirnsubstanz in der Rinde blutarm, in der Marksubstanz von mässigem Blutgehalt, überall etwas weicher und wässrig glänzend. Sämmtliche Hirnhöhlen etwas weiter, mit klarer Flüssigkeit erfüllt. Sinus und grosse Gefässe normal.

Larynx normal. Schilddrüse über doppelt grösser, gleichmässig colloid entartet.

Linke Pleura frei. Lunge nur an einer kleinen Stelle der Spitze verwachsen, nach der Eröffnung des Thorax stark zurücksinkend. Der obere Lungenlappen blutarm, von normalem Luftgehalt. Der untere Lappen an zahlreichen, meist nicht scharf umschriebenen Stellen, vorzüglich in seiner hinteren Hälfte, dunkelbraunroth, luftleer, glatt, ergiesst bei Druck reichliche trübe, luftleere Flüssigkeit. (Unter dem Microscop fanden sich im Stroma spärliche kleine und mittelgrosse Corpora amylacea.) Die übrigen Stellen dieses Lappens lufthaltig und sehr blutarm. Bronchien des obern Lappens normal; in denen des untern spärliche schleimige Flüssigkeit. Bronchialdrüsen normal. — Die rechte Lunge in ihrem vordersten Drittel lufthaltig und sehr blutarm. Der hinterste Theil des obern, sowie der ganze untere Lappen vollständig luftleer, ergiessen auf dem Durchschnitt reichliche trübe, grauröthliche Flüssigkeit. Das Gewebe ist braunroth, nur stellenweise fein gelblich gefleckt, glatt, nur an wenigen Stellen undeutlich granulirt, verhältnissmässig fest. Bronchien des obern Lappens wie links; die des untern gleichmässig ziemlich stark erweitert, mit graugelblicher schleimiger Flüssigkeit erfüllt. Ihre Schleimhaut dunkel geröthet, mässig geschwollen.

Im Herzbeutel geringe Menge klarer Flüssigkeit. Visceralblatt überall mässig getrübt. Herz normal gross, links fester, rechts schlaff anzufühlen. Das Herzfleisch im linken Ventrikel ziemlich gleichmässig grauröthlich, weicher, blutarm, gleichmässig fettig entartet; rechts weniger blass, von normaler Consistenz, mit weniger zahlreichen verfetteten Muskelfasern. Klappen und grosse Gefässe normal.

Bauchhöhle ohne Luft und ohne Flüssigkeit. — Leber normal gross, nach der Mitte zu stark zungenförmig; ihr Gewebe von normaler Consistenz, sehr blutarm, braunroth, deutlich acinös, mit spärlichen, feinen Körnchen durchsetzt. Galle spärlich, blass. — Milz 6" lang, Kapsel etwas runzlich; das Milzgewebe braunroth, stellenweise dunkelroth, von normaler Consistenz.

Linke Niere etwas grösser; Kapsel normal; Oberfläche glatt; Rinde breiter, theils grauröthlich, theils grau- und rothgestreift, weicher, homogen. Die rechte Niere etwas bluthaltiger, als die linke, mit einzelnen undeutlichen weissen Körnchen. Pyramiden normal.

Magen normal gross; seine Schleimhaut stellenweise ecchymosirt. Der Dünndarm grösstentheils in der Höhle des Beckens liegend. Jejunum normal. Im obern Ileum einzelne kleine Hämorrhagieen. In den untersten 2 Schlingen finden sich auf ungefähr 6 Peyer'schen Plaques 18 linsen- bis bohnengrosse, durch die ganze Dicke der Schleimhaut bis zur Muscularis reichende Geschwüre, mit hohen, wenig infiltrirten Rändern und grösstentheils glattem Grund. Die übrige Schleimhaut dieses Darmstücks stark injicirt und stellenweise ecchymosirt. Der Dickdarm bis zur Flexur sehr stark aufgetrieben; im Coecum, Colon ascendens und transversum bis zur linken Curvatur finden sich sehr zahlreiche, stellenweise $^1/_3$ der Fläche einnehmende, sehr kleine bis 1 und 2 □'' grosse Geschwüre, von meist unregelmässig zackiger Gestalt, und wenig oder stark unterminirten Rändern, auf deren Durchschnitt nur noch undeutlich eine markige Infiltration zu erkennen ist; viele reichen bis zur Muscularis und haben zum Theil einen graugelben Grund. Sämmtliche Häute sind diesen Geschwüren entsprechend mürbe. Serosa im ganzen Darmstück grob injicirt und stellenweise mit einer dünnen Fibrinschicht bedeckt. Im übrigen Dickdarm, bis herab zum Anfang des Mastdarms, finden sich spärliche gleiche, meist runde Geschwüre. Die zwischenliegende Schleimhaut ist an allen jenen Stellen theils wenig geschwollen und injicirt, theils graublau gefärbt, nicht verdickt. Eine Anzahl von Geschwüren sind vollständig vernarbt. Die Mesenterialdrüsen und die Drüsen am aufsteigenden Colon sind mässig vergrössert, ziemlich dunkel, auf dem Durchschnitt fest, schlaff, dunkel.

126. Abdominaltyphus. Fettherz.

21jähriger Mann, secirt am 12. August 1863.

(Starb in der 7. Krankheitswoche.)

Körper lang, abgemagert. Haut gelblichweiss, am Rücken mit gleichmässigen, hellrothen Todtenflecken. Unterhautzellgewebe fettarm; Musculatur kräftig, düsterroth. Geringe Starre.

Schädeldach normal, stellenweise fest mit der Dura mater verwachsen. Weiche Hirnhäute im Verlauf der Pfeilnaht getrübt und verdickt, an der Convexität wenig ödematös. Gehirn blutarm.

Rachen- und Halsorgane normal.

Linke Lunge frei. Ihr Gewebe überall lufthaltig, ziemlich stark ödematös. Bronchialschleimhaut schwach geröthet. Bronchialdrüsen erbsen- bis haselnussgross, weich, saftig, grauschwarz und gelblichweiss tingirt. — Rechte Lunge im ganzen Umfang des unteren Lappens fest und kurz mit der Parietalpleura verwachsen. In den abgesackten Räumen liegt eine gallertartige, weit über faustgrosse, gelbe Masse, welche den unteren Lungenlappen bis zur absoluten Luft- und Blutleere comprimirt hat. An der Peripherie des Lappens liegt eine haselnussgrosse, pneumonische, graugelbe, hepatisirte Stelle. Oberer und mittlerer Lappen lufthaltig, mässig bluthaltig, nicht ödematös. Bronchien und Bronchialdrüsen wie links.

Im Herzbeutel eine geringe Menge klarer Flüssigkeit. Visceralblatt mit einem Sehnenfleck von der Grösse eines Zehngroschenstücks. Herz in allen Theilen über die Hälfte grösser; Herzfleisch äusserst schlaff, blass, mürbe, undeutlich fasrig, die Klinge stark fettig beschlagend; Fleischbalken des linken Ventrikels in hohem Grade atrophisch. Endocardium, Klappen und grosse Gefässe normal.

Bauchhöhle ohne Flüssigkeit. Leber normal gross; ihr Gewebe sehr blutarm, hellbraunroth, normal consistent, sehr deutlich acinös, ohne deutliche Körnchenbildung, mit ganz schwachen Spuren von Fett auf der Klinge. Galle sehr reichlich, gelb, trüb, mit lockeren Fettklümpchen und kleinen Pigmentkörnern. — Milz 5'' lang, 3'' breit, weich, schlaff, blutarm, hellgrauroth, stellenweise blutreicher.

Nieren normal gross; ihre Kapsel auffallend zart; Nierengewebe sehr schlaff, saftig, schwappend; einzelne Gefässe stärker injicirt; übrigens das Gewebe blutarm; Corticalsubstanz blass, mit weissen Streifen, fettig entartet; Pyramiden normal. In der Corticalsubstanz sind zahlreiche, sandkorngrosse Körnchen eingestreut, welche weisslich, durchscheinend sind und ziemlich fest mit ihrer Grundlage zusammenhängen.

Der Magen enthält eine reichliche Menge von graugrüner, trüber Flüssigkeit. Schleimhaut bleich, stellenweise blutig imbibirt, etwas geschwollen und mit trübem Schleim überzogen. — Dünndarm meteoristisch, mit spärlichem, gelbgrauem, dünnflüssigem Inhalte. Im untersten Theil des Dünndarms befinden sich in der Schleimhaut 6—8, höchstens die Grösse eines Zweigroschenstücks erreichende Geschwüre, welche zusammen nicht mehr als 2—3 □" Ausdehnung haben. Diese Geschwüre sind flach; ihr Grund und Rand glatt, grauschwarz, nicht infiltrirt, nicht auffallend geröthet. Sie betreffen **nicht** die Peyerschen Plaques, welche überall normal und nur mit regelmässig gestellten Pigmentpünctchen versehen sind. Nur ein einziges erbsengrosses, vollkommen gereinigtes Geschwür lag inmitten einer Peyer'schen Plaque. Die Schleimhaut des unteren Dünndarms ist überall stark und gleichmässig pigmentirt, mässig geschwollen. Schleimhaut des oberen Dünndarms stärker geröthet und etwas geschwollen. — Dickdarm von Gasen aufgetrieben, spärliche dickbreiige Kothmassen enthaltend. Zwei flache, gereinigte, linsengrosse Geschwüre im Colon ascendens. Schleimhaut normal. — Mesenterialdrüsen geschwollen, erbsen- bis haselnussgross, saftig, weich, hellgelbroth.

127. Typhus abdominalis. Rechtseitige Pleuritis. Fettherz.

29jährige Amme, secirt am 30. April 1861.

(Starb in der 8. Krankheitswoche an Abdominaltyphus.)

Körper mittelgross, schwach genährt. Haut graugelblich, mit blassvioletten Todtenflecken. Mässige Starre. Schädel- und Halsorgane normal.

Linke Pleura normal. Linke Lunge lufthaltig, mässig bluthaltig. In der rechten Pleurahöhle gegen 2 Pfund schwach trübe, gelbröthliche Flüssigkeit und reichliche gelbe, weiche, theils freiliegende, theils der Costal- und Pulmonalpleura aufliegende fibrinöse Massen. Lunge an der Aussenfläche des obern Lappens fest und kurz mit den Rippen verwachsen. Der obere Lappen ungefähr um die Hälfte, der untere bis zu $^1/_4$ verkleinert; letzterer auf dem Durchschnitte grauroth, vollständig luftleer, stark comprimirt; der obere Lappen grösstentheils lufthaltig, ziemlich stark pigmentirt. Bronchien des obern Lappens normal; die des untern etwas erweitert, mit sparsamem schleimigen Inhalt.

Im Herzbeutel ungefähr 1 Pfund klare Flüssigkeit. Herz grösser, sehr schlaff. Linker Ventrikel um die Hälfte weiter, mit sparsamen Gerinnseln. Unter den Fleischbalken am vordern Rande des Septum finden sich mehrere kaffeebohnengrosse grauröthliche mürbe Gerinnsel. Rechter Ventrikel normal weit, reichliche Gerinnsel enthaltend; Klappen normal. **Herzfleisch grauroth, undeutlich fasrig, viel weicher, gleichmässig fettig entartet.** Grosse Gefässe normal.

Leber normal gross, schlaff anzufühlen; ihr Gewebe mässig bluthaltig; die Acini deutlich, in der Mitte blass, peripherisch braunröthlich. Im Innern der Leber ausserdem sehr sparsame, sehr kleine, grauweisse, weiche Körperchen. Galle sparsam, sehr blass. — Milz 5" lang, entsprechend breit uud dick, auf dem Durchschnitt braunroth, weicher. An der convexen Fläche der Milz eine erbsengrosse, daneben eine halberbsengrosse Cyste.

Nieren schwach vergrössert; Kapsel normal; Oberfläche grob injicirt; Rinde etwas breiter, grau und roth gestreift, undeutlich fasrig, weicher; Pyramiden blass.

Magen normal. Im untersten Dünndarm zunächst der Klappe finden sich 8 bis $^1/_2$ guldengrosse Geschwüre, deren Grund glatt ist und grösstentheils die Ringhaut der Muscularis blosslegt. Ihre Ränder sind sehr wenig infiltrirt, stark pigmentirt. und stellenweise $^1/_2$''' tief unterminirt. In den zwei letzten Dünndarmschlingen findet sich ungefähr noch ein Dutzend gleicher, meist gegen kaffeebohnengrosser Geschwüre. sowie einzelne schwarz pigmentirte, undeutlich narbige Stellen. Die entsprechenden Stellen der Serosa sind grösstentheils pigmentirt, stellenweise stärker injicirt. grösstentheils glatt. In der übrigen Schleimhaut dieses Darmstückes finden sich sparsame, wenig geschwollene, feste solitäre Follikel. Die zugehörigen Mesenterialdrüsen sind wenig vergrössert, nirgends mehr deutlich infiltrirt. Dickdarm normal.

128. Typhus abdominalis. Mehrfache Abscesse und Decubitus. Fettherz.

24jähriges Weib, secirt am 7. November 1863.

(c. zweimonatliche Krankheitsdauer.)

Körper mittelgross, ziemlich stark abgemagert. Haut blass, mit zahlreichen blassen Todtenflecken. Mässige Starre. An zahlreichen Stellen der Haut kleine bis 3 □" grosse, braunrothe Hämorrhagieen, welche theils nur die Haut, theils auch das subcutane Fettgewebe betreffen. In der Gegend des linken Trochanter findet sich ein haselnussgrosser bis zu den Sehnen reichender, brandiger Decubitus, dessen Ränder stellenweise zollweit unterminirt und mit fettigjauchiger Flüssigkeit erfüllt sind. Ein kleinerer Decubitus findet sich am rechten Trochanter. Unterhautzellgewebe fettarm; Musculatur spärlich, bleich, fester. An spärlichen Stellen finden sich bis erbsengrosse, in der Haut gelegene Abscesse. Unterhautzellgewebe vor dem Praepatellarschleimbeutel der linken Seite in der Ausdehnung von 3 □" eitrig infiltrirt; Haut daselbst an einzelnen Stellen perforirt. Beiderseitige Kniegelenke normal.

Schädeldach normal; ebenso Dura mater; weiche Hirnhäute an der Convexität schwach getrübt; Hirnsubstanz blutarm, wässrig. Sinus sphenoidales weit, enthalten theils dünnflüssigen, theils mit käsigen Partikelchen vermischten Eiter. Die Schleimhaut der Sinus stark pigmentirt, etwas dicker, mürber. Die angrenzende Knochensubstanz pigmentirt, aber glatt.

An den oberen Halswirbeln, entsprechend der linken Choane ist der Gaumen in der Ausdehnung von $^1/_2$ □" schwarz gefärbt, pappig weich, in der Umgebung eitrig infiltrirt. Die angrenzende Knochensubstanz normal. Gaumenschleimhaut normal. Die Epiglottis hat eine regelmässig dreieckige Gestalt, deren nach oben sehender Winkel normal ist, während die Seitentheile gegen 3''' lange, 1''' breite Geschwüre bilden, auf deren Grund der Knorpel blossliegt; die zum Theil unterminirten Geschwürsränder sind deutlich eitrig infiltrirt. Die übrige Larynxschleimhaut sehr bleich, sonst normal. — Schilddrüse mässig colloid entartet.

Linke Lunge frei. Der obere Lappen blutarm, lufthaltig, mässig pigmentirt. Unterer Lappen blutreicher, besonders nach der Basis, ebenso pigmentirt und an zahlreichen, nicht scharf umschriebenen Stellen schlaff infiltrirt. Schleimhaut der Bronchien mässig geröthet, wenig geschwollen, mit spärlichem schleimigen Secret bedeckt. Die meisten Bronchien des unteren Lappens cylindrisch erweitert und mit reichlichem Eiter erfüllt. Bronchialdrüsen vergrössert, schwarz. — Rechte Lunge allseitig locker angeheftet, im Wesentlichen gleich der linken. In der Spitze des unteren Lappens finden sich peripherisch einzelne eitrig infiltrirte, vollständig luftleere Heerde. — Unter der Pleura beider Lungen einzelne kleine Hämorrhagieen. Die grossen Aeste der Lungenarterie beiderseits frei.

Im Herzbeutel eine geringe Menge klarer Flüssigkeit. Visceralblatt ziemlich gleichmässig getrübt. Herz verhältnissmässig gross, schlaff, mit spärlichen Gerinnseln. Herzfleisch sehr bleich, undeutlich fasrig, weich, beiderseits gleichmässig und mässig stark fettig entartet. Klappen und grosse Gefässe ohne besondere Abnormität.

Uterus stark nach hinten gedrängt; am inneren Muttermund etwas nach vorn geknickt, etwas grösser. In der Körperhöhle zäher Schleim. Schleimhaut mässig injicirt, etwas verdickt; an der Serosa des Körpers zahlreiche dendritische Vegetationen, ebenso in der Serosa der Umgebung; auf der Serosa der Plica Dougl. feine Concremente. Ovarien und Tuben vielfach miteinander verwachsen, erstere mit einzelnen gelben Körpern.

Leber normal gross, schlaff; Kapsel stellenweise getrübt. Gewebe blassbraunroth, wenig deutlich acinös, blutarm, von normaler Consistenz, von zahlreichen, nur microscopisch sichtbaren, atrophischen, lymphatischen Neubildungen durchsetzt. Galle in mässiger Menge, blass, dünnflüssig; Schleimhaut der Gallenblase stellenweise injicirt und geschwollen. — Milz $4\frac{1}{2}$'' lang, entsprechend breit und dick; Kapsel runzlich; Gewebe braunroth, etwas weniger consistent.

Linke Niere etwas grösser, sehr schlaff; Kapsel dünn, leicht abziehbar. Oberfläche blass; Rinde etwas breiter, blass grauroth, schwach injicirt, blutarm, zäh. Pyramiden normal gross, blass. — Rechte Niere etwas blutreicher, weicher als die linke. Becken und Kelche normal.

Magen klein, spärliche grünliche Flüssigkeit enthaltend. Schleimhaut blass, grünlich gefärbt, stellenweise sowohl am Pförtner als an der Cardia schwach ecchymosirt; ebenso die Schleimhaut des oberen Duodenum. — Das Duodenum weit; spärliche dünnbreiige Flüssigkeit enthaltend. Schleimhaut des oberen Dünndarms mässig pigmentirt. Im mittleren Dünndarm auf der Höhe der Falten stellenweise Ecchymosen. Schleimhaut des unteren Dünndarms, dessen Schlingen im Becken liegen, ziemlich stark venös injicirt; in den zwei untersten Dünndarmschlingen finden sich gegen 30 1 □''' bis 1 □'' grosse Geschwüre, deren Grund aus der blossliegenden, gleichmässig injicirten Kreisfaserschicht der Muscularis besteht, während die theils wenig unterminirten, theils anliegenden Ränder stark injicirt, weniger infiltrirt sind. Serosa diesen Stellen entsprechend stark injicirt und gleichmässig getrübt. Die untersten Mesenterialdrüsen sind vom pigmentirten Peritonäum bedeckt und 2- bis 3fach vergrössert, grösstentheils braunroth, schlaff, blutarm, stellenweise, vorzugsweise in der Peripherie, auch im Centrum aus einer graugelblichen, derben Masse bestehend. — Im Anfangstheil des Dickdarms reichliche gelbe breiige Massen; Schleimhaut nur stellenweise injicirt.

5. Die acute gelbe Atrophie der Leber

ist in der grossen Mehrzahl der Fälle mit einer gleichmässigen und meist starken Fettentartung des Herzfleisches complicirt, wie ich gleich Buhl, Klob, Wunderlich u. A. gefunden habe. Sie schliesst sich hierdurch einerseits dem Typhus abdominalis, andererseits den Befunden bei acuter Phosphorvergiftung an. Nähere Mittheilungen verspare ich mir für einen andern Ort. Nur das Eine will ich noch hier bemerken, dass ich in einem neuerlich beobachteten Falle, wo nach c. 14tägigem Bestehen eines gewöhnlichen leichten Icterus der schwere Symptomencomplex der acuten gelben Leberatrophie eintrat und nach wenigen Tagen den Tod zur Folge hatte, auch eine schwächere oder stärkere Fettmetamorphose zahlreicher Muskeln des Stammes und der Extremitäten fand.

6. Verschiedene schwere acute und subacute Krankheiten fand ich in einzelnen oder mehreren Fällen mit stärkerer Fettmetamorphose des Herzfleisches combinirt. Hierzu gehört zunächst die Pyämie nebst den ähnlichen Fällen von Puerperalfieber, über welche ich mir weitere Mittheilungen vorbehalte. Zwei andere Fälle von Puerperalfieber, sowie mehrere Fälle von andern Affectionen theile ich im Folgenden mit.

129. Puerperaler Zustand. Fettmetamorphose des Herzfleisches.

18jähriges Weib, secirt am 6. Juni 1861.

(Starb 6 Tage nach der Entbindung an „puerperaler Scarlatina.")

Körper klein, mässig genährt. Haut graugelblich, mit ausserordentlich reichlichen, an zahlreichen Stellen bis zur Mitte der Vorderfläche des Körpers reichenden Todtenflecken; ausserdem an Brust, Bauch, Schultern, Beugeseite der Ellenbogen und Oberhälfte der Oberschenkel bedeckt mit sehr kleinen, an zahlreichen Stellen confluirenden, hellen Bläschen. Mässige Todtenstarre.

Schädeldach dünn; an der Innenfläche sehr reichliches, dünnes, villöses Osteophyt. Weiche Hirnhäute und Hirnsubstanz mässig bluthaltig, sonst normal.

Brüste gross, mässig reichliche, dünne Milch enthaltend.

Auf der Zunge ein reichlicher schleimiger Beleg. Zungenwurzel und weicher Gaumen mit einer dünneitrigen Flüssigkeit belegt. Tonsillen normal gross, an der Oberfläche vielfach narbig; auf dem Durchschnitte mehrere Follikel schwach vergrössert, gleichmässig dunkelroth gefärbt. An der Hinterfläche des Kehldeckels drei halblinsengrosse, stark geröthete Flecke. Uebrige Larynxschleimhaut normal.

Linke Lunge frei, im obern Lappen mässig, im untern stärker bluthaltig, überall lufthaltig. Bronchialschleimhaut etwas stärker geröthet, mit sehr sparsamem, dünnschleimigen Secret. Rechte Lunge wesentlich gleich der linken. In der Spitze mehrere über erbsengrosse, scharf umschriebene, grauweisse, glatte, ziemlich trockne Infiltrate. Die Lunge übrigens stark ödematös und stärker pigmentirt.

Herzbeutel normal. Herz normal gross, sehr schlaff; nur im rechten Herzen spärliche Gerinnsel. Herzfleisch sehr blass, sehr mürbe, theils albuminös, theils fettig getrübt. Klappen und grosse Gefässe normal.

Leber normal gross; ihr Gewebe blutarm, undeutlich acinös, gleichmässig grauroth. Galle dunkel. — Milz 6" lang, entsprechend breit und dick. An der Oberfläche der Convexität eine dünne Fibrinschicht. Gewebe braunroth, sehr weich, stellenweise breiig zerfliessend.

Nieren normal gross. Kapsel und Oberfläche stärker vascularisirt. Rinde normal breit, grauröthlich, weicher.

Magenschleimhaut an zahlreichen Stellen, besonders der Cardia, grob vascularisirt. Im Dünndarm sparsame gallige Flüssigkeit. Im untern Dünndarm einzelne solitäre Follikel schwach vergrössert. Mesenterialdrüsen mässig vergrössert, braunroth, sonst normal. Dickdarm normal.

Uterus 6" lang; Serosa überall normal; in seiner Höhle spärliche Blutgerinnsel; im Cervicaltheil sparsame eiterähnliche Flüssigkeit. In der rechten Uterinhälfte nahe dem Horne sitzen an einer gegen 4 □" grossen Stelle noch bis 1/4" dicke Massen von Blutgerinnseln auf; die übrige Schleimhaut des Uterus ist mit einer dünnen, graurothen, grösstentheils leicht abstreifbaren Schicht überzogen. An der Vaginalportion mehrere seichte Einrisse. Das Fleisch des Uterus blassroth, an den meisten Stellen 3/4" dick, übrigens normal. Tuben und Ovarien ohne besondere Abnormität. Die Retroperitonäalgefässe und Lymphdrüsen normal.

130. Puerperalzustand. Fettmetamorphose des Herzfleisches.

35jähriges Weib, secirt am 12. Juni 1858 (Dr. Sickel).

(Am 10. Juli Abends 11 Uhr von 8monatlichem Fötus normal entbunden. Mässiger Blutverlust. Am 11. früh 2 Uhr Convulsionen, welche sich mehrmals wiederholten. Tod früh 9 Uhr.)

Körper mässig genährt. — Schädel- und Halsorgane nicht eröffnet. — Geringes Lungenödem. — Herz schlaff, blutleer. Musculatur besonders des linken Ventrikels schmutzgelbroth, sehr weich, mässig fettig entartet. — Einzelne Hämorrhagieen des Peritonäum. Acute parenchymatöse Hepatitis und Nephritis, theilweise schon mit fettigem Zerfall der Drüsenzellen. Milz und Darmcanal normal. Puerperaler Zustand der Genitalien; mehrere Geschwüre im Scheidengewölbe.

131. Fettmetamorphose des Herzens nach Verbrennung.

12jähriges Mädchen, secirt am 13. August 1862 (9 h. p. m.).

(Das bisher gesunde kräftige Kind starb c. 72 Stunden nach einer Verbrennung, meist zweiten, stellenweise dritten Grades an der grössern Hälfte beider Unterextremitäten.)

Mässige Anämie aller Organe. Herz normal gross, rechts mit reichlichen Faserstoffgerinnseln. Hinter dem grossen Zipfel der Tricuspidalis war das Herzfleisch unter dem Endocardium in der Ausdehnung von 1 1/2 □" und in unregelmässig netz- und fleckenförmiger Gestalt, in der Dicke von 1/2''', fettig entartet. Die Entartung war hier sehr stark. Sämmtliche Muskelfasern des übrigen Theils dieses Ventrikels waren gleichmässig und schwach fettig. In letzterer Weise verhielt sich auch der linke Ventrikel.

132. Fettmetamorphose des Herzens nach Verbrennung.

48jähriger Mann, secirt am 13. August 1857.

(Pat. verbrannte sich vor c. 3 Wochen 1/8 der Körperoberfläche mit Schellack.)

Körper ziemlich abgemagert. Ungefähr 1/8 der Körperoberfläche zeigt eine eiternde, bis zu Muskeln und Sehnen reichende Fläche. Kein Oedem. Schwaches Gehirnödem. Schlaffe blutige Pneumonie beider unteren Lungenlappen mit mässiger Bronchitis. Herz schlaff, weiter; Fleisch bleich, weich, gleichmässig und mässig fettig entartet. — Geringer acuter Milztumor. Chronischer Magencatarrh.

133. (Alter Abdominaltyphus?) Hydrocephalus. Noma der Wange. Punctirte Fettmetamorphose des Herzfleisches.

5 1/4jähriger Knabe, secirt am 16. August 1859 (Georgenhaus).

(Der immer kränkliche Knabe hatte vor 9 Wochen einen mittelschweren Abdominaltyphus, welcher 5 Wochen dauerte. Darauf Drüsenanschwellungen am Halse. Seit 6 Tagen Noma.)

Körper klein, blass, mager. Die linke Wange bis zum Mundwinkel äusserlich grünlich, innen graugelb gefärbt, blutleer, eitrig-jauchig infiltrirt, sehr weich.

Mässiger chronischer Hydrocephalus. — Halsorgane normal. Die Halslymphdrüsen bis wallnussgross, graugelb, weicher.

Linke Lunge allseitig kurz verwachsen. In beiden Unterlappen zahlreiche frische lobuläre Infiltrate. Alle Bronchien, besonders der Unterlappen, gleichmässig stark erweitert, mit reichlichem Eiter erfüllt. Bronchialdrüsen gleich den Halslymphdrüsen. — Herzbeutel am Visceralblatt vielfach ecchymosirt. Herz über doppelt grösser. Linker Ventrikel doppelt dicker, bleich; die Papillarmuskeln, sowie einzelne andere Stellen nächst dem Endocardium fleckig fettig entartet. Rechter Ventrikel wenig dicker; sein Fleisch am Conus arteriosus ebenso. In den Herzhöhlen reichliche blasse Gerinnsel. Mitralklappe schwach, Aortenklappen stark gallertig verdickt.

Leber normal gross, blutarm. Galle spärlich, dünn. — Milz $4^1/_2$'' lang, grauroth und graugelb, blutarm, fester. — Magen normal. — Im untern Ileum zahlreiche solitäre Follikel und Peyer'sche Plaques nicht oder wenig geschwollen, pigmentirt. Ebenso das Colon. Mesenterialdrüsen klein, fester.

Nieren doppelt grösser. Kapsel normal. Oberfläche glatt, bleich, nur schwach injicirt. Rinde breiter, graugelb, undeutlich fasrig, weicher. Pyramiden blassroth.

134. Syphilom der Leber und Milz. Noma der Wange. Geringe Fettmetamorphose des Herzfleisches.

$6^3/_4$jähriger Knabe, secirt am 26. März 1861.

(Vergl. den ausführlichen Befund im Arch. d. Heilk. IV, pag. 437.)

Die Blutungen und die Fettmetamorphose des Herzfleisches.

Ausser den zahlreichen, in ihren Ursachen bekannten Fällen von Blutung kommen nicht selten Blutergüsse in einem oder in mehreren Organen vor, bei denen weder active noch passive Hyperämie, noch Zerreisslichkeit der Gefässwandungen nachweisbar ist. Ein Theil dieser Blutungen hat in der neuern Zeit auch schon seine anatomische Begründung mehr oder weniger vollständig gefunden: so die Blutungen durch Embolie bei ulceröser Endocarditis, manche Blutungen bei Leukämie, die Blutungen bei acuter Phosphorvergiftung, welche höchst wahrscheinlich auf acuter Fettentartung der Gefässwände beruhen.

Die noch übrig bleibenden Fälle von Blutungen entbehren vorläufig noch jeder anatomischen Begründung. Zunächst gilt dies von den sog. primären hämorrhagischen Affectionen, von der Hämophilie, dem Morbus maculosus und dem Scorbut, sowie von der sog. hämorrhagischen Diathese, welche einzelne Kliniker noch als besondere Krankheit gelten lassen.

Ueber die Hämophilie habe ich gar keine eigne Erfahrung.

Von tödtlichem Morbus maculosus secirte ich einen Fall, in dem sich eine sehr bedeutende Fettentartung des Herzfleisches fand. Wie in diesem, so blieb es auch in den übrigen Fällen, wo sich bei tödtlichen Blutungen Fettmetamorphose des Herzfleisches fand, unentschieden, ob letztere die Ursache der Blutung war oder ob das umgekehrte Verhältniss stattfand. In einem zweiten Fall fand sich tödtlicher Morbus maculosus bei einem Säufer, zugleich mit schwach granulirter Leber und Nieren.

135. Hochgradige Fettentartung des Herzens. Hauthämorrhagieen. Zahlreiche lobuläre Pneumonieen.

17jähriger Mensch, secirt am 21. März 1862.

(Litt 13 Wochen an „Morbus maculosus Werlhofii".)

Körper mittelgross, gut genährt. Haut graugelblich, vom Kopf nach den Zehen hin zunehmend mit zahlreichen sehr kleinen bis 2 □''' grossen, rundlichen, theils gleichmässig blaurothen, theils im Centrum blassen Flecken bedeckt, denen entsprechend das Corium meist in der ganze Dicke ebenso gefärbt ist. Sparsame blasse Todtenflecke. Starke Starre. Unterhautzellgewebe der Bauchgegend stellenweise $^1/_4$'' dick, gelblich, ohne Hämorrhagieen. Musculatur kräftig.

Schädeldach dünn, ohne Blutaustritte. Dura mater normal; weiche Hirnhäute an der Convexität sehr schwach getrübt. Hirnsubstanz in der Rinde und dem Mark auffallend blutarm, zäh, nur aus den grösseren Gefässen spärliches halbflüssiges Blut entleerend; nur einzelne Stellen der Marksubstanz des Grosshirns in der Ausdehnung von ¼ □″ etwas hyperämisch; an der obern und untern Fläche des Kleinhirns finden sich peripherisch einzelne, kaum hirsekorngrosse Blutaustritte. In noch geringerer Ausdehnung finden sich solche im Kleinhirn und in der Rindensubstanz des Grosshirns.

Halsorgane normal.

Linke Lunge frei. Costal- und Zwerchfellpleura normal; in der Lungenpleura vorzugsweise des unteren Lappens zahlreiche kleine Hämorrhagieen. Der obere Lappen enthält im vorderen Drittel zahlreiche, ½—3‴ im Durchmesser haltende, scharf umschriebene, glatte oder granulirte, luftleere Stellen, von denen die grösseren einzeln liegen, während die kleineren Gruppen bilden. Das übrige Lungengewebe theils blutarm, meist aber etwas blutreicher, mässig pigmentirt und stark ödematös. Der ganze untere Lappen von denselben hämorrhagischen Infiltraten wie der obere durchsetzt; sein übriges Gewebe luftleer, grauroth, glatt, reichliche schwach trübe Flüssigkeit entleerend. In den Bronchien spärliche schleimige Flüssigkeit; Schleimhaut meist blass, an einigen injicirt. Bronchialdrüsen grösser, schwarz und fest. — Rechte Pleura gleich der linken; oberer und mittlerer Lappen gleich dem linken oberen; der untere Lappen gleich dem linken unteren. In den Bronchien theils dünne Blutgerinnsel, theils blutige Flüssigkeit. Bronchialdrüsen wie links. (Die Infiltrate der Lungen bestanden fast ganz aus Faserstoff, der mit zahlreichen Fettmolecülen durchsetzt war; keine Blutkörperchen.)

Im Herzbeutel 2 Unzen klare Flüssigkeit. Parietalblatt normal. Im Visceralblatt über den Ventrikeln zahlreiche sehr kleine bis linsengrosse blassrothe Blutergüsse. Herz in allen Durchmessern etwas grösser, links fest, rechts schlaff. In beiden Ventrikeln verhältnissmässig reichliche, auffallend blasse, wie sulzige Gerinnsel. Die Herzhöhlen ungefähr normal weit, mit Ausnahme des etwas vergrösserten linken Ventrikels. Das Fleisch des letzteren ist unter dem Endocardium theils ziemlich regelmässig grob reticulirt, theils gleichmässig blassgelb gefärbt. Die Papillarmuskeln und Trabekeln sind in ihrer ganzen Dicke, das übrige Herzfleisch in seinem innersten Drittheile ebenso gefärbt, homogen, weicher. Im rechten Herzen finden sich unter dem Endocardium nur sparsame fettig entartete Stellen. Das übrige Fleisch grauroth und von ungefähr normaler Consistenz. Die Mitral- und Aortenklappen schwach verdickt; erstere an den Rändern schwach sulzig; ebenso die Ränder der Tricuspidalis.

Bauchhöhle leer. Leber normal gross, blass, glatt. Ihre Schnittfläche äusserst blutarm, ziemlich gleichmässig grauroth, deutlich acinös, etwas weicher; an der Oberfläche des linken Lappens, nahe dem Ligamentum suspensorium eine gegen erbsengrosse Stelle von cavernösem Gewebe. Galle reichlich, dunkel, etwas dickflüssig. — Milz normal gross, Oberfläche glatt, Schnittfläche grauroth, von normaler Consistenz, blutarm.

Nieren normal gross. Kapsel normal; Oberfläche blass, grauroth mit sparsamen grösseren Gefässen. Rinde breiter, gleichmässig graugelb, nur stellenweise schwach injicirt, undeutlich fasrig, ziemlich reichliche trübe Flüssigkeit auf der Schnittfläche entleerend. Pyramiden normal gross, fest und sehr blass. Das Microscop zeigte die meisten Epithelien schwach fettig entartet, das Stroma etwas reichlicher. Becken und Kelche normal.

Oesophagus normal. Schleimhaut des Magens mit reichlichem, zähem Schleim überzogen, an allen Stellen von zahlreichen, meist gegen linsengrossen, blassen Hämorrhagieen durchsetzt. Vom rechten unteren Rande des grossen Netzes geht ein 3″ langer Faden an das freie Ende des Wurmfortsatzes; in dessen Mitte geht ein gleicher Faden nach einer unteren Ileumschlinge ab. In der Serosa des Dünndarms sparsame kleine Hämorrhagieen; ebensolche in etwas grösserer Menge in der Submucosa des Dünndarms. Der Wurmfortsatz an zahlreichen Stellen schieferfarben, seine Wände verdickt, seine Schleimhaut vielfach narbig, an den übrigen Stellen dicker, mässig injicirt. Der Dickdarm enthält im Anfangstheil reichlichen dunkelbraunen, dickbreiigen Koth. Die Mesenterialdrüsen blass, grauroth, sonst normal.

In der Harnblase flockiger, übrigens wasserheller Harn. Auf der Schleimhaut einzelne Ecchymosen.

Die Muskeln der rechten unteren Extremität vollständig normal.

136. Morbus maculosus. Zahlreiche Hämorrhagieen innerer Organe. Fettherz. Granulirte Nieren.

52jähriger Mann, Säufer, secirt am 28. Februar 1858.

Körper blass. In und unter der Haut zahlreiche linsengrosse und einzelne bis zweithalerstückgrosse frische und ältere Hämorrhagieen; letztere besonders an den untern Extremitäten. Ebensolche meist kleinere Flecke in der Diploë des Schädeldaches und in verschiedenen Muskeln.

Schädel-, Rachen- und Halsorgane normal.

In jeder Pleurahöhle c. 2 Pfund blutigseröse Flüssigkeit; untere Lungenlappen mässig comprimirt. Obere Hälfte beider Oberlappen luftleer, schwielig fest, schwärzlich; in den gleichmässig oder sackig erweiterten Bronchien eingedicktes Secret. Chronische Bronchitis. — Im Herzbeutel 2 Unzen blutige Flüssigkeit. Herzfleisch blass, sehr mürbe, gleichmässig ziemlich stark fettig entartet. Linkseitige Klappen mässig verdickt.

In der Bauchhöhle 2 Pfund blutigseröse Flüssigkeit. Leber kleiner, fester, an der Oberfläche flach granulirt; Schnittfläche fester, deutlicher acinös; interacinöses Bindegewebe vermehrt. Gallenblase leer. — Milz etwas grösser, sehr weich. — Starker chronischer Magencatarrh. Im Darm stellenweise blutiger Inhalt. — Nieren kleiner, fester, blutarm, an der Oberfläche flach granulirt.

Wahrscheinlich gehört auch der folgende Fall hierher.

137. Lungenemphysem. Erweiterung und Fettmetamorphose des Herzfleisches. Zahlreiche kleine Haut- und Gehirnhämorrhagieen. Cysticercus cellulosae der Hirnrinde.

33jähriges Weib, secirt am 12. Februar 1861.

Körper klein. Obere Körperhälfte schwach, untere stark ödematös. Haut graubläulich, an der obern Hälfte schwach gelblich; an der untern einzelne bis fast 1 □" grosse, rundliche, violette Flecke (Hauthämorrhagieen) und reichliche, ebenso gefärbte Todtenflecke. Geringe Todtenstarre.

Schädeldach dünn. Weiche Hirnhäute schwach ödematös. In der Marksubstanz des grossen Gehirns sehr zahlreiche, theils gleichmässig verbreitete, theils in Gruppen liegende, sehr kleine bis hirsekorngrosse, runde und längliche, scharf begrenzte, braunrothe Flecke (Hämorrhagieen). Die übrige Marksubstanz schwach rosenroth. Die Rindensubstanz durchaus frei von Hämorrhagieen. In ihr, oder halb in ihr, halb in der Marksubstanz auf der Höhe beider Grosshirnhemisphären gegen 15 nicht weiter veränderte, walzenförmige Exemplare von Cysticercus cellulosae. In der Marksubstanz des Kleinhirns dieselben Hämorrhagieen in viel geringerer Menge. Uebriges Gehirn normal. Schädelsinus und Hirnarterien normal.

Schleimhaut des Larynx und der Trachea ziemlich reichlichen glasigen Schleim enthaltend, grösstentheils gleichmässig bläulichroth, stellenweise mit zahlreichen feinen Hämorrhagieen. Giesskannenknorpel schwach ödematös.

Thorax nach vorn stark convex; nach der Oeffnung desselben ist vom Herzen blos eine zweithalergrosse Fläche sichtbar. Den übrigen Raum nehmen die stark ausgedehnten, in der Mittellinie fast übereinanderreichenden Lungen ein. Die vorliegenden Theile der Lungen zeigen die Lungenbläschen überall, besonders an den stumpfen und scharfen Rändern hirsekorn- bis erbsengross erweitert, über die Lungenoberfläche hervorragend. — In der linken Pleurahöhle keine Flüssigkeit. Lunge nicht verwachsen. Unter der Pleura des untern Lappens stellenweise zahlreiche bis linsengrosse Hämorrhagieen. Die obern Lappen in allen Theilen stark emphysematös. Der untere Lungenlappen blauroth, gleichmässig stark pigmentirt. Bronchien ebenso wie die Trachea. Bronchialdrüsen klein, schwarz, fest. Rechte Lunge wesentlich gleich der linken. — Im Herzbeutel ungefähr 1 ℥ klare Flüssigkeit. Unter dem Visceralblatt, besonders an der Basis der Ventrikel, zahlreiche kleine Hämorrhagieen. Herz gegen 7″ breit, Längendurchmesser wenig vergrössert. Linker Ventrikel und linker Vorhof von normaler Grösse. Herzfleisch grauröthlich, weniger deutlich fasrig, weicher, gleichmässig fettig entartet. Papillarmuskeln kürzer, an den Spitzen schwach fasrig, glatt. Sehnenfäden kaum verkürzt, etwas verdickt. Vorderer Zipfel der Mitralis stark verkürzt. Aortenzipfel wenig kürzer. Rechter Ventrikel über doppelt breiter; Herzfleisch ebenso gefärbt, wie links, undeutlich fasrig, aber auffällig starr. Tricuspidalklappe normal. Pulmonal- und Aortenklappen normal. Innenfläche der Aorta stellenweise fettig entartet.

In der Bauchhöhle ungefähr 6 Pfund gelbliche Flüssigkeit und reichliche weiche Fibringerinnsel. Leber am obern Rande ungefähr 2″ tiefer stehend, im rechten Lappen stark zungenförmig. Die Ränder sehr wulstig. Leberoberfläche schwach getrübt und stellenweise schwach granulirt. Leber auf dem Durchschnitt etwas fester, undeutlich acinös. Acini central gelblich, Centralvene deutlich; peripherisch grauroth. Galle sparsam, braun, dünn. — Milz vielfach mit der Umgebung verwachsen. Kapsel stellenweise stark verdickt. Gewebe braunroth.

Nieren normal gross. Kapsel leicht abziehbar. Oberfläche glatt, schwach vascularisirt. Rinde etwas breiter, gelbröthlich, weniger deutlich fasrig. Malpighische Körper deutlich sichtbar. Pyramiden blass, stellenweise mit Kalkinfarct.

Magen klein. Schleimhaut dicker; unter derselben, besonders an der Cardia, kleine Apoplexieen. Dünndarm normal. Auf der Schleimhaut des Dickdarms reichlicher glasiger Schleim.

Uterus normal gross, am innern Muttermunde nach vorn geknickt. Beide Ovarien, besonders das rechte, stark vergrössert, mit zahlreichen Follikeln und ödematösem Zwischengewebe. In den übrigen Genitalien keine Abnormität.

Von Scorbut sah ich einen frischen und einen älteren tödtlichen Fall.

138. Allgemeine Anämie. Fettherz. Mässiger Milztumor. Pneumonie. (Alter Abdominaltyphus?)

29jähriger Mann, secirt am 23. Juni 1863.

(Diagnose: Scorbut.)

Körper gross, mässig genährt. Haut bleich, mit einem schwachen Stich ins Gelbe. Sehr spärliche blasse Todtenflecke; mässige Starre. Unterhautzellgewebe in der Bauchgegend mehrere Zoll dick; Musculatur mässig reichlich, blassroth. An beiden unteren Extremitäten zahlreiche kleine Hämorrhagieen.

Schädeldach an der Aussenfläche normal; an der Innenfläche längs der Pfeilnaht und des grössten Theils der Scheitelbeine spärliches villöses Osteophyt. Dura mater stark gespannt; weiche Hirnhäute an der Convexität mässig getrübt. Hirnwindungen nicht deutlich abgeplattet; Hirnsubstanz sowohl in der Rinde als im Mark im höchsten Grade blutarm, schwach glänzend; die Seitenventrikel mässig erweitert, mit klarer Flüssigkeit gefüllt. Ependym normal.

Rachen- und Halsorgane normal.

Beide Pleuren ohne Flüssigkeit. Linke Lunge an der Spitze fest verwachsen. Daselbst ist das Gewebe luftleer, pigmentindurirt; das übrige Gewebe im oberen Lappen sehr blutarm, stellenweise mässig ödematös. Unterer Lappen im vorderen Drittel lufthaltig, schwach ödematös; sein hinterer Theil luftleer, braunroth, stellenweise grauroth, theils glatt, theils gleichmässig fein granulirt, blutige Flüssigkeit entleerend, mürbe. Bronchien und Bronchialdrüsen normal. — Die rechte Lunge zeigt an ihrer Spitze eine ähnliche Stelle wie links, mit reichlicheren verkalkten Heerden. In sämmtlichen Bronchien dieser Lunge reichlicher glasiger Schleim. Der untere Lappen enthält in seiner oberen Hälfte eine c. 1″ hohe, ebenso dicke, ebenso infiltrirte Stelle wie links; an dessen Peripherie finden sich noch einige gleiche lobuläre Infiltrate. Das übrige Gewebe des unteren Lappens sehr stark ödematös, grösstentheils blutarm. Bronchien und Bronchialdrüsen wie links.

Im Herzbeutel eine geringe Menge klarer Flüssigkeit. An der vorderen Fläche des rechten Ventrikels ein $^3/_4$ □″ grosser Sehnenfleck; übriges Visceralblatt mässig getrübt. Herz normal gross, schlaff, mit spärlichen Gerinnseln. Alle Klappen gleichmässig schwach, Mitralklappe stellenweise stärker verdickt; Fleisch des linken Ventrikels blassbraunroth, nur an wenigen Stellen gelb gefärbt, gleichfalls etwas weicher. An den gelben Stellen des linken Ventrikels war das Herzfleisch stark, an den übrigen schwach, im rechten Ventrikel mässig fettig entartet. Grosse Gefässe normal.

Bauchhöhle mit geringer Menge klarer Flüssigkeit. Leber im Dickendurchmesser etwas grösser, in den übrigen Durchmessern normal. Lebergewebe auf dem Durchschnitt fester, mässig bluthaltig, deutlicher acinös. Acini blassgrauroth. Galle spärlich, braun; Gallenblase gegen 2‴ dick, in allen ihren Wänden, ausser der Schleimhaut, stark ödematös. Leberpforte normal. — Milz gegen 6″ lang, entsprechend breit und dick. Milzgewebe braunroth, weich, aber mit reichlicherem Stroma.

Nieren normal gross; Kapsel fester ansitzend, dünn. An der Oberfläche der Nieren zahlreiche flache Narben; die Oberfläche selbst blass. Rinde normal breit, theils blass, theils etwas röther, fester. Malpighische Körper deutlich sichtbar. (Das Nierenstroma reichlicher; die Epithelien vieler Harncanälchen schwach fettig.) Pyramiden klein. In den Papillen stellenweise Kalkinfarcte. In der Rinde mehrere bis 2‴ im Durchmesser haltende Colloidcysten.

Magen gross; Schleimhaut stellenweise stark geröthet. Im Dünndarm ziemlich reichliche gallige Flüssigkeit. Im unteren Ende des Dünndarms einige geschwollne, aber feste solitäre Follikel und eine $^1/_4$ □″ grosse, pigmentirte, in der Mitte flach exulcerirte Stelle. Mesenterialdrüsen blutarm, normal. — Im Dickdarm zahlreiche flachnarbige solitäre Follikel. Schleimhaut auf der Höhe der Falten stark pigmentirt. Im unteren Dickdarm reichlicher glasiger Schleim.

Linker Hode normal. Am rechten Hoden fehlt die Scheidenhöhle. An Stelle des Hodengewebes findet sich grösstentheils eine grauweisse, schwielige, nur stellenweise Hodenparenchym zeigende Masse; im untern Theil des Hodens eine gelbgraue, derbe aber nicht deutlich käsige Masse.

Am rechten Musc. psoas finden sich flache ältere Blutgerinnsel; ebenso in der Scheide des Nervus cruralis. Der linke Psoas und mehrere andere angeschnittene Muskelstellen sind normal.

139. Allgemeine Tuberculose. Fettherz.

31jähriger Mann, secirt am 18. August 1861.

(Hatte früher Scorbut, dann Tuberculose.)

Körper von tuberculösem Habitus. — Im Grosshirn drei, in der Brücke sechs, im Kleinhirn acht, erbsen- bis halbkirschengrosse, meist grösstentheils erweichte Tuberkel. — Beide Lungen stark emphysematös, ohne Cavernen, in den Oberlappen mit sehr zahlreichen, hirsekorn- bis halberbsengrossen, runden oder zackigen, graugelben Tuberkeln durchsetzt, in deren Umgebung das Gewebe stellenweise schlaff pneumonisch war; in den Unterlappen sehr reichliche gewöhnliche Miliartuberkel. — Herz in allen Theilen etwas grösser, schlaff, in seiner Musculatur gleichmässig fettig entartet. — Zahlreiche frische miliare Tuberkel der Leber und der geschwollenen Milz. Chronischer Magencartarrh. — Nieren grösser (in den Epithelien der Rinde stark fettig infiltrirt). An den Kelchen zahlreiche frische Blutgerinnsel. Harnblase leer.

Von sog. hämorrhagischer Diathese sah ich mehrere tödtliche Fälle. Die meisten ergaben sich als ulceröse Endocarditis mit Capillarembolie. Ich theile davon nur einen Fall mit, in welchem sich ausserdem noch Fettherz fand. Die Blutungen des Gehirns waren durch Verstopfung der Capillargefässe bedingt; über die der Haut fand ich keine entscheidenden Präparate.

140. Granulirte Nieren. Hypertrophie und Fettmetamorphose des linken Ventrikels. Endocarditis. Meningitis. Zahlreiche Hämorrhagieen der Haut und der Hirnsubstanz. Granulirte Nieren.

60jähriges Weib, secirt am 18. Januar 1861.

(Starb an „hämorrhagischer Diathese.")

Körper klein, stark abgemagert. Haut graugelb, dünn. Am rechten Oberschenkel zahlreiche flache Narben. Am seitlichen Theile des Körpers reichliche Todtenflecke und zahlreiche kleine frische Ecchymosen. Starke Todtenstarre.

Schädeldach normal. Dura mater stark gespannt. Gehirn abgeplattet, die Vertiefungen stellenweise serös, grösstentheils aber eitrig infiltrirt; letzteres sowohl an der Convexität, als vorzugsweise in der mittlern und hintern Hälfte der Basis, namentlich in der Umgebung der Nervenursprünge. In derselben Weise verhalten sich Pons, Medulla oblongata und die obersten Theile der Medulla spinalis. Gehirnsubstanz überall blutarm, zäh. In den Ventrikeln schwach trübe Flüssigkeit. Die Innenfläche der Seitenventrikel, besonders deren oberer und äusserer Theil, enthält zahlreiche bis hirsekorngrosse frische Ecchymosen, häufig unmittelblar neben kleinen stark erfüllten Gefässen. Dieselben durchsetzen in reichlicher Menge den grössten Theil des rechten und linken Thalamus opticus und das linke Corpus striatum. Einzelne bis erbsengrosse Apoplexieen finden sich ausserdem in der Marksubstanz des grossen und kleinen Gehirns.

Rachen- und Halsorgane normal.

In der linken Pleurahöhle gegen $1\frac{1}{2}$ Pfund dünneitrige Flüssigkeit und reichliche weiche Fibringerinnsel. Die Pleura costalis, diaphragmatica und pulmonalis von leicht abstreifbaren Fibrinschichten bedeckt. Oberer Lappen normal gross; unterer ums Doppelte kleiner. Der obere Lappen in der Spitze luftleer. Das übrige Gewebe des oberen Lappens mit Ausnahme der Basis luftleer, in den oberen Theilen braunroth, in den untern grauroth, reichliche blutige Flüssigkeit entleerend. Der untere Lappen ausser an der Spitze stark comprimirt und besonders in den obern Theilen grauroth und schlaff infiltrirt. In den Bronchien des oberen Lappens sparsame blutigschleimige, in denen des unteren hellschleimige Flüssigkeit. Schleimhaut wenig geschwollen. Bronchialdrüsen klein, schwarz. — Rechte Lunge angeheftet. Gewebe überall lufthaltig, grösstentheils stark pigmentirt; Ränder schwach emphysematös.

Im Herzbeutel geringe Flüssigkeit. Herz in allen Durchmessern um die Hälfte grösser. In der rechten Hälfte zahlreiche Sehnenflecke. Linker Ventrikel um die Hälfte dicker; Fleisch blass, weich, stark fettig entartet. Papillarmuskeln kürzer, an den Spitzen sehnig. Sehnenfäden um die Hälfte kürzer, stark verdickt, theilweise untereinander verwachsen. Segel der Mitralis stark verkürzt, an den meisten Stellen dick, schwielig; an der Vorhoffläche am freien Rande befindet sich in der Breite von 2—4''' eine theils schwach, theils stark vertiefte braune, unebne Fläche, mit welcher die Faserstoffgerinnsel verbunden sind; an einer Stelle ein halberbsengrosses, zackiges, halbmondförmiges, lose ansitzendes, steinhartes Concrement. Der übrige Theil der Geschwürsfläche mit fest aufsitzender, graugelber, sehr mürber, fibrinöser Substanz bedeckt. Die übrige Innenfläche des linken Ventrikels stark getrübt; Aortenklappen überall schwach, an den Rändern mehr verdickt. Innenfläche der Aorta an zahlreichen Stellen fettig entartet.

Leber an der obern Fläche überall durch zahlreiche bis zolllange Adhäsionen mit dem Zwerchfell verwachsen; ihre Oberfläche stark getrübt; quer über dem rechten Lappen vom Gallenblasenausschnitt nach rechts und hinten eine gegen $^3/_4$'' tiefe Furche zeigend, an welcher das vordere Ende des rechten Lappens auf die Oberfläche des übrigen umgeklappt werden kann. Leber schwer schneidbar, auf der Schnittfläche die Acini gross, deutlich umschrieben, stärker vorragend, von grauröthlicher, im Centrum blasser Färbung. Lebergefässe normal. Häute der Venen etwas dicker. Die Gallenblase zeigt am vordern Ende eine kleinkirschengrosse abgeplattete Masse, welche auf dem Durchschnitt einem vollständig abgeschnürten, mit bröcklichen, bräunlichen Concrementen erfüllten Divertikel entspricht. Hals der Gallenblase von einem kleinkirschengrossen, sehr mürben, runden, gallenfarbstoffigen Cholestearinstein erfüllt. Die Höhle der Gallenblase selbst klein, enthält eine trübe, weissliche, schleimige Flüssigkeit; ihre Innenfläche glatt, an zahlreichen Stellen schwach narbig. — Milz 7'' lang, verhältnissmässig breit und dick. Kapsel gleichmässig verdickt. Gewebe grauroth; Corpora Malpighi mässig vergrössert.

Nieren normal gross. Kapsel und Oberfläche fest verwachsen; letztere gleichmässig fein injicirt, von zahlreichen kleinen, braunrothen Blutpuncten durchsetzt. Rinde auf dem Durchschnitt etwas schmäler, grauroth, fester; Pyramiden blass; Becken normal. Harnblase sehr ausgedehnt; Muscularis etwas dicker.

Magenschleimhaut glatt, mit dicht beieinanderstehenden runden und unregelmässigen schwarzen Flecken durchsetzt; hier und da hirsekorngrosse Ecchymosen. — Dünndarm eng, die Peyerschen Plaques stellenweise pigmentirt. Dickdarmschleimhaut normal. Genitalien altersatrophisch.

Ueber tödtliche acute Krankheiten mit hämorrhagischem Charakter, z. B. die acuten Exantheme, Abdominaltyphus, Cholera, habe ich keine eignen Erfahrungen.

Ueber die Blutungen bei acuter Phosphorvergiftung, bei acuter gelber Leberatrophie siehe oben.

Fälle von Blutungen bei schweren Milz- und Nierenkrankheiten sind gleichfalls nicht selten. Von letzteren habe ich oben mehrere Beispiele mitgetheilt. Die Fälle von Blutungen bei Leukämie, complicirt mit Fettherz, theile ich an einem andern Orte mit. Schon Zenker sah die gleiche Complication. (Jahresber. d. Ges. f. Natur- u. Heilk. in Dresden 1858. pag. 56). Er glaubt, dass die hämorrhagische Diathese bei Leukämie nicht der Vermehrung der farblosen Blutkörperchen zuzuschreiben sei, da sie sich auch ohne diese bei Milztumoren fände; er bezieht sie auf eine Störung in der Ernährung der Gefässwandungen durch chemischen Einfluss des Blutes. Die fettige Degeneration des Herzens ist nach Zenker blos eine Theilerscheinung der über das ganze Gefässsystem verbreiteten Störung.

Schliesslich theile ich noch einige Fälle von tödtlichen Blutungen verschiedener Körpertheile mit, bei denen der wesentlichste anatomische Befund Fettmetamorphose des Herzfleisches war. Zwei derartige Fälle habe ich schon vor sechs Jahren gesehen und im Arch. f. physiol. Heilk. 1859, pag. 415 beschrieben. Seitdem ist auch von anderer Seite dieses Vorkommen beobachtet worden.

141. Metrorrhagie und Morbus maculosus. Fettherz.

20jähriges Weib, secirt am 28. Februar 1858.

(Pat. hatte früher die Menstruation häufiger und reichlicher als normal. Seit c. 14 Tagen sehr profuse Menorrhagie; in den letzten 5 Tagen Morbus maculosus.)

Siehe das Weitere l. c.

142. Hochgradige Anämie durch Nasenbluten. Starke Fettmetamorphose des Herzens.

50½jähriger Mann, secirt am 18. März 1862 (Dr. Werner).

(Litt seit c. 3 Monaten an häufigem sehr profusen Nasenbluten und an hochgradiger Anämie nebst schwachem Icterus.)

Körper gross, ziemlich mager, an den Unterextremitäten schwach ödematös. Haut und Conjunctiva schwach, aber deutlich gelb. Geringe Starre. — Schädelhöhle und Halsorgane nicht eröffnet. Nasenhöhle mit der Sonde, sowie von der Mundhöhle aus mit dem Finger untersucht, aber ohne nachweisbare Abnormität.

Rechte Lunge stellenweise verwachsen. In der linken Pleurahöhle c. 1 Pfund trübe, gelbröthliche Flüssigkeit und einzelne Fibrinfetzen. Lungengewebe im hintern Theil des obern linken Lappens luftleer, feingranulirt, meist graugelblich, theilweise grauröthlich, feucht, mürbe. Uebrigens in den obern Lappen sehr trocken, in den untern mässig ödematös, höchst blutarm. Geringe chronische Bronchitis. — Im Herzbeutel c. ℥j gelbröthliches Serum. Herz normal gross, äusserst schlaff, über dem rechten Ventrikel ziemlich fettreich. Im Herzen fast kein Blut. Herzfleisch beiderseits gleichmässig gelbröthlich, homogen, sehr weich. Papillarmuskeln platt. Die microscopische Untersuchung des Herzfleisches ergab, vorzugsweise linkerseits, sehr hochgradige Fettmetamorphose der allermeisten Muskelfasern, stellenweise in solcher Menge, dass nicht eine einzige Fibrille frei von Fettmolecülen war. Klappen und grosse Gefässe normal.

In der Bauchhöhle c. 1 Pfund gelbröthliche Flüssigkeit. Leber normal gross. Gewebe fester, sehr blutarm, grauröthlich, undeutlich acinös, ziemlich trocken. An der Oberfläche und im Innern des rechten Lappens je eine wallnussgrosse cavernöse Geschwulst. In der Gallenblase reichliche grüne dünnflüssige Galle und c. ℥j gelbgraue, bröcklige, bis erbsengrosse Concremente. Gallenwege normal. — Milz um die Hälfte grösser, blutreich, etwas fester. — Nieren etwas grösser, gelbröthlich, etwas fester, in der Rinde schwach bluthaltig, in den Pyramiden blutleer. In der Harnblase $^1/_4$ Pfund gelbröthlichen Harns. — Magen, Darm und grosse Gallengänge normal.

143. Schwere Magenblutung. Insufficienz der Mitral- und der Aortenklappen. Hypertrophie und mässige Verfettung des Herzens.

20jähriger Instrumentmacher, secirt am 12. Februar 1861 (Dr. Hammer).

(Der Kranke hatte im 12. Jahre mehrere Wochen hindurch starkes Blutbrechen und blutigen Stuhl. Später soll sich ein Herzfehler entwickelt haben. Ende 1859 wiederum Blutbrechen. Ebenso Anfang Februar 1861. Am 3. früh brach Pat. c. 2 Pfd. Blut. Mittags sah ich denselben zuerst. Grosser, kräftiger Körper. Haut und sichtbare Schleimhäute im höchsten Grade bleich, etwas gedunsen; mässige Unruhe; viel Durst. Puls 100, klein. Respiration 24. Herzdämpfung gegen doppelt breiter; Herzstoss fast in der ganzen Ausdehnung der Dämpfung; zwei rauhe Geräusche am Herzen; Accentuation des 2. Pulmonaltons; Katzenschnurren. Magengegend vorgewölbt, bei Druck schmerzhaft. Uebriger Bauch mässig meteoristisch. Milzdämpfung gegen doppelt grösser. Uebrige Organe normal. — Diagnose: Magengeschwür. Insufficienz und Stenose am linken Ostium venosum. — In den folgenden Tagen wiederholte sich das Erbrechen nicht wieder. Nur auf Klystiere Entleerung von trocknen, schwarzen Massen. Sehr viel Durst. Herzverhältnisse im Gleichen. Am 7. viele Schmerzen in der Herzgegend und rechten Brusthälfte; Respiration 44. Dämpfung über dem rechten untern Lungenlappen; sehr schwache Athemgeräusche. Zunahme der Dämpfung bei normalem Stand der Leber; schwach bronchiales Athmen; Husten ohne Auswurf. Puls 120, Abends 140. Tod am 11.)

Körper mittelgross, knochig und musculös. Haut sehr bleich, überall sehr schwach ödematös, etwas stärker an den Knöcheln. Sparsame Todtenflecke. Starke Starre. — Schädel- und Halsorgane nicht eröffnet. — Linke Lunge frei; rechte über dem untern Lappen sehr fest verwachsen; zwischen beiden Pleurablättern $^3/_4$—$^5/_4$'' dicke, sehr stark ödematöse Pseudomembranen. Lungengewebe beiderseits im höchsten Grade ödematös, rechts unten zugleich comprimirt, mässig pigmentirt, nirgends infiltrirt. Geringe chronische Bronchitis. — Herzbeutel allseitig kurz und fest verwachsen durch eine $^1/_2$—1''' dicke, reichlich vascularisirte Bindegewebsmasse. Herz 6'' breit, wenig verlängert, schlaff, mit sparsamen Gerinnseln. Herzfleisch links doppelt dicker, grauroth, mürbe (Muskelfasern gleichmässig stark getrübt, stellenweise fettig entartet). Papillarmuskeln links in den Spitzen sehnig; Sehnenfäden stark verdickt und verkürzt, vielfach untereinander verwachsen; Segel stark verdickt und verkürzt, nach der Ventrikelhöhle starr hereinragend. Linker Ventrikel mässig, Vorhof stark erweitert. Aortenklappen kürzer und gleichmässig stark verdickt. Aorta normal. Rechtes Herz weiter, sonst normal. — Leber etwas grösser.

Rand des linken Lappens hautartig dünn. Leber etwas fester, undeutlich acinös, sehr blutarm. Acini central blass, peripherisch grauroth. Galle sparsam, blass. — Milz 6'' lang, entsprechend breit und dick, stellenweise verwachsen. Kapsel gegen $^1/_2$''' dick, fibrös, stellenweise knochenhart. Gewebe etwas fester, hellroth, blutarm, sarcomähnlich. — Der Oesophagus enthält in seinem untern Drittel sparsame, schwach varicöse, submucöse Venen. Magen gross, seine Schleimhaut durchaus normal. Ebenso das Duodenum und der übrige Darm. Im Dickdarm einzelne feste grünliche Fäces. — Nieren grösser. Rinde breiter, grau und roth gestreift, homogen, sehr saftreich.

In dem eben mitgetheilten Falle erwartete ich auf der Magenschleimhaut schwere Veränderungen, fand aber davon keine Spur. Etwas Analoges bietet der folgende Fall dar, dessen Section ich nicht selbst anstellte.

23jähriges fettes Mädchen, welches seit dreizehn Jahren an häufigen, meist sehr profusen, das Leben gefährdenden Blutungen aus dem Magen (Blutbrechen und blutigem Stuhl) litt und höchst anämisch war. Kein Intermittens.

Bei der am 7. August 1859 vorgenommenen Section fand Dr. Kühn jun. grosse allgemeine Anämie; kein Oedem; das Blut sehr dünn und blass (zwei mir übergebene Proben aus Jugularis und Pfortader zeigten die farblosen Blutkörperchen eher vermindert als vermehrt). Die Milz war 10'' lang, entsprechend breit und dick, vielfach fest verwachsen, mit einzelnen mehrere Quadratzoll grossen und bis liniendicken Sehnenflecken. Ihr Gewebe grauroth, blutarm, von normaler Consistenz. In dem Gewebe sparsame runde und unregelmässige, scharf umschriebene, meist bis erbsengrosse, fibröse Streifen oder kleinen Arterien aufsitzende, schmutzigbraune, feste, zum Theil concrementähnliche Massen. Herz, Lungen, Leber, Nieren, Magen und Darmcanal sollen normal gewesen sein.

Primäre Fettentartung des Herzfleisches.

Die primäre Fettdegeneration des Herzens ist entweder sehr selten oder kommt nie vor. Während des Lebens kann von einem Urtheil hierüber, wegen diagnostischer Gründe, keine Rede sein. In den von Andern mitgetheilten, sowie in einem von mir selbst beobachteten tödtlichen Fall primären Fettherzens, dessen Mittheilung unten folgt, sind vielleicht andere wichtige ätiologische Momente übersehen worden. Ueber die Beziehung des Morbus Addisonii, sowie über die der Blutungen zum Fettherz habe ich oben das Nähere beigebracht (s. pag. 121 und 148). Einen Fall von Morbus Brightii mit Fettherz habe ich oben erwähnt: der Kranke wurde drei Tage vor dem Tode von mir untersucht und bot sowohl im Leben als in der Leiche viele für primäres Fettherz sprechende Momente, bis die microscopische Untersuchung der Nieren letztere als das primär erkrankte Organ auswies.

144. Primäre (?) Fettmetamorphose des Herzfleisches. Allgemeine Anämie.

41¼jährige Schauspielerin, secirt am 26. December 1859.

(Die Kranke kam mit Eczem der untern Extremitäten und halb verhungert ins Spital. Das Eczem heilte. Danach trotz höchst bedeutenden Appetits und guter Verdauung zunehmende Anämie und Tod.)

Körper mittelgross, schlecht genährt. Haut sehr blass, überall schwach, an den untern Extremitäten stärker ödematös. Keine Todtenflecke. Starke Starre. Unterhautzellgewebe mässig entwickelt, in den Bauchdecken noch ½" dick. Musculatur mässig, roth, fest.

Schädeldach dick, compact, auf der Innenfläche zartes Osteophyt. Dura mater an der Innenfläche der Convexität mit dünner, stark vascularisirter Pseudomembran. Höchste Anämie der weichen Hirnhäute und des Gehirns. — Halsorgane normal.

Lungen nicht angeheftet. In der rechten Pleurahöhle 2 ℥ trübes Serum; auf dem untern Lungenlappen eine stellenweise ½''' dicke, sulzige, grünliche Exsudatmasse, besonders hinten und unten. Pleura fast überall, besonders an den obern Lappen, mit zahlreichen hirsekorngrossen weissen, festen, breit aufsitzenden Knötchen besetzt, zwischen denen hie und da feine weisse Streifen lagen. Lungengewebe ödematös, an einzelnen Läppchen vollständig luftleer, blutarm; rechts unten schwach comprimirt. Im linken obern Lappen central ein abgekapseltes erbsengrosses Concrement. Bronchien und Gefässe normal.

Im Herzbeutel 2 ℥ klares Serum. Herz fast quer liegend, fast doppelt grösser; über dem rechten Ventrikel sehr fettreich: an allen Stellen die Musculatur stark und ziemlich regelmässig gelb gefleckt. In den erweiterten Höhlen sparsame blasse Gerinnsel. Herzwände etwas dicker. Unter dem Endocardium, besonders des linken Ventrikels, namentlich an den stark entwickelten Fleischbalken und Papillarmuskeln, zahlreiche, zum Theil ein regelmässiges Netz bildende, gelbe hirsekorngrosse Flecke, welche in den mittlern Fleischschichten am sparsamsten waren; dieselben in viel geringerer Menge in den inneren Schichten des rechten Ventrikels und rechten Vorhofs; alle diese Stellen stark fettig entartet. Aortenzipfel der Mitralis am Rande gallertig verdickt; das ganze Klappensegel etwas kürzer. Auf der Aorta geringe Auflagerung.

Bauchhöhle ohne Flüssigkeit. — Leber im rechten Lappen zungenförmig, etwas grösser. Oberfläche gelbgenetzt, mit blassrothen Inseln. Schnittfläche höchst blutarm, mürbe, mattglänzend. Acini klein, undeutlich geschieden. Die Leberzellen etwas grösser, durch sehr zahlreiche kleinste, selten etwas grössere oder ganz grosse Fetttropfen so trübe, dass der Kern meist nicht sichtbar war; keine Neigung derselben zum Zerfall. Galle spärlich, blass, dünn. — Milz normal gross, normal fest, blutarm.

Magen gross, normal. Ebenso Duodenum und Jejunum. Im Ileum, nach der Klappe zunehmend, eine sehr reichliche feine schwarze Pigmentirung der Schleimhaut. Dickdarm mit reichlichen festen Fäces und geringem Schleimüberzug. Mesenterialdrüsen normal.

Nieren etwas grösser. Kapsel normal. Oberfläche und Rinde sehr blass, blutleer, homogen, etwas fester; nur einzelne Stellen der rechten Niere blutreicher. Harnblase gross.

Uterus mit der Umgebung, besonders dem Mastdarm und seinen Adnexen vielfach verwachsen, normal. Ovarien klein, fest. Hydrops der Tuben und Anheftung derselben an den Uterus.

LEIPZIG,
DRUCK VON GIESECKE & DEVRIENT.

FSC
www.fsc.org
MIX
Papier | Fördert gute Waldnutzung
FSC® C083411

Zeitfracht Medien GmbH
Ferdinand-Jühlke-Straße 7
99095 Erfurt, Deutschland
produktsicherheit@kolibri360.de